AF384053

MANUEL

D'ÉLECTROTHÉRAPIE

GYNÉCOLOGIQUE

MANUEL
D'ÉLECTROTHÉRAPIE
GYNÉCOLOGIQUE
TECHNIQUE OPÉRATOIRE

PAR

Le Dr L. BRIVOIS

Avec 63 figures dans le texte

PARIS

OCTAVE DOIN, ÉDITEUR

8, PLACE DE L'ODÉON, 8

1890

AU Dʳ APOSTOLI

Mon cher Maître,

Je vous dédie cet ouvrage parce que vous en êtes l'inspirateur. Je l'ai rédigé d'après vos écrits et d'après votre enseignement oral dont il est la propre expression. La technique opératoire est conforme à la méthode qui vous est personnelle et qui porte votre nom.

INTRODUCTION

Cet ouvrage est destiné à combler une lacune
scientifique. Devant les progrès accomplis par
la pratique de l'électricité, appliquée à la gynécologie, il fallait nécessairement un formu-
laire, indiquant la *posologie* et la *technique opératoire*. J'ai tenté de le faire malgré les difficultés que
présente une science à ses débuts, quand beaucoup
de problèmes sont encore flottants, et quand les
applications elles-mêmes sont encore discutées.
J'ai décrit dans ce livre toutes les applications
de l'électricité à la gynécologie et j'ai donné
la technique opératoire dans ses plus petits détails.
C'est donc un ouvrage pratique, où les médecins
et les étudiants pourront puiser les connaissances
spéciales que réclame l'emploi de l'électricité en
gynécologie. Je lui ai donné la forme d'un
manuel, quoiqu'il dépasse de beaucoup, dans certaines de ses parties, la forme habituelle dog-

matique de ce genre de livre, sans cependant arriver à la hauteur et à l'ampleur d'un traité scientifique complet.

J'ai considéré les lecteurs de ce livre comme des étudiants en électricité (qu'ils me pardonnent cette expression adressée à des docteurs et peut-être à des professeurs), à qui il fallait mettre les points sur les I. Je me suis donc beaucoup répété, pour que le médecin qui voudra employer la thérapeutique électrique, telle qu'elle est décrite dans ce livre, puisse le faire en commençant par A et en finissant par Ω.

Je n'ai pas voulu qu'on confonde *tension* avec *quantité*, *force électro-motrice* avec *intensité*. J'ai beaucoup réduit et condensé la partie physique pure, théorique, peu intéressante pour les médecins ; j'ai supprimé les formules, et j'ai un peu développé les unités et les lois électriques. J'ai revêtu mes définitions d'une forme matérielle plus tangible. En un mot, j'ai été *praticien* tant que j'ai pu, et *théoricien* le moins possible.

Je me suis attardé, volontairement, dans une foule de petits détails pratiques, qui seraient inutiles, et qui sembleront enfantins aux électriciens de profession. Mon livre n'est point écrit pour eux. Il s'adresse au praticien qui veut appliquer honnêtement et consciencieusement l'électricité avec un dosage parfait et une méthode rigoureuse.

J'ai supprimé invariablement toutes les formules vagues, fantaisistes, d'éléments, de couples, de batteries, de piles. Tout cela importe peu; ce qu'il faut savoir, c'est administrer un *médicament nouveau*, qui s'appelle l'*électricité* et qu'on pèse sur une *balance*, qui s'appelle le *galvanomètre*. Telle dose pour tel cas, telle dose pour tel autre. 10 milliampères pour l'un, 300 pour l'autre, en passant par l'échelle des graduations appropriées. J'ai indiqué les tolérances au médicament; j'ai dit, par exemple, que les hystériques supportaient mal le courant voltaïque, tandis qu'elles supportaient mieux le courant faradique et l'électricité franklinienne. J'ai souvent insisté sur ce fait, démontré par Apostoli, qu'une femme qui ne supporte pas l'électricité voltaïque, est fatalement une nerveuse ou une femme dotée d'une affection péri-métritique, des annexes généralement.

A côté de la dose, il y a la forme sous laquelle le médicament doit être administré. Il n'est pas moins intéressant, pour le médecin, de savoir que telle maladie réclame tel genre d'électricité, que certaines affections sont absolument et radicalement guéries par le courant faradique, tandis que d'autres réclament l'application du courant voltaïque, que souvent il faut combiner les deux traitements : faradique et voltaïque, que telle période de la même affection réclame l'emploi de celui-ci plutôt que de celui-là.

De plus, étant donnée l'espèce de l'électricité, il y a encore lieu de distinguer dans son application. Dans la faradisation, l'élément nerveux est sous la dépendance du courant de tension, et l'élément musculaire sous celle du courant de quantité.

Dans la voltaïsation ou galvanisation, pour employer l'expression la plus répandue, il faut savoir distinguer entre la galvano-caustique (chimicaustie de Tripier) et la ponction électrique ou volta-poncture. L'une fait pénétrer l'électricité dans les tissus par les voies naturelles, et l'autre par effraction, en déchirant la muqueuse avec la pointe du trocart.

Si j'ai élagué la partie théorique pure, en revanche, j'ai traité à fond la partie thérapeutique, infiniment plus intéressante pour le médecin. J'ai insisté sur la technique opératoire générale et spéciale. J'ai toujours indiqué le genre d'opération, les électrodes, le courant, les pôles, l'intensité, la durée, et les soins antiseptiques consécutifs. J'ai donné à la fin de chaque traitement le résumé synoptique de l'application électrique qui lui convenait, de sorte qu'avec ce tableau, on voit d'un coup d'œil, sans crainte de se perdre dans les détails, l'ensemble de l'opération à exécuter. J'ai fait rentrer dans la thérapeutique électrique le plus grand nombre des affections de la vulve et du vagin, de l'utérus et de ses annexes. Quelques chapitres importants, comme les fibromes, les métrites, les périmétrites et les salpingites sont longuement détaillés. La technique opératoire des affections de la vulve et du vagin est nouvelle et n'est indiquée nulle part. Quelques chapitres sont complètement inédits. Ils sont basés sur des observations que j'ai recueillies à la clinique d'Apostoli ou que j'ai empruntées à la pratique des docteurs Tripier, Le Bec, Boudet de Pâris. La méthode électrique que je décris pour toutes ces affections a donc reçu la sanction de la pratique. Je me suis élevé contre l'emploi du spéculum pour les opérations électriques. J'estime qu'on fait plus facilement l'hystérométrie sans spéculum, surtout dans les cas de canal utérin tortueux et rétréci ou quand le col est derrière la symphyse, entraîné par une tumeur fibreuse, et atrophié, la plupart du temps. Je n'ai donné, en cette occasion, que le compte rendu fidèle de l'enseignement des docteurs Tripier et Apostoli, qui proscrivent l'emploi du spéculum en gynécologie.

On sait que c'est l'infection qui domine la pathologie des affections utérines. Il était naturel de penser que les antiseptiques devaient en amener la guérison.

Au premier rang des agents de la médication antiseptique se place le courant électrique qui tue tous les microbes et tous les germes. D'Arsonval a démontré, que, si on place un tube ensemencé avec de la levure de bière, et en pleine fermentation, entre les branches d'un aimant, la fermentation s'arrête, et qu'elle ne reprend que quand l'aimant est enlevé. Il n'y a donc eu qu'un arrêt temporaire dans le développement des micro-organismes. Si, au lieu d'un aimant, on fait passer un courant voltaïque, la fermentation est arrêtée définitivement. MM. Apostoli et Laquerrière ont généralisé ces expériences sur l'action anti-fermentescible et antiseptique du courant voltaïque, et il paraît prouvé maintenant que ce courant, appliqué à une haute intensité, est un puissant antiseptique ; il stérilise les cultures les plus virulentes et il atténue la puissance des microbes pathogènes. Ces expériences ont été communiquées à l'Académie des sciences, dans sa séance du 28 avril

1890. Elles feront l'objet d'un chapitre spécial.

Cet ouvrage est avant tout pratique, et j'ai évité toutes les discussions d'école. J'ai dit ce que l'électricité pouvait donner en gynécologie. Aux médecins d'expérimenter ce vaste champ ouvert à leurs investigations. Je ne fais ici le procès d'aucune méthode, ni médicale, ni chirurgicale. J'ai été moi-même, longtemps, chirurgien d'un hôpital en province ; je crois que la chirurgie domine la pathologie des tumeurs et que la cure radicale est toujours de son ressort, mais je voudrais poser ce principe, que l'électricité est l'adjuvant utile des différentes méthodes chirurgicales ; que, vu son inocuité, on devrait toujours l'employer avant de tenter une opération grave, qui met en danger la vie des malades, et que le chirurgien serait bien inspiré de n'appliquer la méthode chirurgicale curative qui est dangereuse, qu'après avoir essayé une autre méthode, moins brillante assurément, mais moins dangereuse aussi et qui donne des résultats thérapeutiques certains, tant au point de vue anatomique qu'au point de vue symptomatique.

MANUEL
D'ÉLECTROTHÉRAPIE
GYNÉCOLOGIQUE

PARTIE THÉORIQUE

CHAPITRE PREMIER

§ 1. — ÉLECTRICITÉ EN GÉNÉRAL

Un corps est électrisé quand il a la propriété d'attirer les corps légers, qui finissent par s'électriser eux-mêmes à son contact. Les propriétés électriques peuvent donc se transmettre d'un corps à un autre par simple contact.

Certains corps sont *bons conducteurs*, c'est-à-dire qu'ils transmettent presque instantanément dans tous les points de la matière dont ils sont formés, les propriétés électriques, qu'on leur a communiquées en un seul point. Ces corps sont les métaux et les matières qui composent le sol. D'autres sont *mauvais conducteurs*, c'est-à-dire qu'ils conservent l'électricité localisée aux points où on l'a produite ou communiquée. Ces corps sont le verre, la résine, la soie, le caoutchouc, le celluloïde, etc.

Pour conserver l'électricité, il faudra donc isoler le conducteur du sol, au moyen de ces corps mauvais conducteurs qu'on appelle *isolants*.

§ 2. — ÉLECTRICITÉ POSITIVE ET NÉGATIVE

Quand on frotte deux corps comme le verre et la résine par exemple, tous les deux s'électrisent, mais d'une façon différente, puisque le verre attire le corps touché par la résine et que la résine attire le corps touché par le verre. Il y a donc deux sortes ou plutôt deux états de l'électricité, mais il n'y en a que deux. On dit que deux corps chargés de la même électricité se repoussent, et que deux corps chargés d'électricités différentes s'attirent.

La loi suivant laquelle l'action électrique s'exerce proportionnellement à la distance est la même pour les deux électricités. L'usage a établi qu'on appelle *positive* l'électricité développée sur le verre frotté, avec la résine, et *négative* l'électricité acquise en même temps par la résine. Les signes + et — représentent ces deux sortes d'électricités.

Je dois dire que je suis ici l'hypothèse de Symmer sur les deux fluides. Franklin n'admet qu'un fluide.

Je ne veux point entrer dans la discussion relative à la nature même de l'électricité, produite par les vibrations de l'éther, qui, suivant leur plus ou moins d'amplitude, donnent lieu à des productions de chaleur ou de lumière.

§ 3. — DÉFINITION DE L'ÉLECTRICITÉ

L'électricité, n'étant qu'une transformation du mouvement, peut être définie : *une quantité de mouvement*. La théorie des phénomènes peut être établie, d'après les lois expérimentales, sans le secours d'aucune hypothèse.

Nous avons conservé les deux électricités, le fluide de Franklin, pour mieux nous faire comprendre des médecins, habitués à ces expressions dès le collège.

Unité de l'électricité.

Nous tenons cependant à établir que si les sources de l'électricité sont différentes, l'électricité est unique dans son espèce et toujours la même, et que si les effets sont différents, cela tient seulement aux qualités du fluide électrique. Qu'elle soit produite par une machine franklinienne, ou par une pile, par un dynamo ou un magnéto-électrique, l'électricité est toujours *une* et la même dans son essence, elle est de même nature, elle ne diffère que par ses qualités de *tension* et de *quantité* quoique son origine découle de sources différentes, telles que le frottement, l'action chimique et l'induction.

§ 4. — TENSION ET QUANTITÉ

La *tension* est la pression électrique.

La *quantité* est le volume.

En hydrostatique, il en est de même, aussi explique-t-on de cette façon les termes *tension* et *quantité* qui reviennent constamment dans le langage électrique.

Un réservoir est rempli d'eau, il en contient 100 mètres cubes, mais il a peu de profondeur, 1 mètre par exemple; il sera, par conséquent, incapable, d'élever un jet d'eau à plus d'un mètre, parce que l'effet sera proportionnel à la pression et non à la masse, seulement on obtiendra un débit plus considérable avec 100 mètres cubes de liquide qu'avec un mètre.

Les machines frankliniennes donnent une tension énorme et peu de quantité; d'où action mécanique prépondérante, action chimique faible; la pile, beaucoup de quantité et peu de tension, d'où action chimique considérable, action mécanique faible; l'induction, plus de tension que de quantité : d'où plus d'action mécanique que d'action chimique.

Au point de vue médical qui nous occupe, il faut retenir ceci :

La tension est surtout l'excitant direct du système nerveux.

La quantité met principalement en jeu la contractilité musculaire.

Ce qui fait de l'électricité un médicament réel, c'est que le médecin peut doser, à sa volonté, et la tension et la quantité, et faire varier, suivant les besoins de la pratique, ces deux forces si différentes de l'électricité.

§ 5. — POTENTIEL

Le potentiel d'un corps est la provision de force

accumulée dans ce corps [1]. Tout corps qui aura un potentiel supérieur à celui d'un autre corps agira naturellement sur ce corps, par l'énergie qu'il se trouvera posséder. Quand deux corps sont électrisés par frottement l'un contre l'autre, le potentiel de l'un est positif, et le potentel de l'autre négatif. Quand on fait communiquer deux corps ayant le même potentiel, mesuré à l'électromètre, rien n'est changé dans leurs conditions respectives. Si leur potentiel est différent, l'électricité + passera du potentiel de la valeur la plus élevée au potentiel de la valeur la plus faible, jusqu'à ce que les deux corps aient le même potentiel, intermédiaire entre les deux potentiels primitifs.

Dans la pile, l'énergie potentielle se manifeste au pôle et l'énergie d'action de la pile dépend justement du plus ou moins de différence de potentiel existant entre les deux pôles.

§ 6. — FORCE ÉLECTROMOTRICE

La mise en liberté de l'électricité s'opère donc par une action chimique ou mécanique exercée sur les corps. On appelle force électromotrice la force qui lutte contre le retour à l'état d'équilibre électrique des corps électrisés. C'est cette force qui produit la différence de potentiel et qui engendre *le courant*.

L'énergie de la force électromotrice dépend :

1° De la nature de l'action exercée sur les corps

[1] Pictet. *Mémoire sur la liquéfaction de l'oxygène.*

en présence et quand il s'agit d'action chimique, de leur affinité ;

2° De la nature même de ces corps.

§ 7. — RÉSISTANCE

La *résistance* est l'énergie passive opposée par les corps traversés par l'électricité, au passage du courant.

La résistance est en raison inverse de la conductibilité du conducteur et proportionnelle à la nature de la matière qui le forme ainsi qu'à ses dimensions.

Intensité.

L'intensité électrique sert à exprimer la quantité d'électricité qui traverse un conducteur sans tenir compte de la notion de temps.

Elle est la même dans tous les points du circuit.

Un corps est plus ou moins conductible suivant qu'il se laisse plus ou moins facilement traverser par le courant.

CHAPITRE II

UNITÉS ÉLECTRIQUES

Le congrès des électriciens, qui s'est réuni à Paris en 1881 a adopté le système des unités électriques. Les unités pratiques, dérivant des unités théoriques, sont connues sous le nom général d'unités C. G. S. (centimètre, gramme, seconde).

Les trois principales unités sont l'unité de longueur ou *centimètre* ;

L'unité de volume représentée par un centimètre cube d'eau distillée à $+ 4°$;

L'unité de temps ou seconde.

AMPÈRE

Les autres unités électriques sont l'unité d'intensité ou AMPÈRE. Un courant électrique a un ampère d'intensité lorsqu'il débite un coulomb par seconde. On peut encore dire que l'ampère est l'intensité d'un courant de 1 volt de force électromotrice agissant sur un circuit de résistance totale égale à 1 ohm, ce qui s'exprime par la formule célèbre :

$$I = \frac{E}{R}$$

I représente l'intensité, E la force électromotrice et R la résistance. Le MILLIAMPÈRE, unité usitée en médecine, est la millième partie de l'*ampère*.

COULOMB

L'unité de quantité électrique se nomme COULOMB, elle est représentée par un courant de 1 volt passant dans 1 ohm pendant une seconde. Autrement un courant de 1 ampère ou de l'unité d'intensité, se maintenant d'une façon constante, débite un coulomb par seconde ; on pourrait donc dire aussi que le coulomb est le produit de l'intensité par le temps. Le coulomb représente la quantité électrique nécessaire, pour dégager par l'électrolyse de l'eau 0,010384 milligrammes d'hydrogène.

OHM

L'unité de résistance se nomme OHM. Sa valeur est égale à la résistance que présente au passage de l'électricité une colonne de mercure de 1 millimètre carré de section et de 1 mètre de longueur à 0°. C'est à peu près la résistance offerte par un fil télégraphique en fer de 4 millimètres de diamètre et de 100 mètres de longueur.

VOLT

L'unité de force électromotrice se nomme VOLT, la force électromotrice est la pression électrique. Le volt représente la force électromotrice nécessaire pour faire passer dans un circuit de résistance totale égale à 1 ohm, en une seconde, une quantité d'électricité égale à 1 coulomb. Il est représenté pratiquement par un élément Daniell.

FARAD

L'unité de capacité électrique se nomme FARAD; elle est représentée par un condensateur d'une capacité telle que, chargé au potentiel d'un volt, il renferme une quantité d'électricité égale à 1 coulomb. L'unité pratique est le micro-farad qui est la millionième partie du farad [1]. Il peut être représenté par un condensateur contenant environ 300 feuilles circulaires d'étain séparées par des lames de mica et contenues dans une boîte de 8 centimètres de hauteur et de 16 centimètres de diamètre.

VITESSE DE L'ÉLECTRICITÉ

On a trouvé que la vitesse du courant électrique, dans des conditions idéales d'intensité et de résistance, était égale à la vitesse de la lumière.

J'ai surtout cherché à représenter ces unités électriques par des valeurs matérielles, pour les mieux fixer dans l'esprit du lecteur, et lui faire mieux comprendre ces termes nouveaux de la langue électrique.

On voit, d'après les noms donnés, que c'est aux grands électriciens qu'on a voulu rendre hommage, Ampère, Coulomb, Ohm, Volta et Faraday.

[1] J. Gordon, *Traité expérimental d'électricité*, traduction de J. Raynaud, t. 1er, p. 519.

CHAPITRE III

SOURCES DE L'ÉLECTRICITÉ

On n'admet guère que deux modes de production de l'électricité, le contact et l'induction. Toutes les machines électriques mettent en jeu l'un ou l'autre de ces deux modes et ont seulement pour objet d'accumuler les charges, produites d'une manière ou de l'autre, sur un conducteur.

§ 1. — ÉLECTRICITÉ GALVANIQUE (GALVANISATION)

C'est Galvani qui a donné son nom à ce genre d'électricité. Tout le monde connait la fameuse expérience, qui consistait à mettre à nu les nerfs lombaires d'une grenouille, et à faire communiquer au moyen d'un arc, fait de deux métaux différents (zinc et cuivre) les nerfs mis à nu, et les muscles de la cuisse. Ceux-ci se contractaient sous une influence électrique que Galvani comparait à celle d'une bouteille de Leyde, dont les nerfs formaient l'armature interne et les muscles l'armateur externe. — L'expérience de Galvani a été répétée des milliers de fois par tous les électrophysiologistes.

L'électrothérapie a peu profité de ces expériences,

parce que l'expérimentateur agit sur des tissus dont les propriétés physiques et chimiques ne sont pas encore bien connues. On sait cependant que le courant électrique agit d'une manière différente sur les nerfs moteurs, sensitifs, ou mixtes.

La galvanisation constitue une méthode d'électrisation qui n'a presque pas laissé de traces dans la littérature médicale, et dont le nom a été abusivement appliqué à l'emploi de la pile et même à celui des machines d'induction. Tripier s'est élevé, à juste titre, contre les abus engendrés par cette dénomination. Je tiens, dans cet ouvrage, à lui restituer son nom et ses qualités.

La galvanisation doit être pratiquée comme Galvani l'appliquait, c'est-à-dire au moyen de deux métaux soudés ensemble et appliqués sur le corps. L'un de ces métaux était le zinc, facilement oxydable, l'autre un métal moins oxydable ou inoxydable, reliés entre eux par un arc fourni par l'un des métaux. Dans un couple de ce genre, appliqué sur la peau, la source de l'électricité est à la surface de contact du zinc avec la peau du sujet ; le métal non attaqué n'est qu'un collecteur comparable à celui qui, dans le couple voltaïque, est le départ de l'électrode positive ; quant à l'organisme, il représente l'élément liquide de ce couple. Aussi a-t-on pu remplacer la plaque de métal non attaqué par une surface de charbon dans tous les cas où, ne cherchant pas à désorganiser la peau, on n'agit sur elle que médiatement ; enfin l'arc extérieur n'est plus emprunté à l'un des métaux appliqués : il suffit qu'il soit conducteur.

Le courant, dirigé dans l'arc conducteur extérieur,

de l'électrode non attaquée au zinc, se trouve dirigé dans le sujet, de la plaque de zinc à la plaque inerte. C'est au niveau du zinc que se portent les acides organiques, au niveau de l'argent ou du charbon que se portent les alcalis. Cette orientation parait tout d'abord opposée à celle de la voltaïsation, dans laquelle les acides se portent sur l'électrode qui continue le pôle non attaqué. La raison de cette différence apparente est que l'organisme, au lieu d'être intercalé dans la portion extérieure du circuit, fait ici partie de l'électromoteur.

L'appareil de la galvanisation mis en place, on a un couple fermé sur lui-même, couple d'un faible pouvoir électromoteur, et dont le circuit offre, au moins dans sa partie organique, une résistance notable : le courant a peu de tension et très peu de quantité.

Ces applications galvaniques sont nécessairement de longue durée. On peut les prolonger jusqu'à presque dessiccation des rondelles d'agaric qui protègent la peau.

J'aurai l'occasion de revenir sur la fausse interprétation donnée par presque tous les médecins et les électriciens à la galvanisation, qu'ils devraient appeler *voltaïsation*, puisque leur galvanisation s'obtient au moyen du courant de pile.

§ 2. — ÉLECTRICITÉ VOLTAÏQUE
(VOLTAÏSATION)

Volta a découvert ce fait capital que le contact de deux métaux différents, primitivement à l'état naturel, ou plus généralement de deux corps quelconques, à la même température, suffit pour les constituer dans deux états électriques différents, et les charger respectivement de quantités égales d'électricités de signes contraires.

Le frottement n'est qu'une forme particulière de contact. La cause qui produit l'électricité parait donc la même dans les deux cas.

Il résulte de la découverte de Volta que deux sphères conductrices du même rayon n'auront des charges égales, après avoir été mises en contact, que si elles sont de nature identique, et à la même température.

§ 3. — LOI DE VOLTA

On peut donc énoncer, de cette façon, la loi de Volta :

Entre deux corps en contact, à la même température, il s'établit une différence de potentiel finie, qui dépend de leur nature, et qui est absolument indépendante de leurs dimensions, de leur forme, de l'étendue des surfaces de contact, et de la valeur absolue du potentiel sur chacun d'eux.

§ 4. — THÉORIE CHIMIQUE

La loi de Volta est à peu près abandonnée par les physiciens modernes, qui lui ont substitué la théorie chimique basée sur ce principe que : *combinaison chimique* et mise en liberté d'électricité sont corrélatives l'une de l'autre. Cette théorie a été imaginée par Grothus.

Si l'on plonge les deux extrémités d'un arc métallique, fait de deux métaux différents, zinc et cuivre, dans un vase contenant de l'acide sulfurique étendu d'eau, la différence de potentiel qui existe entre les deux métaux tend à s'équilibrer, un flux d'électricité s'écoulera du pôle cuivre (+) au pôle zinc (—), de telle sorte que l'action chimique sera constituée, et qu'il se formera un courant et une polarisation moléculaire du liquide, déterminant une différence de potentiel ou de tension au profit du métal le moins attaqué, c'est-à-

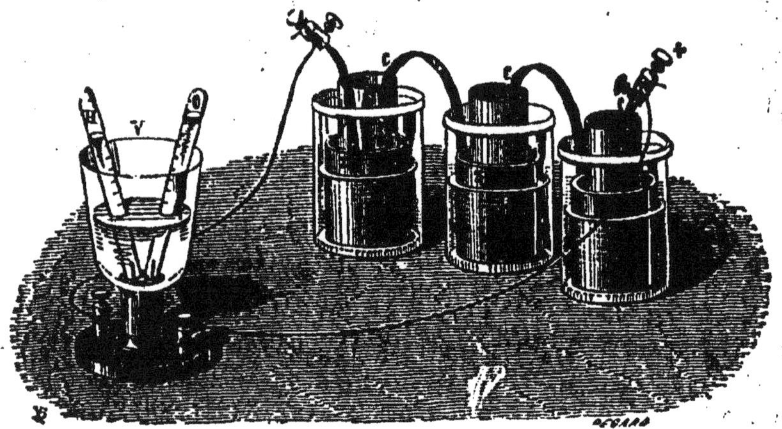

Fig. 1. — Couple zinc et cuivre.

dire le cuivre et une production de flux ou de courant se dirigeant du zinc au cuivre dans l'intérieur de la pile et du cuivre au zinc à l'extérieur.

§ 5. — VOLTAÏSATION

La voltaïsation est généralement appelée *galvanisation*, je viens de montrer qu'il y a lieu de réserver ce mot pour un procédé de nature voisine, mais d'un outillage et d'un manuel un peu différent, puisqu'il ne comprend pas de pile, les liquides étant fournis dans la galvanisation par le corps humain lui-même.

La voltaïsation est effectuée par des piles qui sont toutes des modifications de la pile de Volta.

Elle a pour résultat la cautérisation des tissus aux pôles, et une action interpolaire, électrolytique.

Elle a un effet immédiat de polarisation des tissus et un effet lointain posthume de dépolarisation. C'est sur toutes ces actions *locales* et *générales, immédiates* et *posthumes* qu'est basée toute la thérapeutique gynécologique. Nous en ferons l'objet d'un chapitre particulier.

§ 6. — PHÉNOMÈNES CALORIFIQUES

Toute action chimique, engendrant un courant électrique, produit de la chaleur. C'est le zinc qui fournit cette chaleur par sa combustion, comme dans la machine à vapeur le charbon (Bardet). « Soit, par exemple, une pile de Volta composée de 20 couples zinc et cuivre, employée à décomposer l'eau.

« Dans le voltamètre on remarque que 0 gr., 364 d'eau seulement ont été décomposés, tandis que 100 grammes de zinc ont été brûlés.

« Pour décomposer 1 gr., 364 d'eau, il faut fournir 5 calories environ. Il en a été dépensé 56, par conséquent 51 calories ont été perdues à vaincre les résistances. »

§ 7. — POLARISATION

Dans le cas du couple zinc et cuivre, cité plus haut, c'est le zinc qui est attaqué au contact de l'acide sulfurique ; il se forme du sulfate de zinc et l'hydrogène, mis en liberté, se porte vers le cuivre et se dépose sur lui. L'hydrogène ainsi déposé diminue la conductibilité du cuivre et amène une résistance considérable, traduite par un passage de courant insignifiant. On dit alors qu'il y a polarisation. Il faudra donc que tout l'effort du fabricant se porte pour empêcher la pile de se polariser.

§ 8. — PILES IMPOLARISABLES

Les meilleurs dépolarisateurs sont les corps oxygénés qui cèdent facilement leur oxygène : les chromates, les nitrates, le bioxyde de manganèse, le permanganate de potasse, etc. Le chlorure d'argent, les sulfates de cuivre, de mercure et de plomb, réduits par l'hydrogène, laissent déposer le métal, qui est bon conducteur et n'amène pas la polarisation.

§ 9. — ZINC AMALGAMÉ

Un autre artifice de construction consiste à se servir de zinc amalgamé qui ne se laisse attaquer par l'acide que quand le circuit est fermé et qui reste intact, rebelle à toute action chimique, quand le circuit est ouvert.

CHAPITRE IV

§ 1. — DESCRIPTION DES COUPLES ET DES PILES MÉDICINALES

Les piles sont à un ou deux liquides. Elles sont humides ou sèches. Cazin, dans son *Traité des piles*, en admet cinq genres :

1° Piles à un liquide ;
2° Piles à deux liquides ;
3° Piles secondaires (Planté) ;
4° Piles sèches ;
5° Piles thermo-électriques.

§ 2. — PILES A UN LIQUIDE

Pile de Volta.

Le couple de Volta se compose de deux lames, l'une de zinc et l'autre de cuivre, plongées dans de l'eau, rendue conductrice par l'addition d'une petite quantité d'acide sulfurique, ou d'un sel quelconque,

là lame de cuivre étant soudée à une lame de zinc
qui fait partie du couple suivant.

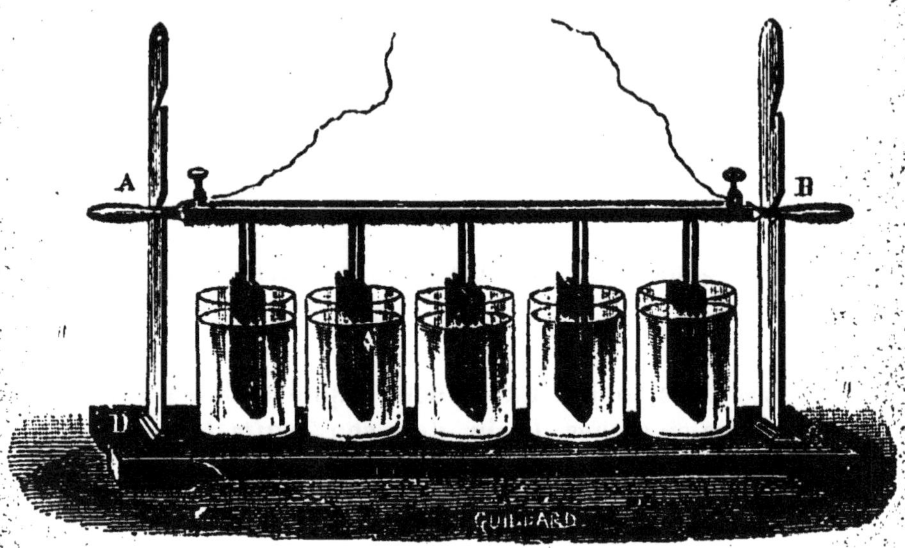

Fig. 2. — Pile à auge de Volta.

C'est la pile à auge de Volta, modification de la
pile primitive, qui était formée de rondelles cuivre et zinc, séparées par un morceau de drap
mouillé d'eau acidulée, telle que la représente la
figure 3.

Ces piles ont l'inconvénient de se polariser très vite.
On les a abandonnées depuis longtemps dans la pratique à cause de l'altération trop rapide des métaux
en contact avec le liquide.

Un grand progrès a été réalisé avec les éléments
non polarisables ou à polarisation atténuée, formés

d'agents dépolarisateurs comme le chlorure d'argent

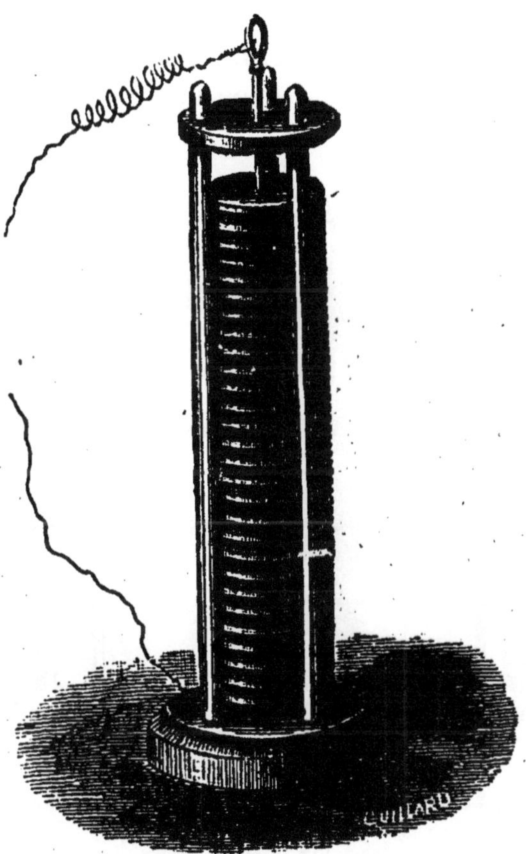

Fig. 3. — Pile de Volta.

le bioxyde de manganèse, l'acide chromique, les sulfates de mercure, etc.

Couple au chlorure d'argent.

On se sert en médecine, assez souvent, de la pile au

chlorure d'argent imaginée par Becquerel et Marié-Davy sous deux formes différentes, et perfectionnée par M. Warren de la Rue. Le couple de Gaiffe dont nous donnons la figure est une modification du couple primitif.

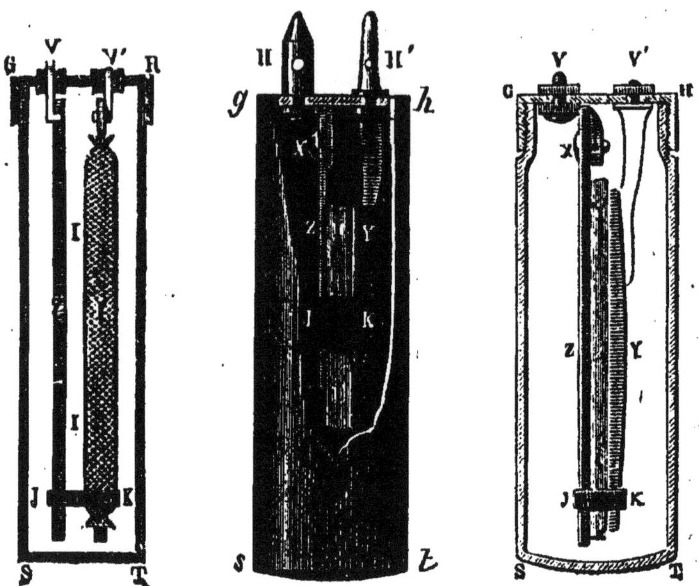

Fig. 4, 4 *bis* et 4 *ter*. — Couples au chlorure d'argent.

Fig. 4.   Fig. 4 *bis*.   Fig. 4 *ter*.

Ils se composent tous d'un vase en ébonite ST, fermé par un couvercle à vis GH sur lequel sont fixés les éléments du couple : zinc amalgamé Z, plaque de chlorure d'argent fondu Y enfermé dans un sac de toile dans le couple figure 4, et dans des cuvettes d'argent dans les couples 4 *bis* et 4 *ter*. Un coussin de papier buvard, placé en H, contient le liquide excicateur et maintient les lames à un écartement convenable.

Les couples au chlorure d'argent ainsi disposés permettent de composer des appareils très facilement transportables qui répondent à un besoin, mais qui ont un défaut inhérent aux piles dans lesquelles le liquide excitateur ne circule pas librement autour du zinc : elles ne fonctionnent régulièrement que lorsqu'elles travaillent souvent. Si elles restent un certain temps, qui peut varier de un à trois mois suivant qu'on est en été ou en hiver, sans que leur *circuit* soit fermé quelques instants, au moins une fois tous les huit jours, la surface de leurs zincs s'oxyde et l'intensité du courant qu'elles peuvent fournir diminue rapidement.

Couple Leclanché.

Le meilleur type pour les batteries médicinales fixes est le type Leclanché universellement connu.

Le couple Leclanché se compose d'un vase extérieur en verre, renfermant le liquide excitateur, solution concentrée de chlorure d'ammonium (sel ammoniac du commerce) au sein duquel plonge un simple bâton de zinc amalgamé Z. L'électrode positive est figurée par un charbon de cornue C plongeant dans un vase poreux, où il se trouve entouré de bioxyde de manganèse granulé fortement tassé.

Le couple Leclanché a été modifié par Gaiffe de la façon suivante :

1° Le vase poreux en terre et le prisme de charbon sont remplacés par un cylindre creux de charbon

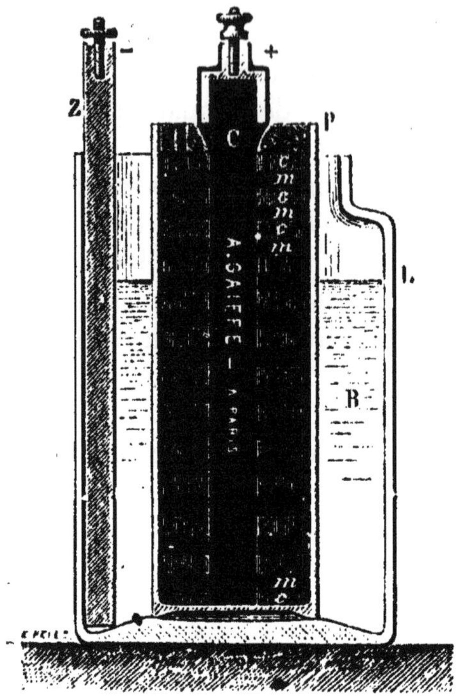

Fig. 5. — Couple de Leclanché.

(figure 6) qui sert à la fois de vase poreux et d'élément collecteur, dans lequel se placent par couches superposées les grains de manganèse et de charbon ;

2° La solution de chlorhydrate d'ammoniaque est remplacée par celle de chlorure de zinc ;

3° L'espace annulaire compris entre le vase de verre et le cylindre poreux est fermé par un mastic, excepté au point où pénètre le zinc.

Il résulte de ces dispositions divers avantages :

Le vase de charbon, étant ouvert, peut être vidé et

rechargé lorsque le bioxyde de manganèse qu'il contient est épuisé : un simple lavage à l'acide chlorhydrique le débarrasse de l'oxyde de zinc qui s'est déposé dans ses pores et lui rend toute sa porosité pre-

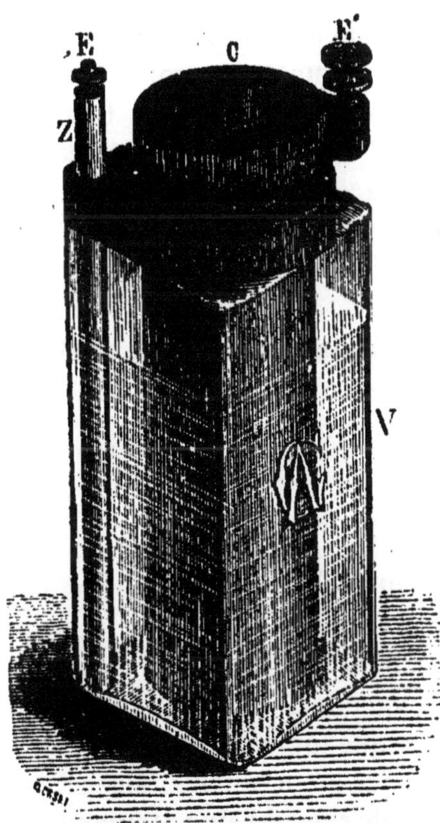

Fig. 6. — Couple de Leclanché modifié par Gaiffe.

mière. Cependant il faut ajouter que l'opération ne se fait pas facilement si on laisse s'épuiser le couple complètement. On fera bien de le recharger aussitôt qu'on remarquera un abaissement très notable de sa puissance.

Le chlorure de zinc étant très soluble et déliquescent, les sels grimpants, si nuisibles à la bonne conservation des batteries, ne sont plus à craindre.

Enfin cette déliquescence, jointe au bouchage du vase de verre, arrête presque complètement l'évaporation du liquide excitateur, ce qui assure pour bien longtemps aux couples une marche régulière.

Dans son dernier cours au Collège de France, M. d'Arsonval a présenté une pile Leclanché nouveau modèle, *sèche*, qui nous a paru destinée à avoir un brillant avenir. Nous ne pouvons pas nous prononcer sur les qualités de cette nouvelle pile, parce que nous ne l'avons que trop peu expérimentée. Notre devoir était de la signaler aux nombreux médecins s'occupant d'électricité comme pouvant former la base d'un bon meuble de cabinet.

Couple au bichromate de potasse.

La pile au bichromate, modifiée par Chardin, a l'avantage d'être disposée d'une façon hermétique et d'occuper un très petit volume.

C'est Poggendorf qui est l'auteur de cette pile appelée presque toujours pile de Grenet. On devrait lui réserver ce nom quand elle est sous la forme d'une bouteille avec un zinc mobile.

La pile de Chardin se compose d'un vase en porcelaine émaillée partagé en deux compartiments par une cloison A percée de petits trous. Le liquide occupe le compartiment inférieur, tandis que les éléments zinc et charbon émergent du compartiment supérieur par deux pointes de platine. Une cloison verticale B vient former un petit compartiment particulier ayant deux orifices : l'un C sert à l'introduction du liquide et est fermé par un bouchon, l'autre D sert à l'échappement des gaz.

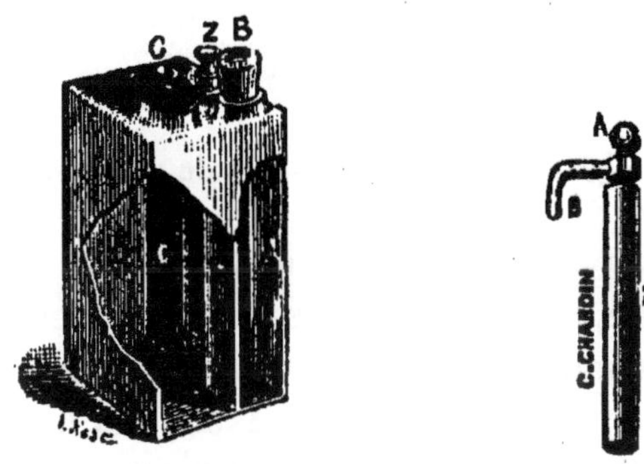

Fig. 7. — Pile de Chardin

La pile de Chardin est d'un usage très commode pour l'excitation des appareils d'induction.

PILES AUX SULFATES DE MERCURE

M. Gaiffe emploie pour exciter ses appareils d'induction une pile au bisulfate de mercure très simple que tous les médecins connaissent. Le fond est en charbon de cornue et les parois en caoutchouc durci. Elle renferme deux plaques de zinc supportées par trois petits supports qui les empêchent de toucher au charbon. La communication est réalisée au moyen de pièces de platine.

M. Trouvé a inventé une pile hermétique destinée à actionner les appareils d'induction. Elle peut s'employer soit avec le liquide de Poggendorf (bichromate de potasse) soit avec une solution de bisulfate de mercure. Les appareils d'induction de Trouvé

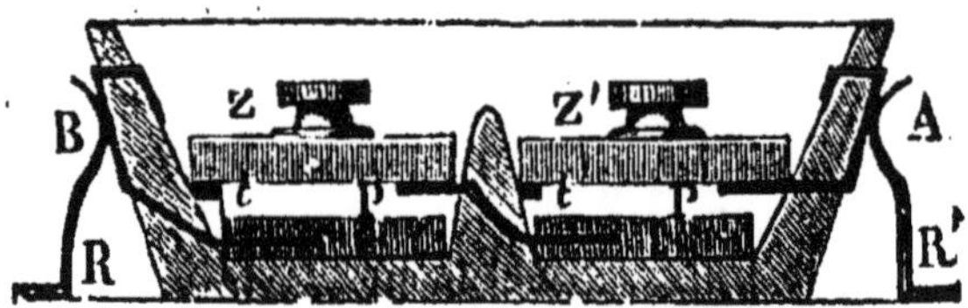

Fig. 8. — Pile au bisulfate de mercure.

marchent avec cette pile. Quand on veut faire marcher la pile, il faut la renverser et la placer dans une position contraire de celle qu'elle occupe debout. Dans cette position, le liquide excitateur n'est pas en contact avec le zinc et il n'y a pas d'action électrique. C'est une très bonne pile qui dure longtemps.

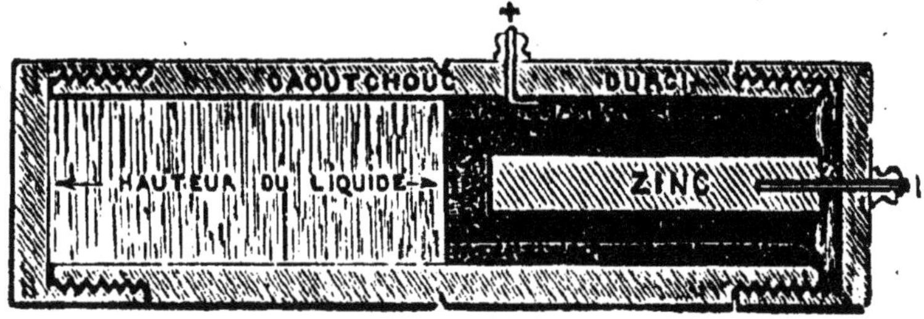

Fig. 9. — Pile hermétique de Trouvé.

§ 2. — COUPLES A DEUX LIQUIDES.

COUPLE DANIELL. — Dans le couple de Daniell à sulfates, imaginé pour la première fois par Becquerel, on emploie deux liquides : une dissolution concentrée de sulfate de cuivre autour de la lame de cuivre et une dissolution de sulfate de zinc autour de la lame de zinc. Les deux liquides sont séparés par une membrane comme une peau ou par un vase de terre poreux, afin d'empêcher le mélange des dissolutions sans interrompre la conductibilité.

Le couple de Daniell a été modifié par Gaiffe de

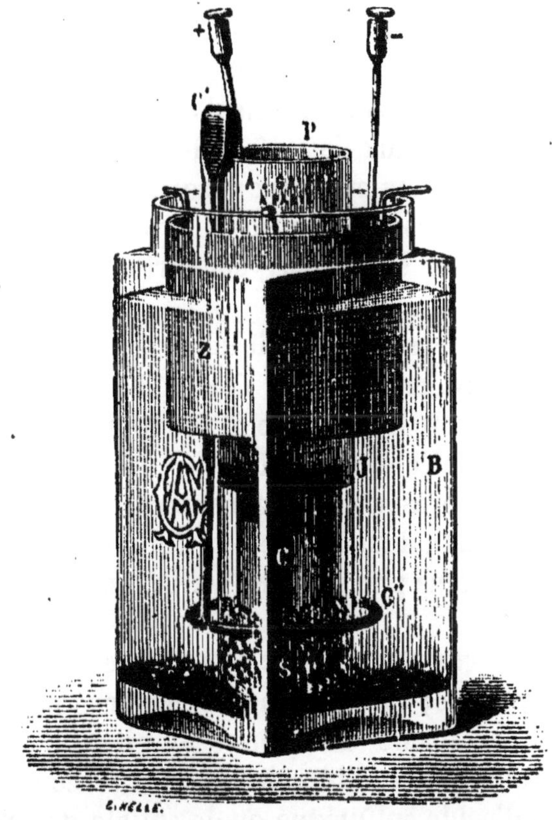

Fig. 10. — Couple de Daniell modifié par Gaiffe.

telle façon que le zinc étant dans un liquide exempt ou à peu près de sulfate de cuivre, l'usure dans les temps de repos est à peu près nulle.

Il se compose d'un bocal de verre B, d'un zinc amalgamé Z accroché au bord du bocal, d'un cylindre central P, poreux seulement de P en J et terminé à la partie inférieure par un vase de verre, enfin d'un cuivre C qui possède un appendice C'C" plongeant jusqu'au fond de B.

Il se charge en remplissant les deux vases avec une solution saturée de sulfate de zinc ou de magnésie étendue de son volume d'eau, et en jetant dans P quelques cristaux de sulfate de cuivre. La solution cuivrique se forme et s'élève jusqu'en J, mais elle ne peut aller au-dessus, à cause de la porosité de JP qui la laisse passer et tomber, en vertu de sa densité, au fond de B.

Lorsqu'on ferme le circuit de ce couple, l'action se passe d'abord entre C" et Z et réduit le sulfate de cuivre passé en B; ensuite il fonctionne comme un Daniell ordinaire entre C et Z.

Ce couple présente une constance remarquable et c'est un de ceux dans lesquels la force électromotrice change le moins par suite des variations de la température.

Dans le couple de *Grove*, le cuivre est remplacé par du platine; l'hydrogène est absorbé par l'acide azotique et forme des composés nitrés d'un degré d'oxydation plus faible, le zinc est placé dans une solution d'acide sulfurique ou de sulfate de zinc.

En substituant du charbon au platine, on obtient le *couple de Bunsen*. Ces éléments sont peu employés en médecine à cause de leur trop grande énergie; la force électromotrice d'un couple de *Grove* ou de *Bunsen* est presque le double de celle d'un couple de *Daniell;* les liquides employés présentent d'ailleurs une résistance beaucoup plus faible. On les emploie de préférence toutes les fois qu'on veut obtenir des courants très intenses; mais les liquides s'altèrent rapidement, la force électromotrice diminue et le courant ne tarde pas à s'affaiblir.

PILE DE CHARDIN

Toutes les piles de Daniell ont l'inconvénient de laisser déposer des sels de cuivre, sous forme d'aiguilles, dans les porés mêmes du vase intérieur. Au bout de quelque temps, elles sont hors d'usage.

Pour obvier à cet inconvénient, M. Chardin a imaginé de placer le zinc au centre de l'appareil où il est entouré d'une couche de fleur de soufre fortement tassée contenue dans une cartouche en papier à filtre très épais, formant vase poreux. L'électrode positive en cuivre entoure ce filtre et est baignée par une solution très saturée de sulfate de cuivre. La pile est hermétiquement fermée. Cette pile serait très bonne si elle n'offrait pas une résistance énorme, comme du reste toutes les piles de ce genre. Sa durée est longue.

AUTRES PILES

Je n'insiste pas sur les piles Trouvé qui sont simples, mais qui ont souvent besoin du bain régénérateur. Les piles sèches en papier sont d'une conception très ingénieuse. Leur grande qualité, c'est d'être très propres et très portatives. On les emploie

2.

davantage dans l'électrothérapie générale, où l'on n'a besoin que de faibles courants, que dans l'électrothérapie gynécologique où il faut des courants d'une grande intensité. On pourrait se servir des éléments Callaud-Trouvé.

La pile d'Onimus a été construite dans le but théorique de posséder une certaine tension sans que l'action chimique soit augmentée. Ce principe est plus ou moins erroné quand on emploie les courants continus. Les actions chimiques sont proportionnelles à l'intensité du courant. Comme nous sommes lancés dans les hautes intensités, que les constructeurs sont journellement sollicités de fabriquer des piles donnant des intensités de 300 milliampères minimum à 500 milliampères, et que nous verrons prochainement la batterie d'un *Ampère*[1] faire son apparition, la batterie d'Onimus n'a plus sa raison d'être et ne peut rendre aucun service en gynécologie.

Le Dr Boudet de Paris, qui a une grande expérience dans le choix des piles, déclare dans son livre que « toutes les piles Daniell plus ou moins modifiées ont le grand inconvénient de présenter une résistance intérieure beaucoup trop considérable, et, par suite, elles ne peuvent fournir que des courants d'une très faible intensité, même lorsqu'on met en jeu un très grand nombre d'éléments. Toute l'énergie produite est absorbée par l'électromoteur lui-même ».

Le Dr Boudet travaille à modifier à sa façon l'élé-

[1] Une batterie d'un Ampère vient d'être construite récemment par M. Gaiffe et expédiée en Russie pour usage médicinal.

ment Daniell, qui représente à ses yeux la pile de l'avenir; il pense avoir trouvé le moyen de réduire la résistance intérieure de la pile ainsi que la cristallisation du liquide dans les orifices du vase poreux.

Nous ne ferons que citer les piles thermo-électriques dont on se sert presque exclusivement en physiologie. L'emploi de ces piles est difficile; on les a remplacées avantageusement par des aiguilles formées de deux métaux soudés ensemble ou par des plaques thermo-électriques.

CHAPITRE V

FONCTIONNEMENT DES PILES

LOIS ÉLECTRIQUES. — GALVANOMÈTRE. — RHÉOSTAT. LUMIÈRE

§ 1. — LOIS ÉLECTRIQUES

Maintenant que nous connaissons les couples et les piles, il est intéressant de les voir fonctionner. Leur bon fonctionnement est soumis à des lois que le médecin doit savoir.

Loi de Ohm.

La résistance du corps humain est considérable parce qu'il est composé de corps mauvais conducteurs. L'élément le plus résistant est la peau qu'il faut avoir soin de rendre humide pour que, ses pores étant pénétrés par l'humidité, l'électricité passe mieux.

L'intensité d'un courant est proportionnelle à la force électromotrice et inversement proportionnelle à la résistance du circuit.

Autrement dit, l'intensité I d'un courant est égale au rapport existant entre la force électromotrice E et la résistance R, ce qui s'exprime par la formule bien connue :

$$I = \frac{E}{R}$$

Comme la résistance tient à plusieurs causes qu'on peut résumer en : 1° résistance intérieure de la pile et 2° résistance extérieure, la formule plus vraie se modifie ainsi :

$$I = \frac{E}{R+r}$$

Si on ajoute le nombre de couples disposés en batterie et fonctionnant, on aura cette autre modification à la formule :

$$I = \frac{nE}{R+nr}$$

Cette formule doit se modifier à l'infini, suivant que la résistance extérieure ou intérieure de la pile est plus ou moins négligeable.

§ 2. — EFFETS CHIMIQUES DES PILES. ÉLECTROLYSE

Toute action chimique a pour résultat la mise en liberté de l'électricité. L'action chimique s'exerce peu sur les corps simples et leur état moléculaire est peu modifié. Mais cette modification peut aller jusqu'à la décomposition dans les corps composés.

La décomposition des corps composés est remarquable ; on l'appelle *électrolyse*. Les corps décomposés sont des *électrolytes*.

Dans la décomposition des corps composés par la pile, le métal se rend toujours au pôle négatif et le métalloïde ou le radical oxygéné au pôle positif.

Si l'on électrolyse du chlorure de cuivre par exemple, le métal se déposera au pôle négatif, tandis que le chlore se déposera au pôle positif. L'action chimique ne se passe pas seulement aux deux points polaires locaux, toute la masse est décomposée dans le circuit interpolaire de la façon suivante : le cuivre de la première molécule se dépose à l'électrode (—), le chlore mis en liberté s'empare du métal de la molécule suivante, de telle sorte que chaque molécule se trouve ainsi successivement décomposée, jusqu'à ce qu'enfin le chlore de la dernière se trouve définitivement mis en liberté sur l'électrode (+). Faraday a formulé les lois qui président à l'électrolyse.

Lois de Faraday.

Un corps simple ne peut pas être un électrolyte.

L'électrolyse se produit seulement dans les corps composés.

« La quantité d'électrolyte décomposée pendant un temps déterminé est proportionnelle à la quantité d'électricité qui le traverse pendant ce temps.

« L'action chimique du courant est la même dans tous les points du circuit.

« Si un même courant sert à la décomposition de plusieurs électrolytes placés dans le même circuit, les quantités de métal mis en liberté sont dans le rapport de leur poids atomique.

Si, par exemple, trois électrolytes, chlorure de

cuivre, acide chlorhydrique, acide sulfurique, sont placés sur le même circuit, on trouvera aux pôles négatifs de chaque cuve à électrolyse une quantité d'hydrogène et de cuivre proportionnelle aux poids atomiques 63,5 et 1 de ces métaux.

§ 3. — EFFETS PHYSIQUES DE LA PILE

Lois d'Ampère.

1° Toutes les fois que l'on présente un courant fixe à un système mobile, dans lequel circule un autre courant, le courant mobile tend à se disposer de telle sorte que les deux courants se trouvent placés parallèlement et orientés dans le même sens.

D'où il découle :

A. — Deux courants parallèles et de même sens s'attirent.

B. — Deux courants parallèles et de sens contraire se repoussent.

2° Un courant passant dans 'un fil conducteur situé au-dessus d'une aiguille aimantée, et dans une direction parallèle à cette aiguille, devie l'aiguille de telle façon que le pôle, ordinairement tourné vers le nord, se déplace à gauche du courant et forme un angle avec la direction primitive de l'aiguille. On sait qu'Ampère suppose l'observateur couché dans le courant, la tête regardant l'aiguille et le courant allant des pieds à la tête.

L'aiguille aimantée peut donc servir à indiquer le passage d'un courant et le sens de sa direction. Elle peut servir aussi à apprécier l'intensité du courant, l'amplitude de l'angle de déviation étant d'autant plus grande que l'intensité du courant est plus énergique. C'est sur ce principe qu'a été construit le galvanomètre.

§ 4. — GALVANOMÈTRE

Le galvanomètre est la balance qui sert à peser le médicament électrique. Comme l'électricité est un médicament dosable et pondérable à la volonté du médecin, il est très important d'avoir un instrument qui fonctionne bien et qui donne la quantité exacte de la dose prescrite. Autrefois, on ne construisait que des galvanomètres marquant à peine 40 milliampères. Aujourd'hui que, grâce au Dr Apostoli, les électriciens sont lancés dans les hautes intensités électriques, il a fallu construire des galvanomètres marquant 300 milliampères. Il en faudra bientôt de 500 milliampères. Il est vrai que plus ils marquent un chiffre élevé et moins ils sont lisibles. Tous les constructeurs d'appareils électriques fabriquent des galvanomètres. Je donne ici la figure d'un de ces instruments (fig. 14). D est le piédestal, VV' les vis de la base, SS' les vis qui tiennent les fils, B la cage de cuivre renfermant le mécanisme, C l'anneau fixant l'instrument qu'on peut faire tourner pour l'orienter, M le cadre, G le cercle gradué, I l'aiguille, A la balance de l'aiguille ; en pressant le bouton V, la balance soulève l'aiguille et l'empêche de remuer sur son pivot. C'est dans cette position qu'on doit toujours fixer l'instrument quand on ne s'en sert pas.

Le galvanomètre est l'instrument essentiel, indis-

pensable de l'électricien. Le meilleur galvanomètre
est le galvanomètre français, quoi qu'on en ait dit.
C'est Gaiffe qui a construit le premier à divisions absolument régulières et qui le livre au meilleur
marché. Il ne présente que 2 à 3 p. 100 d'erreur, ce
qui est négligeable au point de vue médical.

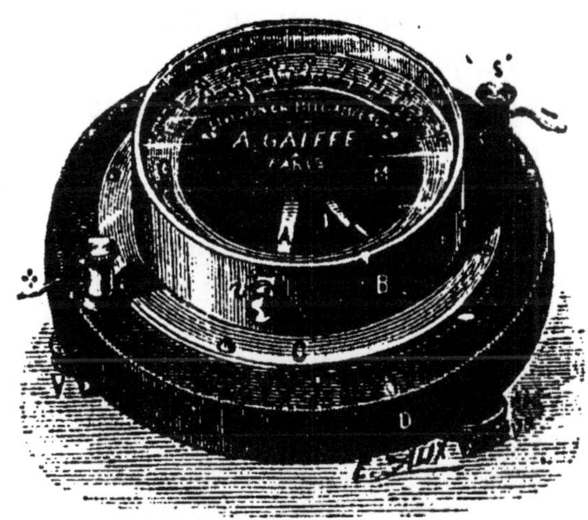

Fig. 11. — Galvanomètre.

On avait publié que le galvanomètre de poche
d'Edelman, employé sans son shunt [1], donnait une
erreur de 7,50 p. 100 ; nous possédons une pièce
officielle, émanant du laboratoire central d'électricité
de Munich [2], pays de fabrication de ce galvanomètre

[1] Le shunt du galvanomètre a pour but de réduire sa sensibilité dans une certaine mesure déterminée d'avance et
marquée sur l'échelle du galvanomètre. Les galvanomètres ont
généralement une boîte de trois shunts, qui donnent une ré-
duction de la sensibilité à 1/10, à 1/100 et à 1/1000.

[2] *Electrotechnische Versuchsstation-München.* 4 octobre
1889.

qui accuse à Munich une erreur de 14 p. 100 sur le galvanomètre vérifié et qui signale le défaut déjà reconnu, que le shunt, agissant comme shunt à peu près exact sur l'ensemble du galvanomètre, et ensuite comme solénoïde directement sur l'aiguille, fausse ou rectifie la division suivant les cas.

Un galvanomètre américain de Waite, construit sur le même principe que celui d'Edelman que nous avons eu entre les mains et que le Dr Apostoli a fait vérifier par des électriciens compétents, présentait les mêmes défauts.

Dans les instruments français que nous avons été à même d'examiner, les précautions sont prises pour que le shunt n'agisse jamais que comme dérivation sur le galvanomètre.

On se sert le plus habituellement de galvanomètres sans shunt.

§ 5. — RHÉOSTAT

En gynécologie l'emploi du rhéostat est inutile. Le courant continu se débite sans secousse, couple par couple, de sorte qu'il n'y a aucun choc. Si le collecteur était divisé 2 par 2, ou 3 par 3, et même 4 par 4, le choc qui résulterait de cette transition serait ressenti douloureusement par la malade qui serait dans la situation de celle qui descend et monte facilement un escalier, marche par marche, mais qui doit sauter et faire un effort pour doubler ou tripler les marches dans le même espace de temps. Dans ce cas, l'introduction du rhéostat est utile parce qu'il adoucit les transitions et sert à rendre la chute moins brusque. Il amortit le choc comme les tampons des wagons amortissent les mouvements en sens contraire. Au lieu d'un escalier dont les marches sont plus ou moins raides et qui occasionnent des secousses plus ou moins violentes, le rhéostat transforme ces chocs en une descente en pente douce. Son inconvénient est d'exiger un plus grand nombre de couples en service, puisque le circuit s'augmente d'une résistance additionnelle.

Il demande une grande surveillance, car s'il venait à se détraquer pendant qu'on s'en sert, la malade recevrait un choc considérable résultant de la résistance moins grande que rencontrerait le courant. Il coûte assez cher. On peut de plus s'en passer avec un collecteur divisé *un à un*.

Le rhéostat de Gaiffe, dont je donne ici la figure, comporte 40,000 unités de résistance (ohms). Il peut

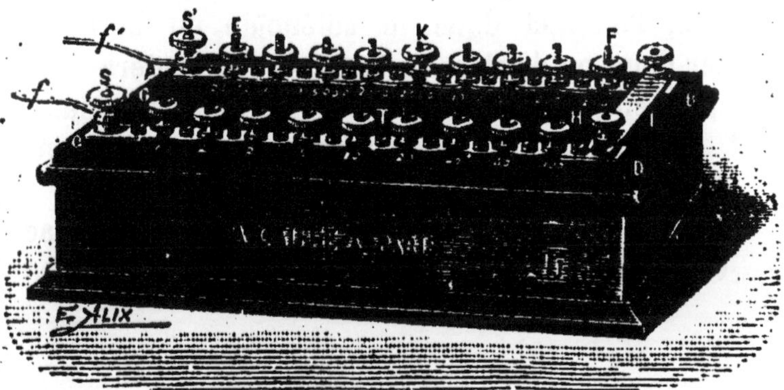

Fig. 12. — Rhéostat.

être ajouté aux batteries sans grande augmentation de volume. Il est formé de fils métalliques enroulés sur dix-huit bobines reliées entre elles de façon à augmenter la résistance.

§ 6. — AUTRES EFFETS PHYSIQUES DES COURANTS DE PILE

Les autres effets physiques des courants de pile sont les effets magnétiques des courants et les transformations de l'électricité en chaleur, lumière, travail.

Nous ne dirons qu'un mot du magnétisme.

Si l'on fait passer un courant électrique dans un solénoïde, on constate que l'appareil se déplace et s'oriente suivant la direction du méridien magnétique.

Le solénoïde est un fil conducteur rigide enroulé en hélice et dont les extrémités plongent dans deux godets de mercure.

Si l'on met dans le solénoïde un barreau de fer doux ou d'acier, ce barreau s'aimantera énergiquement, comme si l'on avait agi avec un aimant.

C'est sur ce principe que repose la construction des électro-aimants si employés aujourd'hui.

Le meilleur moyen d'aimanter un morceau d'acier consiste à le placer dans un solénoïde.

LUMIÈRE

En gynécologie, on se sert beaucoup de la lumière électrique pour éclairer les cavités profondes du vagin et de l'utérus. Les lampes électriques sont là pour témoigner de l'utilité de l'électricité dans l'éclairage.

Les constructeurs, tels que MM. Trouvé, Chardin, se sont ingéniés à trouver des lampes électriques commodes. Je donne le dessin d'un de ces appareils. C'est une lampe à incandescence qui s'ajuste sur le front de l'opérateur (fig. 13).

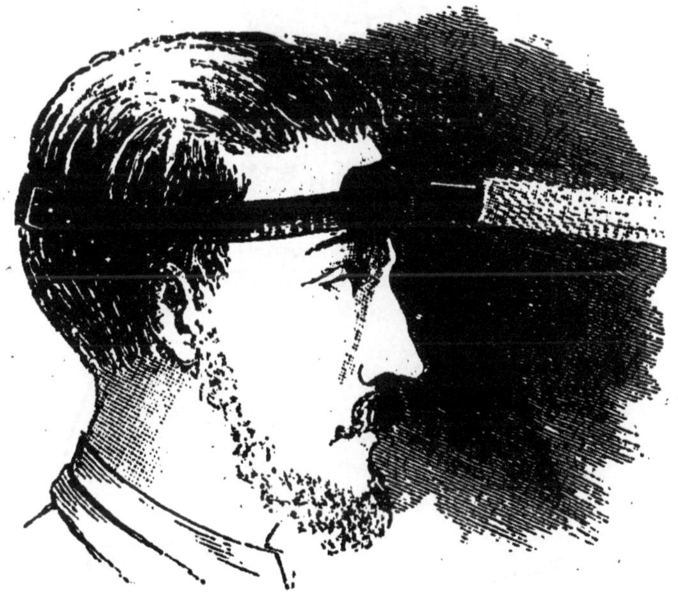

Fig. 13. — Photophore de MM. Hélot et Trouvé.

Il est composé d'une lampe à incandescence enfermée dans un cylindre entre une lentille plan-convexe et un réflecteur. Le jeu de la lentille qui se déplace permet la convergence, le parallélisme et la divergence des rayons lumineux, de façon à faire varier à volonté la valeur du champ lumineux.

Le photophore de MM. Hélot et Trouvé est monté à genouillère sur un bandeau frontal.

Il faut pour alimenter la lampe quatre grands éléments au bichromate.

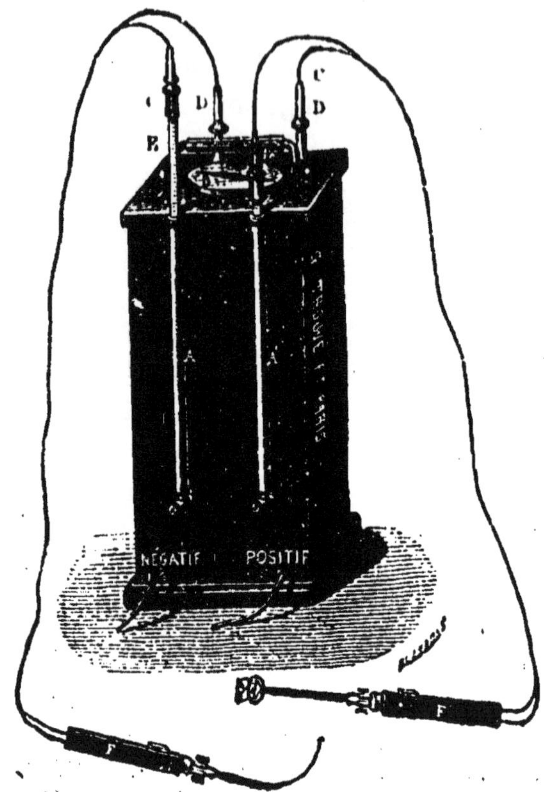

Fig. 14. — Polyscope Trouvé.

AA', rhéostats montés sur la boîte de l'appareil renfermant un accumulateur dont ils graduent l'écoulement de l'électricité accumulée. — B, galvanomètre d'intensité à deux circuits destiné à contrôler le courant de charge et de décharge de l'accumulateur. — CD, prises de courant où viennent s'ajuster les conducteurs. — E, poignée de l'appareil. — F, manche à pédale muni d'un polyscope. — F', manche terminé par un cautère en platine.

L'instrument le plus extraordinaire que nous possédions pour l'éclairage des cavités est le polyscope de Trouvé. Il se compose : 1° d'une pile énergique et constante ainsi que d'un réservoir emmagasinant l'électricité. Pile secondaire de Gaston Planté ;

2° D'une série de réflecteurs munis ou dépourvus de miroirs et donnant des jeux de lumière variés et appropriés à l'éclairage des diverses cavités naturelles ;

3° D'une batterie de quatre éléments à grande surface ;

4° D'un rhéostat extrêmement simple destiné à assurer l'écoulement de l'électricité du réservoir ;

5° D'un galvanomètre spécial à deux circuits dans lequel la force électromotrice du réservoir et celle de la batterie sont en opposition. Grâce à cette disposition ingénieuse, le médecin connaît toujours l'état de sa batterie et l'état de charge du réservoir.

Le fonctionnement de cet appareil est très simple.

Il suffit de ne jamais intervertir les pôles.

M. Trouvé a une série de réflecteurs destinés à éclairer les cavités naturelles, avec ou sans miroir,

Fig. 15. — Endoscope utérin.

suivant les cas. Je donne ici la figure de l'instrument destiné à éclairer la cavité utérine. Cet instrument permet de voir l'état de la muqueuse intra-utérine.

L'image de la partie MN se forme en M' N' ; elle est

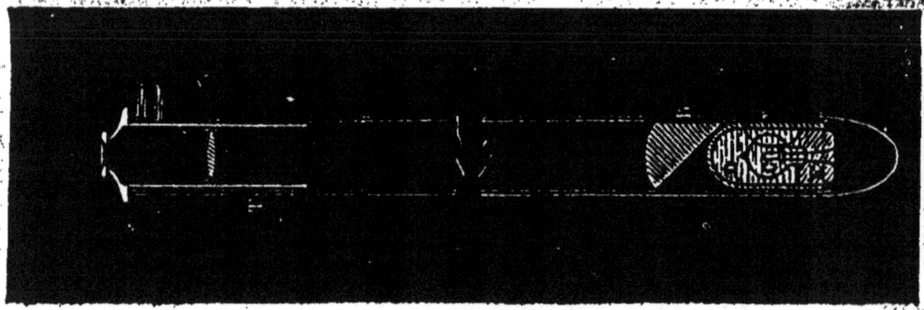

Fig. 16. — Coupe de l'endoscope utérin.

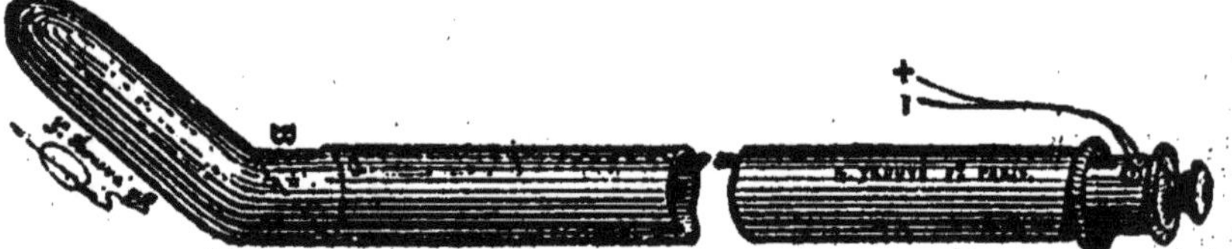

Fig. 17. — Cystoscope de Trouvé pour l'examen de l'intérieur
de la vessie chez la femme.

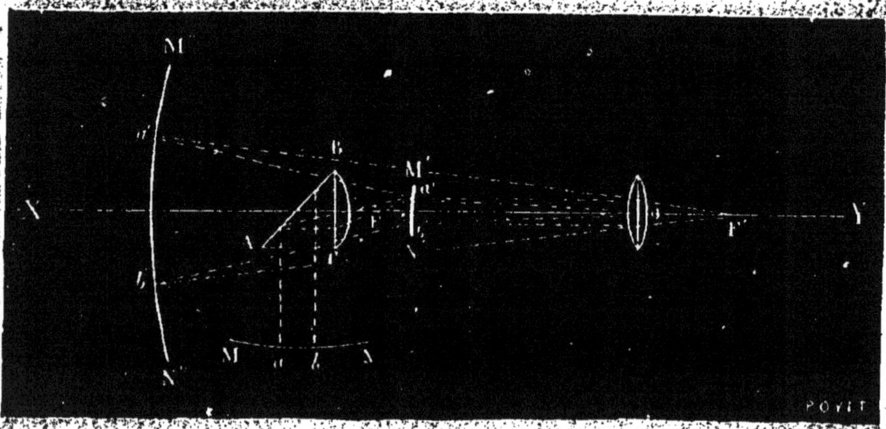

Fig. 18. — Principe optique des polyscopes Trouvé.

réelle, très petite et renversée, au moyen de l'oculaire O, on obtient une image virtuelle, grossie et redressée M" N", c'est celle que voit l'observateur. Le pouvoir éclairant est placé en avant du prisme lorsqu'il s'agit de la lampe à incandescence. Il est au contraire placé en avant ou en arrière du prisme, à volonté, lorsqu'il s'agit de l'éclairage par fil de platine.

CHAPITRE VI

La deuxième source de l'électricité est l'induction.

Faraday a découvert, en 1831, une classe de phénomènes qu'il a compris sous le nom d'induction. Ces phénomènes sont électriques et se manifestent par la production, dans les conducteurs, de courants temporaires.

On appelle *courants induits* les courants qui en résultent, et *circuit induit*, le circuit qui est soumis à l'induction; enfin on donne le nom d'*inducteur* au système dont la variation a été la cause du courant induit.

Les phénomènes découverts par Faraday peuvent être classés en plusieurs catégories :

1° Un circuit fermé devient le siège d'un courant temporaire toutes les fois qu'on déplace un aimant dans le voisinage ou qu'on en fait varier l'aimantation, ou, d'une manière plus générale, qu'on modifie le champ magnétique dans lequel est placé le circuit. C'est l'*induction magnéto-électrique;*

2° On obtient des effets analogues en substituant un système de courants au système magnétique. Le circuit considéré est parcouru par un courant induit, toutes les fois qu'on fait varier la distance, l'intensité ou la forme d'un courant extérieur. L'effet est le même que celui que produirait la modification correspondante du système magnétique équivalent au courant. C'est l'*induction électrodynamique* ou *volta-électrique*;

3° Le changement de forme ou de position relative d'un circuit fermé, par rapport au champ magnétique, d'un système d'aimants ou de courants, suffit ordinairement pour donner naissance, dans un circuit, à un courant induit, qui rentre dans une des catégories qui précèdent;

4° Enfin le seul fait de modifier par un procédé quelconque l'intensité du courant dans un circuit, même quand il est soustrait à toute action extérieure, provoque dans ce circuit un courant d'induction qui se superpose au courant principal et tend toujours à contrarier la variation d'intensité qu'il subit ; on lui donne le nom d'extra-courant.

La terre, qui est parcourue par des courants électriques, possède un champ magnétique ; aussi bien qu'un circuit électrique, elle peut donc servir d'inducteur, et cette action est journellement utilisée par l'industrie, dans la production de l'électricité, à l'aide de machines dynamo-électriques.

§ 2. — LOI DE LENZ

« Tout déplacement relatif d'un circuit fermé, et d'un courant ou d'un aimant, développe un courant induit dirigé de façon qu'il tende à s'opposer au mouvement. »

On appelle inducteur l'agent producteur du courant

induit, c'est-à-dire le courant ou l'aimant agissant sur le circuit induit. Dans la pratique, on se sert de bobines ou de faisceaux de fils enroulés dans le même sens, de façon que l'action inductrice et induite se trouvent multipliées par le nombre des tours de fil. On sait, en effet, que l'action inductrice atteint son maximum lorsque les deux fils sont parallèles. Le courant induit d'*approche* ou *initial* est *inverse*, puisqu'il est de sens contraire au courant de l'inducteur.

Le courant d'*éloignement* ou *final* est direct, puisqu'il est de même sens que le courant de l'inducteur.

Les *extra-courants* sont des courants qui se produisent, non plus dans les circuits voisins, mais bien dans le circuit lui-même.

L'extra-courant d'établissement ou de fermeture du circuit est de direction contraire à celle qui s'établit dans le circuit, c'est-à-dire est *inverse*.

L'extra-courant de *cessation* ou de *rupture* est de même direction que le courant inducteur, c'est-à-dire direct.

§ 3. — ÉTAT VARIABLE

Comme tout courant électrique, les courants induits passent par un *état variable* depuis leur naissance jusqu'à leur extinction.

Dans les appareils volta-faradiques, les ouvertures et les fermetures du circuit de la pile inductrice pouvant être sensiblement instantanées, les courants induits le sont également. Dans les appareils magnéto-faradiques, les variations de position des aimants, et des circuits ne pouvant être que progressives, les courants sont d'énergies oscillantes. Les effets en rapport avec la variation d'état sont donc plus nets avec les appareils volta-faradiques qu'avec les magnéto-faradiques.

§ 4. — INTENSITÉ DES COURANTS INDUITS

Comme on utilise beaucoup les courants induits en gynécologie, il est indispensable que le médecin connaisse les rapports qui existent entre la forme et les dimensions des fils des bobines et l'intensité du courant.

La force du courant dépend de la longueur et de la grosseur des fils.

Avec un fil gros et court, par exemple, on aura un grand débit d'électricité, et un *courant de quantité*.

La tension d'un courant dépend de la longueur et de la petitesse du fil.

Avec un fil long et fin, on aura un *courant de tension*. Il est nécessaire que le médecin retienne ces termes qui reviennent continuellement dans les applications électriques.

Nous verrons, en effet, que les courants de *quantité* agissent énergiquement sur les muscles et leur contractilité, tandis que les courants de *tension* agissent mieux sur les nerfs et la sensibilité.

Dans les grands appareils électro-médicaux, il y a toujours des bobines graduées, comme grosseur de fil, de sorte qu'on peut faire varier à volonté le débit des appareils et se servir de la quantité ou de la tension qu'on veut. Dans les petits appareils, il n'en est pas de même, on ne peut guère faire varier que le débit ou l'intensité du courant, mais peu la tension. On a recours à un artifice dans ce cas en utilisant l'extra-courant de la bobine inductrice dont le fil est toujours gros et court.

Le courant induit *inverse* ou de fermeture est très faible comparativement au courant *direct* plus court, mais plus intense et de tension plus forte.

On peut, d'ailleurs, avec la même bobine, obtenir un courant inverse sensiblement égal au courant direct, en employant une pile d'un plus grand nombre d'éléments en tension, ce qui, sans changer sensiblement les conditions de résistance du circuit, donne d'une part plus de lancée au courant, et diminue la durée de l'état variable, et, d'autre part, neutralise l'action de la force contre-électromotrice de l'extra-courant inverse.

CHAPITRE VII

ÉLECTRICITÉ FRANKLINIENNE

§ 1. — FRANKLINISATION

Une autre source de l'électricité est le frottement.
Quelques auteurs ont même été conduits à penser
qu'il n'y avait que deux sources d'électricité : le
contact et l'induction.

Dans l'électrisation des corps par frottement,
l'électricité ne semble pas avoir d'autre origine que
le contact des deux corps; le frottement n'aurait pour
but que de multiplier les points de contact.

Lorsque les corps frottés sont identiques, on ne
parvient pas en général à les électriser; il se manifeste parfois des traces d'électricité très faibles, mais
on peut toujours attribuer le développement de
l'électricité à une dyssymétrie, plus ou moins visible,
entre les deux corps frottés.

La théorie des machines électriques frankliniennes
ou statiques est très simple. Considérons un conducteur creux isolé, le cylindre de Faraday, par exemple. Prenons d'autre part un gâteau électrophore en
résine ou en ébonite, chargé d'électricité négative.
Un disque métallique, tenu par un manche isolant,
placé sur le gâteau et mis un instant en communica-

tion avec le sol, se chargera d'électricité positive et si on le transporte dans le cylindre et qu'on lui fasse toucher la surface intérieure, une charge égale à la sienne se produira sur la face extérieure du cylindre ; le disque lui-même sortira à l'état neutre, et l'expérience pourra être répétée indéfiniment.

Il faut toutefois tenir compte de la nature isolante des corps employés. Quand le verre, chargé d'électricité positive, sera porté à l'intérieur du cylindre, il déterminera sur la surface intérieure la formation d'une couche égale et de signe contraire à la sienne ; seulement il ne suffira pas de lui faire toucher un point de la surface intérieure, pour que les charges se neutralisent, mais on arrivera au même résultat si la surface intérieure est armée de pointes ; l'équilibre ne sera établi que quand la densité sera nulle à l'extrémité des pointes, c'est-à-dire lorsque l'électricité qui s'en échappe aura neutralisé la charge du disque de verre. C'est la disposition employée dans toutes les machines à frottement.

Le véritable appareil électrostatique, ou mieux franklinien, médical, est la machine Carré. Elle est d'un volume moins encombrant et possède l'avantage de marcher à peu près par tous les temps.

Sur un cadre de bois sont fixés deux montants solides, partie en verre et partie en ébonite, qui supportent à l'extrémité supérieure un gros cylindre de cuivre A. A ces montants sont également fixés deux axes d'acier auxquels sont adaptés un plateau de verre C et un plateau de caoutchouc beaucoup plus grand pouvant être mis en rotation par une poulie munie d'une manivelle.

Le disque de verre frotte entre les deux coussins D;

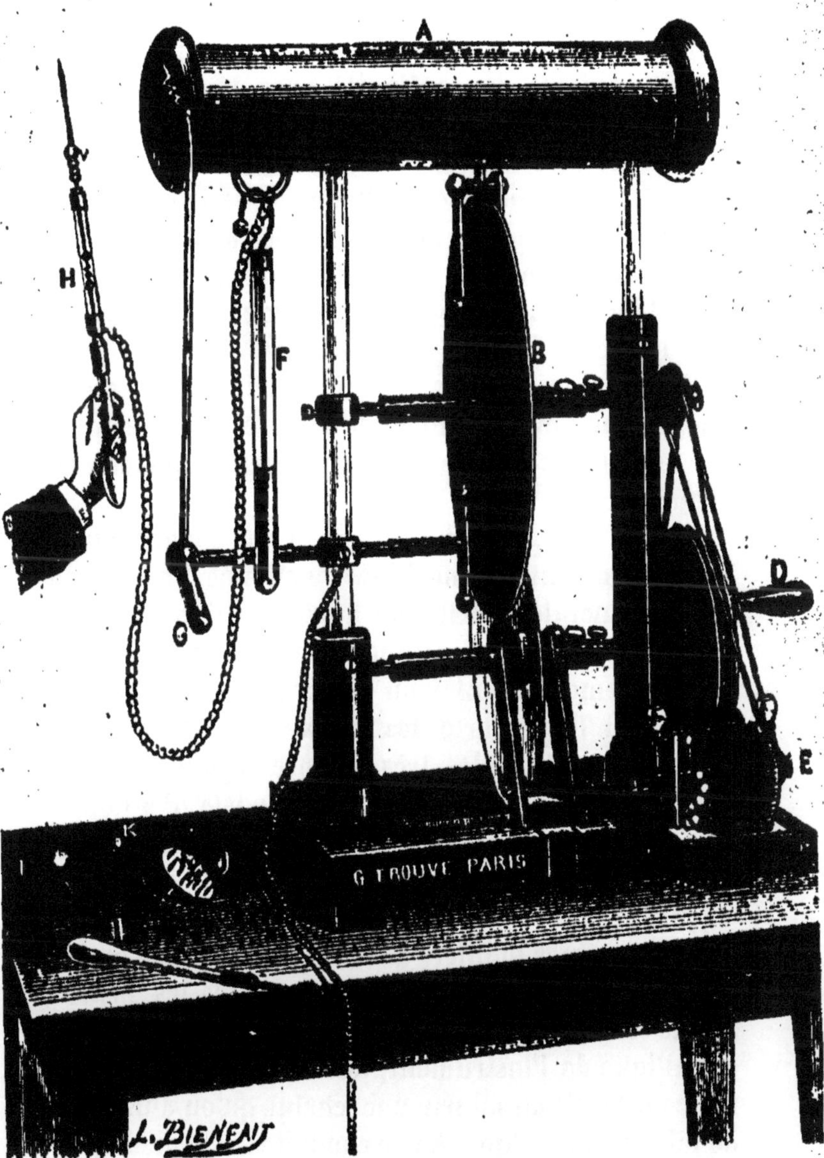

Fig. 10. — Machine Carré.

en face de sa partie supérieure, mais, séparé de lui par le disque d'ébonite, se trouve un peigne de cuivre, qui est en continuité avec un conducteur long et arqué G que l'on peut abaisser tout à fait ou approcher plus ou moins du gros conducteur A. Un peigne communique au cylindre et se trouve placé perpendiculairement au plateau de caoutchouc, qui le sépare d'une lame d'ébonite chargée de jouer le rôle d'inducteur supplémentaire comme la seconde armure de la machine de Holtz.

M. Carré appelle sa machine diélectrique, parce que l'induction du plateau de verre électrisé s'opère sur le peigne correspondant à travers le plateau de caoutchouc.

Lorsqu'on applique l'extrémité du conducteur G sur A, on voit la machine fonctionner avec une grande énergie, un flot de fluide positif s'écoule en nappe lumineuse du peigne, allant à la rencontre du mouvement du plateau et par suite en sens contraire. Si l'on écarte les deux conducteurs, on obtient des étincelles très intenses ayant 25 centimètres. Notre machine du grand modèle n° 1 donne des étincelles, dans les meilleures circonstances, de 22 centimètres. On voit en E le moteur électrique Trouvé.

Il ne faut pas oublier, dans l'emploi de cet appareil, d'établir une communication entre les instruments en expérience, ou le malade, et le collecteur métallique de l'instrument, tandis que le conducteur mince est relié au sol par une chaîne qu'on aura soin de faire communiquer à une conduite d'eau ou de gaz, le plancher et les tapis étant mauvais conducteurs.

Le médecin qui possède une machine franklinienne doit être astreint à toutes sortes de soins.

Sa machine ne fonctionnera bien qu'à condition de tourner tous les jours.

Il faut tous les jours l'épousseter, la nettoyer et veiller à ce qu'il n'y ait aucune crasse entre les surfaces de frottement.

Il faut que la pièce soit sèche et qu'il y ait nuit et jour du feu allumé. Le meilleur système de chauffage est l'emploi des poêles américains ou russes. Ne pas coucher dans les pièces où ils sont installés de crainte d'asphyxie.

Avant chaque séance, tous les jours une fois, frotter les coussins avec de l'or mussif.

Nettoyer souvent le plateau d'ébonite. Faire attention à ce qu'il ne se forme pas de *baille* qui arrêterait le débit de la machine. Frotter le plateau avec du pétrole jusqu'à sa disparition.

Avoir soin de bien isoler le malade pour avoir une tension suffisante. Le meilleur isoloir est une plaque de verre supportée par des pieds de verre ou bien une plaque de chêne supportée par quatre pieds de verre, d'au moins 30 centimètres de haut, sans angle ni saillie. Ne pas oublier de bien sécher les pieds de verre avant de faire fonctionner la machine.

Le meilleur moteur, quand on n'a pas un homme pour tourner, est le moteur de Gramme ou celui de Trouvé qui est très pratique.

Ce moteur est très condensé et bien approprié aux besoins médicaux. Il développe 8 kilogrammètres avec un poids de 2 kilos seulement. Il occupe une place insignifiante sur les machines frankliniennes.

A B sont les prises du courant destiné à le mettre en action. A la partie supérieure on voit les deux graisseurs dont on n'a point à s'occuper pendant plusieurs

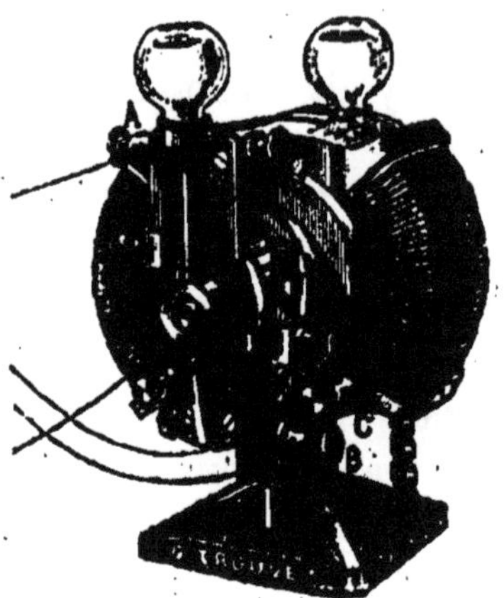

Fig. 20. — Moteur Trouvé.

mois. Voici sur quels principes est basée la mise en mouvement de l'appareil.

Entre deux armatures de fer doux tourne une bobine genre Siemens. Le courant de pile entre par les bornes AB; il actionne d'abord l'électroaimant en circulant dans la bobine C, pénètre ensuite dans la bobine A par des balais situés en dedans des tourillons J frottant sur un collecteur de construction très ingénieuse et très solide. Par suite des actions réciproques des courants magnétiques des armatures et des courants qui traversent la bobine B, il se produit des répulsions et des attractions très énergiques qui déterminent la mise en rotation rapide de l'appareil.

Il faut faire adapter une poulie à l'axe de la roue

de caoutchouc et appliquer à cette poulie la courroie de transmission du moteur pour que l'appareil fonctionne avec régularité et sans bruit.

Le moteur de M. Trouvé est actionné par une grande pile au bichromate dont je donne la figure.

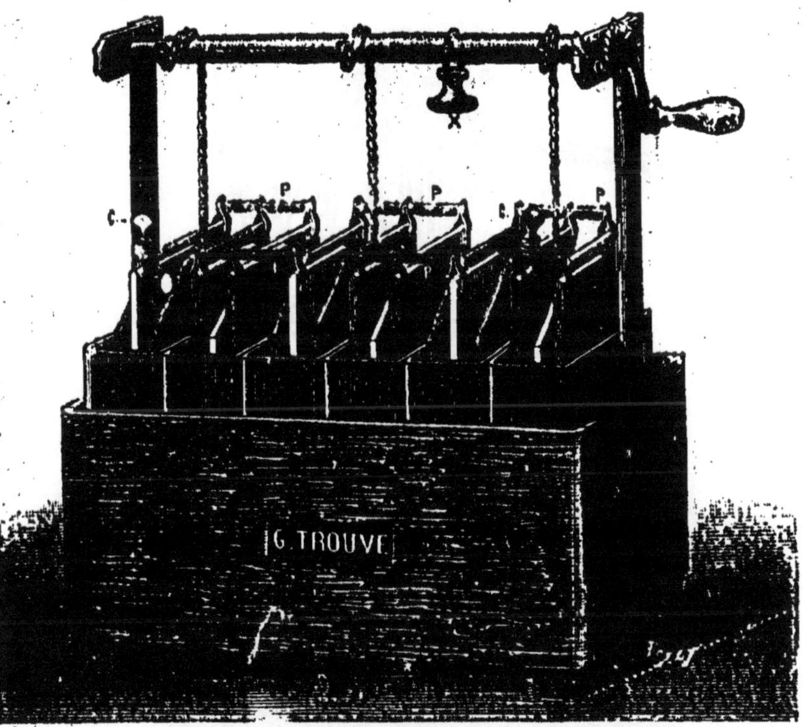

Fig. 21. — Pile au bichromate de Trouvé.

Le Dr Vigouroux, à la Salpêtrière, se sert de la machine Carré et de la Wimhurst à deux plateaux. Cette dernière se construit aussi à quatre plateaux. Elle a l'avantage d'être hermétiquement fermée par une cage de verre. Elle nous paraît devoir mieux répondre aux applications industrielles de l'électricité franklinienne que la machine Carré, qui cependant, donne des résultats satisfaisants, même à

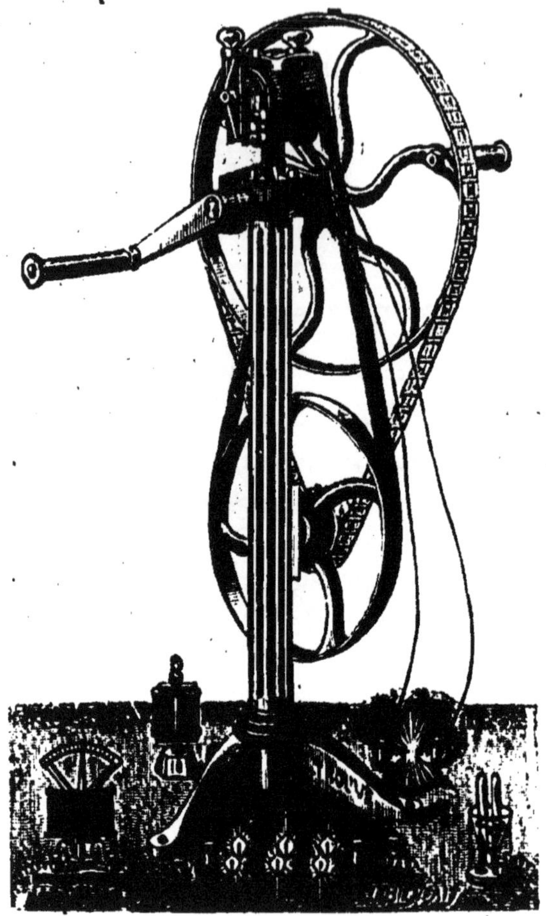

Fig. 22. — Machine dynamo de Trouvé.

la Salpêtrière où l'installation du rez-de-chaussée est assez défectueuse. Le D' Vigouroux préfère la machine à deux ou quatre plateaux qu'il a modifiée, à la machine Carré ordinaire.

Cette machine peut remplacer la pile et actionner les machines frankliniennes munies du moteur Trouvé. Elle permet, à volonté, de faire du mouvement ou de la lumière.

CHAPITRE VIII

OUTILLAGE ÉLECTRIQUE

§ 1. — CHOIX DE L'APPAREIL INSTRUMENTAL GYNÉCOLOGIQUE

Galvanomètre.

L'instrument le plus important de la série est le galvanomètre. C'est pour cette raison que je lui donne la première place dans ma description. Cet instrument prime tous les autres, il doit être d'une construction parfaite, car un mauvais galvanomètre soumet le médecin aux errements d'autrefois. Il l'expose à faire une opération sans *dosage*, *nulle* ou trop *forte*, sans qu'il ait le moyen de graduer, à sa volonté, le débit électrique. L'électricité étant un médicament, le galvanomètre en est la balance qui le pèse. Il est donc de toute nécessité d'avoir un bon galvanomètre.

J'ai déjà dit à l'article théorique concernant les galvanomètres, que les plus pratiques sont ceux qui donnent, par la simple lecture, l'intensité du courant et permettent de doser aussi facilement l'électricité que l'on dose les produits chimiques qui entrent dans la composition des médicaments, à l'aide de la balance.

Le meilleur galvanomètre est l'*apériodique* de Gaiffe. Dans ce galvanomètre les causes d'erreur qui existent dans les galvanomètres ordinaires disparaisent complètement ; de plus, cet instrument étant apériodique et pouvant servir dans la position hori-

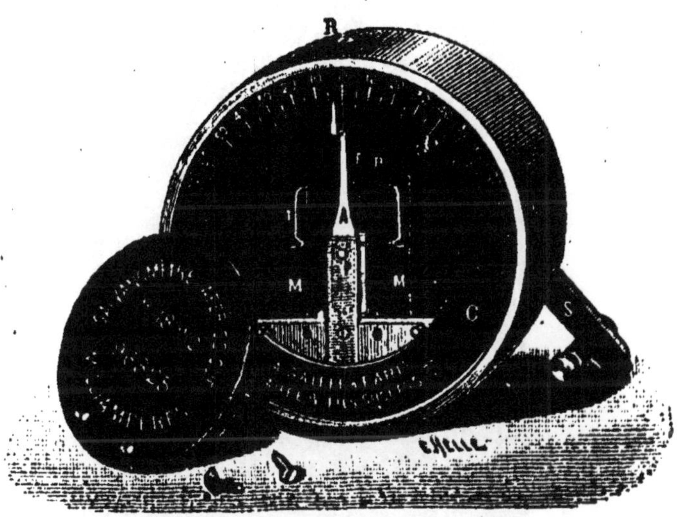

Fig 23. — Galvanomètre apériodique.

zontale ou verticale, doit être préféré chaque fois que l'appareil doit être transporté.

L'aiguille des galvanomètres ordinaires varie, surtout dans les maisons modernes dont la charpente est en fer. Le médecin fera bien d'adopter une place fixe pour son galvanomètre quand il doit rester à demeure.

§ 2. — BATTERIES

Les batteries sont de deux espèces, fixes ou portatives. Les batteries de cabinet sont placées dans des meubles élégants ou bien dans de simples boîtes fixes.

Les constructeurs fabriquent des meubles très décoratifs dont je donne quelques descriptions.

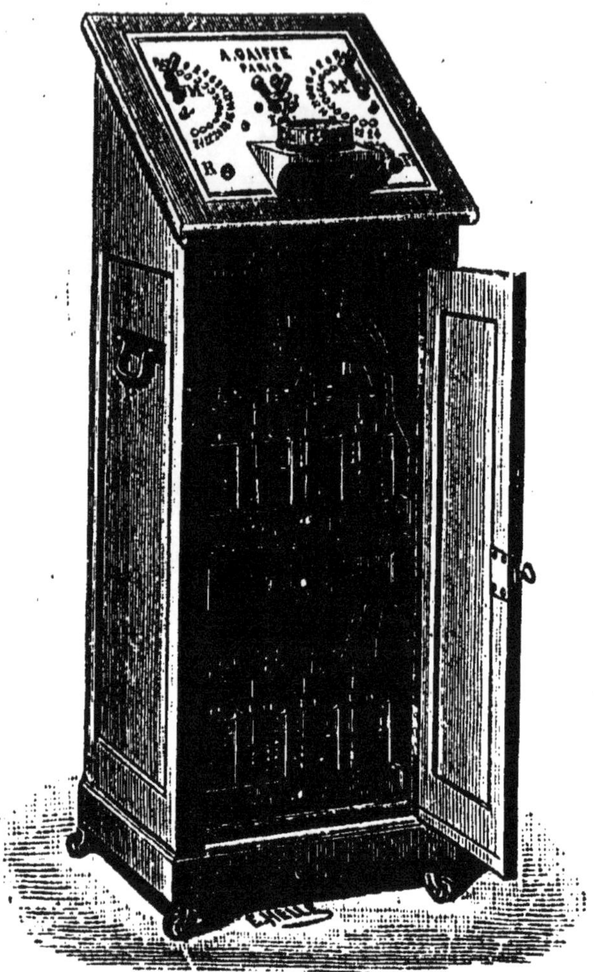

Fig. 24. — Meuble de cabinet de Gaiffe.

Batterie de cabinet composée de couples au bioxyde de manganèse (éléments Leclanché modifiés par Gaiffe). Dans un meuble de chêne en forme de pupitre et réunissant les dispositions que présente la figure 24, c'est-à-dire avec un collecteur double, un interrupteur, un renverseur de courants, se trouvent vingt-quatre éléments accouplés en tension. Cette batterie peut fournir de six à dix heures de travail médical par jour, pendant plus d'une année, sans avoir besoin d'être rechargée.

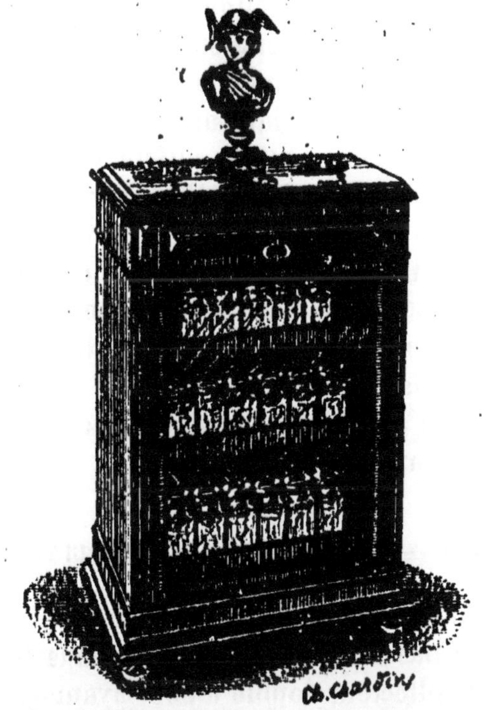

Fig. 25. — Meuble de Chardin.

On peut commander des batteries plus puissantes. Il n'y a qu'à augmenter le nombre des éléments. Le meuble de M. Chardin est très luxueux. Il peut renfermer jusqu'à quatre-vingts éléments au sulfate de cuivre. Pour éviter l'imprégnation du vase poreux par les cristaux de cuivre, M. Chardin a placé le zinc au centre de l'appareil et l'a entouré d'une couche de soufre fortement tassée contenue dans une cartouche de papier très épais, formant vase poreux. L'électrode positive en cuivre entoure la cartouche et baigne dans une solution sursaturée de sulfate de cuivre. La pile est hermétiquement fermée. La pile Chardin peut durer longtemps sans avoir besoin d'être rechargée parce qu'elle ne s'use pas à circuit ouvert. M. Chardin fabrique aussi des piles actionnées par le sel ammoniac et le sulfate de mercure. Le meuble de Trouvé est constitué par des éléments Callaud-Trouvé très simples, constitués par des fils de cuivre enroulés en spirale et isolés à leur partie supérieure par un tube en verre. Le zinc recouvre le vase en verre et baigne à peine dans le liquide. Cette pile s'use à circuit ouvert, mais il est facile d'y remédier en ajoutant du sulfate de cuivre dans les premiers éléments.

§ 8. — COLLECTEURS. — INTERRUPTEUR

Dans toutes ces batteries, la partie la plus importante n'est pas tant dans la pile que dans les collecteurs. Le collecteur double a pour avantage de faire entrer successivement dans le circuit un par un tous les couples, prendre à volonté tout ou partie de la pile de manière à faire servir également tous les éléments, et enfin renverser au besoin le courant sans choc voltaïque.

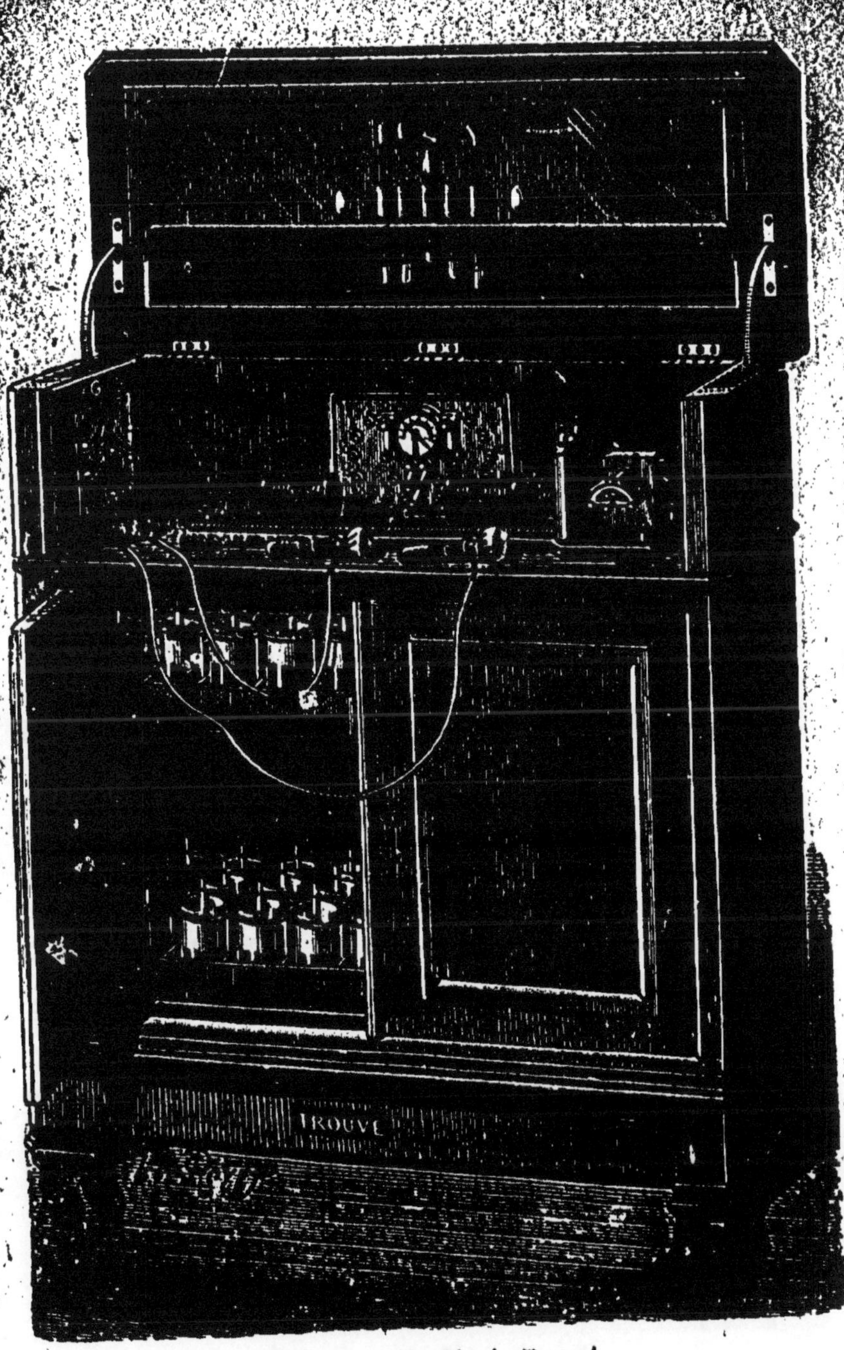

Fig. 26. — Meuble de Trouvé.

Le schéma dont je donne la figure permet de voir

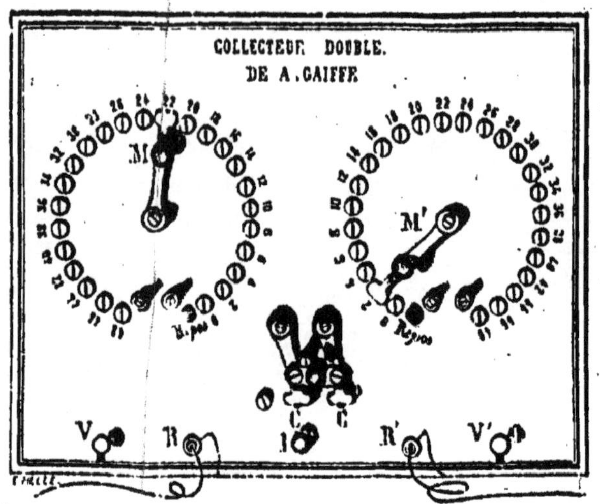

Fig. 27. — Collecteur double. — Interrupteur. — Renverseur.

clairement l'économie d'un de ces organes monté

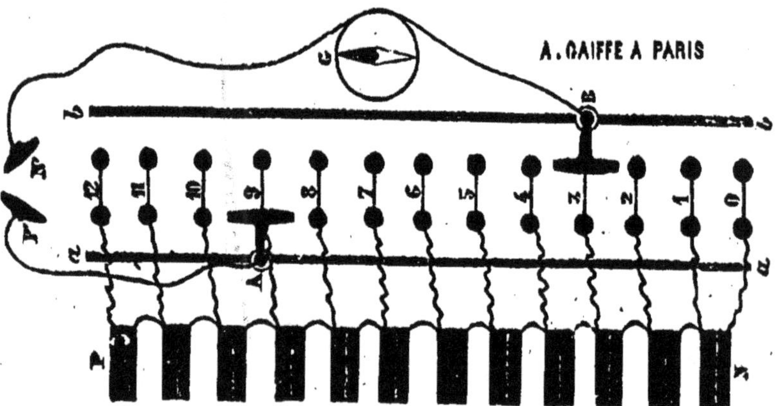

Fig. 28. — Collecteur double (schéma).

pour prendre les couples un par un. Une double

rangée de boutons métalliques 0, 1, 2, 3, 4, etc., reliés deux à deux par des fils conducteurs, représente les extrémités polaires des couples de la pile N. P. Pour cela, les douze premières paires sont en communication avec les pôles négatifs des couples de la pile, tandis que le treizième est en communication avec le pôle positif du dernier. On peut donc en attachant convenablement à ces boutons les rhéophores AP', BN', y recueillir le courant fourni, soit par la pile entière, soit par un segment quelconque de celle-ci. Les insertions représentées sur la figure donnent le courant de six couples, de 4 à 9 inclusivement.

Le contact des rhéophores avec les boutons est assuré par des ressorts en T, A et B, représentés ici mobiles le long des rainures *aa*, *bb*. La branche transversale du T des ressorts est assez longue pour qu'ils puissent poser sur deux boutons à la fois, et que l'introduction d'un nouveau couple dans le circuit ait lieu avant l'abandon du couple précédent, de façon que la variation d'état soit limitée à celle de l'addition d'un couple, sans variation négative préalable répondant à la brusque suppression de tout le courant qui passait d'abord.

Le ressort A pouvant être amené sur l'un quelconque des boutons de la rangée de gauche, et le ressort B sur l'un quelconque des boutons de la rangée de droite, on pourra recueillir le courant d'un segment quelconque, initial, terminal ou intermédiaire, le contact le plus rapproché de O étant négatif. On a ainsi la facilité, dans les applications où l'on n'utilise qu'un nombre restreint de couples, de les choisir où l'on veut, ménageant les autres, et d'éviter ainsi de faire porter exclusivement la dépense chimique sur l'une des extrémités de la pile.

Ce collecteur permet enfin de vérifier en peu de minutes l'état de la pile qu'on va employer.

Fermant le circuit extérieurement avec l'un des rhéophores fixé par ses extrémités aux deux points d'attache, RR', on fait entrer dans le circuit les couples successivement un à un. La boussole traduit immédiatement leur activité ou leur défaillance.

QUALITÉS D'UNE BONNE BATTERIE

La meilleure batterie est celle dont on a le moins à s'occuper et qui, tout en donnant un grand débit, dure le plus longtemps possible sans qu'on ait besoin de la recharger.

La perfection n'est pas encore de ce monde, mais on peut dire que les piles du système Leclanché plus ou moins modifié, donnent satisfaction au médecin pour les batteries fixes.

Les grands éléments seront meilleurs que les petits parce qu'ils s'usent moins vite et parce qu'ils donnent un plus grand débit à cause de leur résistance intérieure moindre, le fluide circulant mieux et plus facilement dans les grands couples que dans les petits.

§ 4. — BATTERIES PORTATIVES

Pour les batteries portatives, c'est-à-dire celles

que les médecins apportent avec eux ou envoient au domicile des malades, les constructeurs se sont ingéniés à en construire de transportables, qui, sous un petit volume, donnent un grand débit.

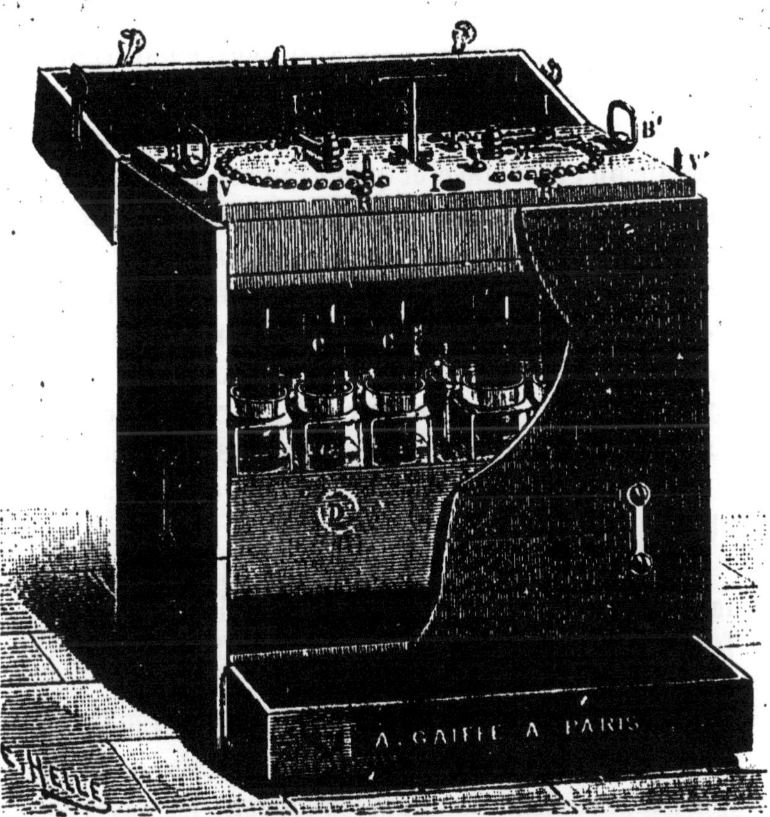

Fig. 29. — Batterie portative de 24 éléments.

La pile la plus pratique à l'heure actuelle, où l'on a besoin d'une grande force électromotrice sous un petit volume, est la pile au bisulfate de mercure. Elle se compose généralement de 24 éléments. Elle est portative quoique liquide et unit à des éléments de petite masse, quoique un grand débit, une immersion facile et facultative des zinc et charbon dans le liquide actif, ce qui permet de suspendre le travail de l'élément, et par conséquent son usure quand il ne fonctionne pas.

Pour la mettre en action il faut avoir soin de remonter le plateau qui porte les vases contenant le liquide, ce qui s'obtient au moyen de la barre transversale qu'on soulève et qu'on tourne pour la fixer. Les deux collecteurs sont indispensables, d'abord pour renverser le courant, car cet appareil n'a pas de renverseur, ensuite pour pouvoir user à volonté les derniers éléments, comme les premiers qui fonctionnent continuellement. Pour cela on met l'une des manettes à 12 par exemple, et on commence avec l'autre à partir de 12 jusqu'à 24. La pile ne fonctionne que quand la manette active a dépassé le chiffre 12.

M. Chardin construit aussi des batteries transportables à grands éléments. 18 au lieu de 24, au bisulfate, qui donnent des intensités de 300 milliampères et qui durent très longtemps.

Pour faire fonctionner la batterie de Chardin, il faut avoir soin de tourner à fond la vis de la tige qui supporte le plateau sur lequel sont les vases contenant le liquide. Il y a un flotteur en liège qui empêche le liquide de se répandre pendant le transport. M. Trouvé fabrique aussi des piles au bisulfate de mercure à 20, 30 et 40 éléments, qui fournissent, suivant le nombre des éléments, 150 à 350 milliampères. La batterie de Trouvé offre cette particularité

que les deux collecteurs peuvent marcher simultanément, ils additionnent la force électromotrice

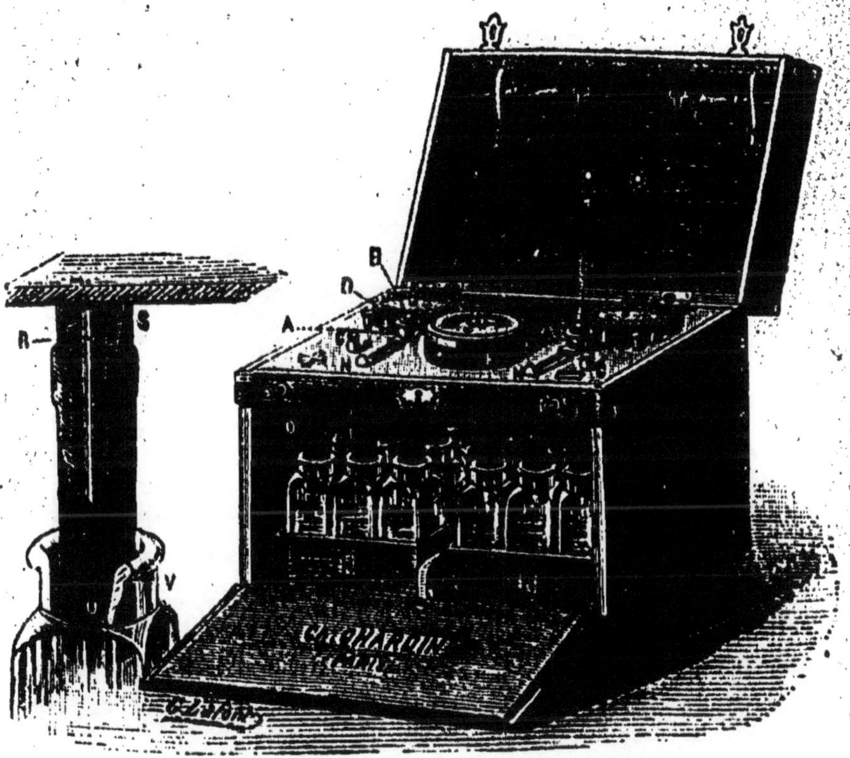

Fig. 30. — Batterie portative à grands éléments.

qu'ils développent séparément de telle façon que
deux éléments de l'un des collecteurs et deux éléments de l'autre donnent une force électromotrice
égale à celle développée par 4 éléments. Nous avons
vu que les batteries Gaiffe et Chardin à deux collecteurs marqueraient zéro comme force électromotrice si les 2 manettes étaient sur le nombre 2.

Dans celle de Trouvé on peut faire varier les pôles

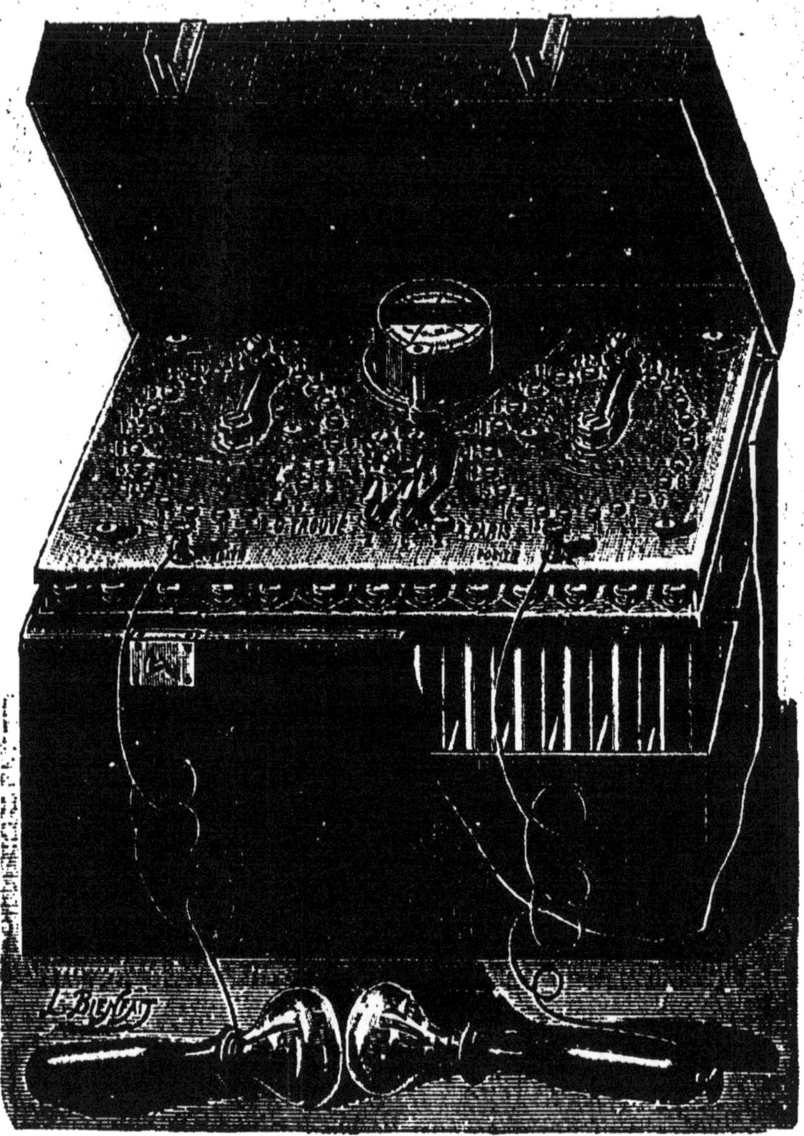

Fig. 31. — Batterie de Trouvé.

au moyen du renverseur de courant dont est munie la batterie.

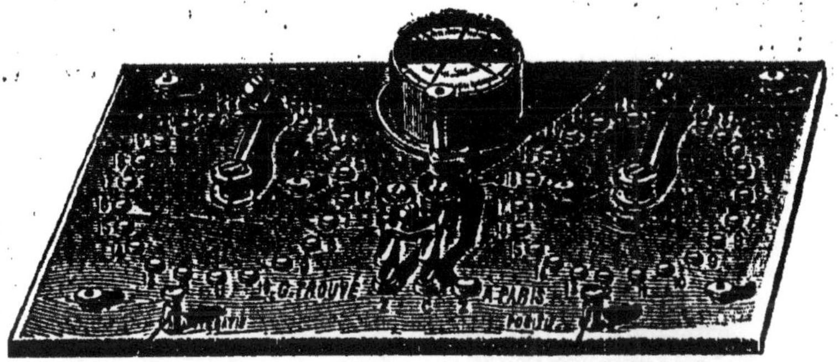

Fig. 32. — Double collecteur de la batterie Trouvé. Interrupteur.

Toutes ces batteries sont très transportables et absolument suffisantes pour le médecin qui ne fait pas spécialement des applications électriques. Elles comblent un désideratum et sont de véritables innovations. Je les conseille de préférence aux médecins qui n'appliquent que rarement l'électricité, à cause de leur commodité, de leur bon fonctionnement et de leur transport facile. Leur prix n'est pas exagéré pour un instrument aussi pratique.

APPAREILS FARADIQUES

Tous les appareils faradiques sont construits sur le même principe. La pile est faible, de 1 ou 2 éléments. Si on possède une pile quelconque, on peut actionner son appareil faradique avec 2 ou 4 éléments de cette pile. Il est utile quelquefois de donner plus de débit en maintenant la même tension.

Le dessin ci-joint (fig. 33) représente l'appareil à chariot portatif de Gaiffe. Il se compose d'une hélice inductrice B, dont on peut recueillir l'extra-courant à l'aide de trous, dans lesquels on fixe des chevilles

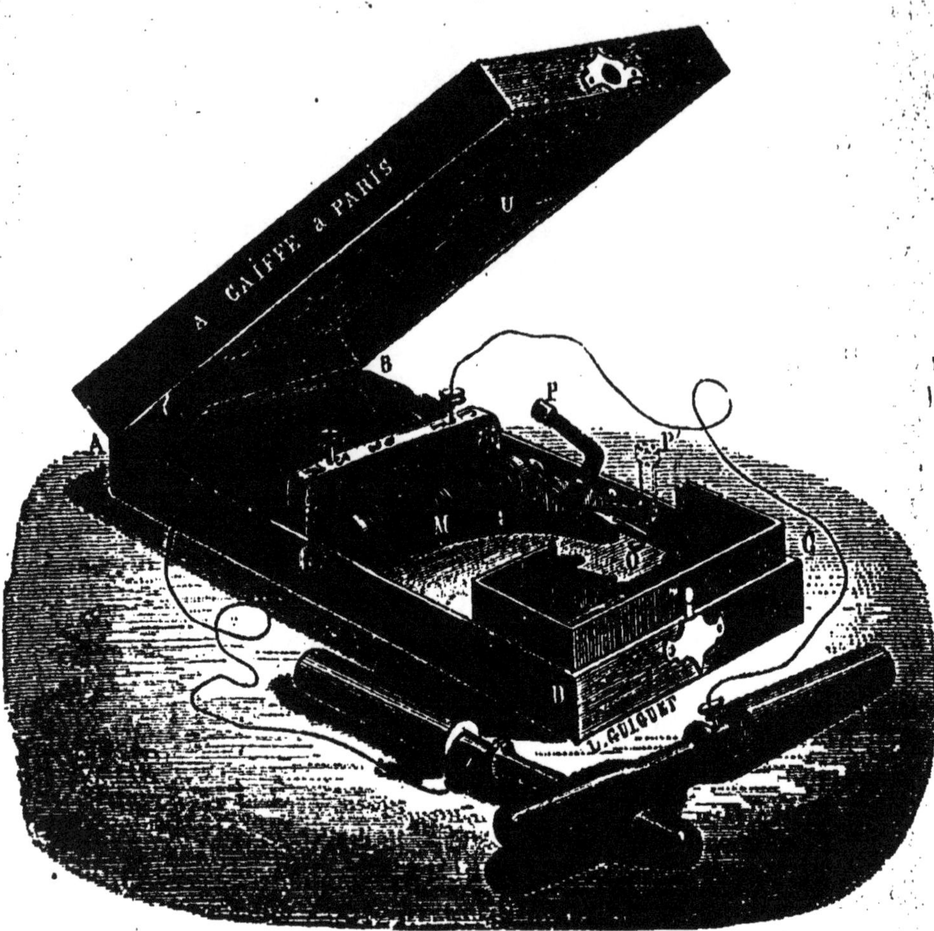

Fig. 33. — Appareil à chariot portatif de Gaiffe.

métalliques N et P (ces lettres figurent les pôles positif et négatif), de deux bobines induites, l'une à gros fil H et l'autre à fil fin H' et de deux couples au chlorure d'argent, L et L'. Les deux bobines induites sont enroulées sur une seule pièce de bois et on peut à volonté les superposer à la bobine inductrice. La graduation s'opère de *zéro* au *maximum* en recouvrant plus ou moins la bobine inductrice. M. Gaiffe fils a imaginé un interrupteur très simple, formé d'une lame horizontale en fer doux et pouvant osciller verticalement sur un axe transversal. La vitesse des oscillations est réglée par un levier, cet interrupteur donne de 2 à 5 intermittences par seconde. Nous ne faisons que mentionner le grand appareil d'induction du Dr A. Tripier, qui est certainement le plus bel appareil d'induction de tous ceux

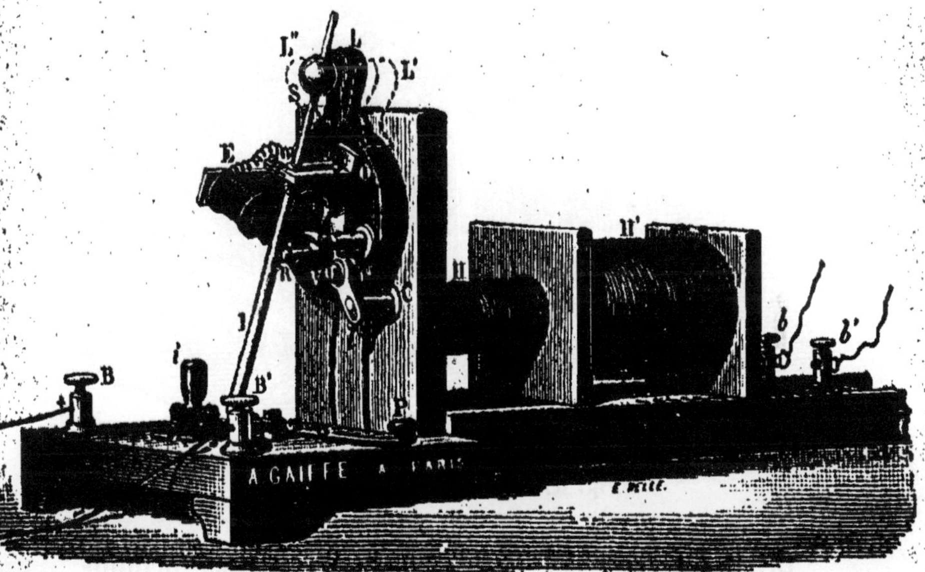

Fig. 34. — Grand appareil du Dr Tripier.

qui ont été imaginés. Il n'est pas portatif. La partie la plus intéressante de cet appareil est l'interrupteur qui se règle à volonté et peut faire varier les interruptions de 30 à 3,000 à la minute.

L'appareil de Chardin est très portatif puisqu'il réunit dans le même appareil une pile qui fonctionne instantanément et un courant inducteur et induit.

L'appareil de M. Trouvé, portatif, est remarquable à cause du trembleur spécial qui l'accompagne. Ce trembleur comprend une armature montée sur un

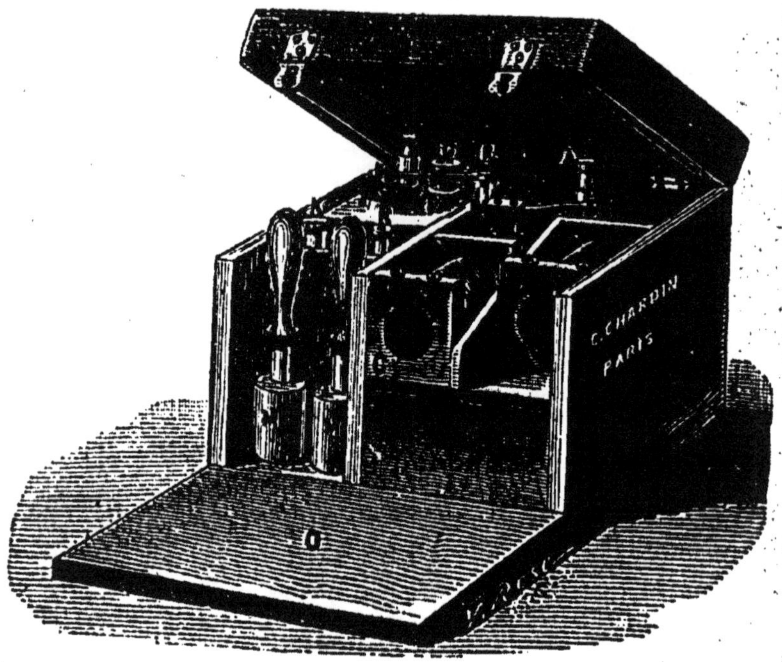

Fig. 35. — Appareil de Chardin.

pivot vertical sur laquelle s'ajustent des prolongements métalliques, de façon à ralentir considérablement le nombre de ses oscillations et à les doubler ou quadrupler à volonté.

On sait que, dans la faradisation musculaire, il est dangereux de faire trop contracter le muscle qui se

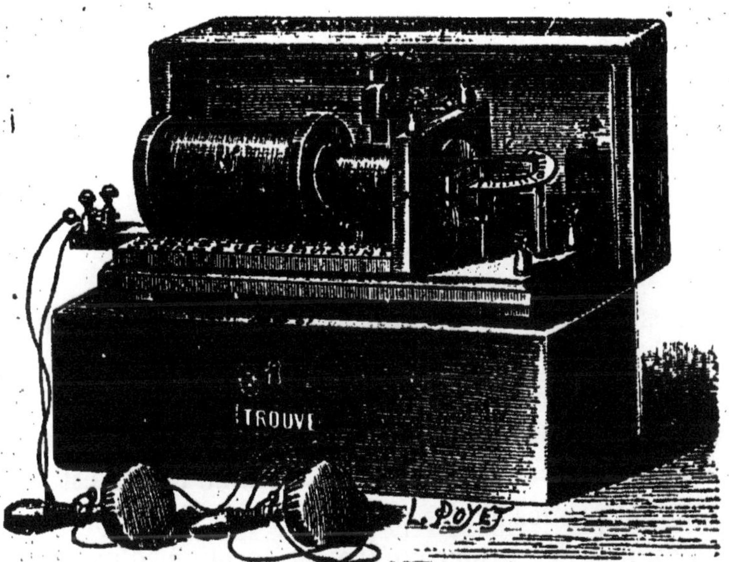

Fig. 36. — Appareil portatif de Trouvé.

tétanise et se fatigue. D'une façon générale les grands modèles, à deux bobines, sont préférables aux petits modèles.

CHAPITRE IX

ÉLECTRODES

§ 1. — ÉLECTRODES VOLTAÏQUES

Les électrodes voltaïques sont en platine, en charbon et en acier. L'électrode ordinaire en platine est l'hystéromètre du Dr Apostoli, dont je donne ici la figure.

Le platine est un métal qui, comme l'or, n'est pas attaqué par les acides provenant de la décomposition chimique. Cet hystéromètre est terminé, d'un bout, par une surface polie, comme un hystéromètre ordinaire, et de l'autre par une lance, comme un trocart pour pouvoir faire avec le même instrument des chimicausties ou des Volta-ponctures (sonder et ponctionner).

Il est muni d'un isolateur en *celluloïde*, C; le verre et le caoutchouc ont été essayés comme isolateurs, mais la victoire est restée au celluloïde, qui joint à ses propriétés d'isolateur celle d'un bon aseptique, qui ne se laisse pas pénétrer par les liquides infectieux, qui conserve le poli de sa surface, malgré le contact avec les solutions phéniquées fortes. Le Dr Apostoli est le premier qui ait employé le celluloïde.

Il faut aussi que le médecin possède une série d'hystéromètres en charbon de cornue (fig. 38) pour pouvoir faire des cautérisations localisées de la cavité utérine.

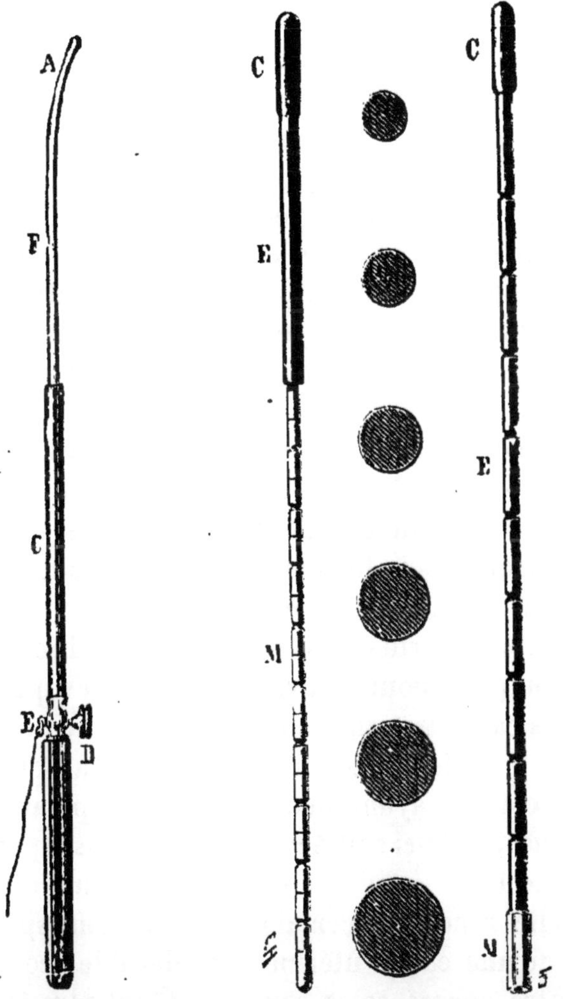

Fig. 37. — Hystéromètre du Dr Apostoli.

Fig. 38. — Électrode en charbon du Dr Apostoli.

L'électrode ordinaire en charbon mesure 2 centimètres de longueur, et est de grosseur variable appropriée à la grandeur de la cavité utérine. Elle est numérotée de un à huit. Elle est portée sur un long manche de cuivre coulé dans la cavité même du charbon et recouvert de caoutchouc ou de celluloïde, suivant les fabricants. Des divisions de 2 en 2 centimètres, reproduisant la longueur du charbon, sont marquées sur le manche par des crans visibles à l'œil et perceptibles au toucher, de façon que quand on retire cette électrode du fond de la cavité utérine, pour la porter sur une autre partie à cautériser, on sache, en allant d'une division à l'autre, qu'on déplace d'autant le charbon cautérisant.

Cette électrode, dans certains cas, est trop courte. Je l'ai fait modifier et agrandir. Mon électrode a de 4 à 6 centimètres de longueur. Des divisions sont marquées sur la manche reproduisant la longueur du charbon. Elle est numérotée suivant les grosseurs, de sorte qu'on n'a pas besoin de chercher et de comparer pour trouver une grosseur supérieure dans les cautérisations, où il est nécessaire de bien remplir toute la cavité utérine avec le charbon, pour que le contact ayant lieu dans tous les points de la muqueuse, celle-ci soit également cautérisée partout. Cette électrode est d'une introduction plus difficile, mais elle répond à certaines indications spéciales telles qu'une cavité utérine considérable, ce qui se rencontre encore assez souvent. Étant plus longue, elle diminue d'autant la longueur de la séance, et permet de cautériser 8 centimètres de muqueuse en deux applications. Les numéros vont jusqu'à 20 millimètres au moins.

On pourrait en construire de plus grands encore.

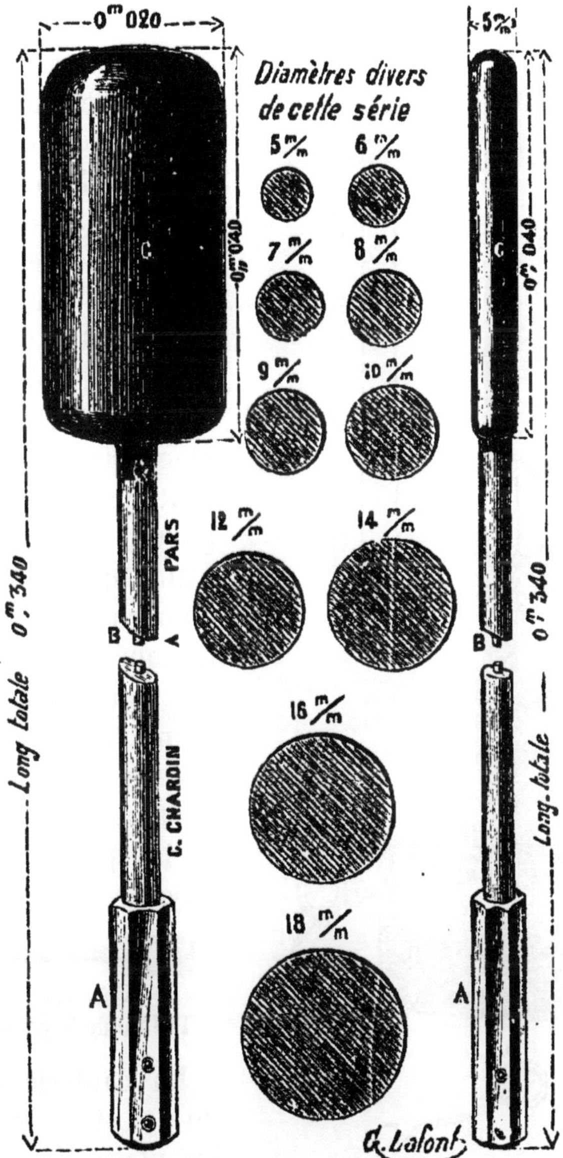

Fig. 39. — Électrode du Dr Brivois.

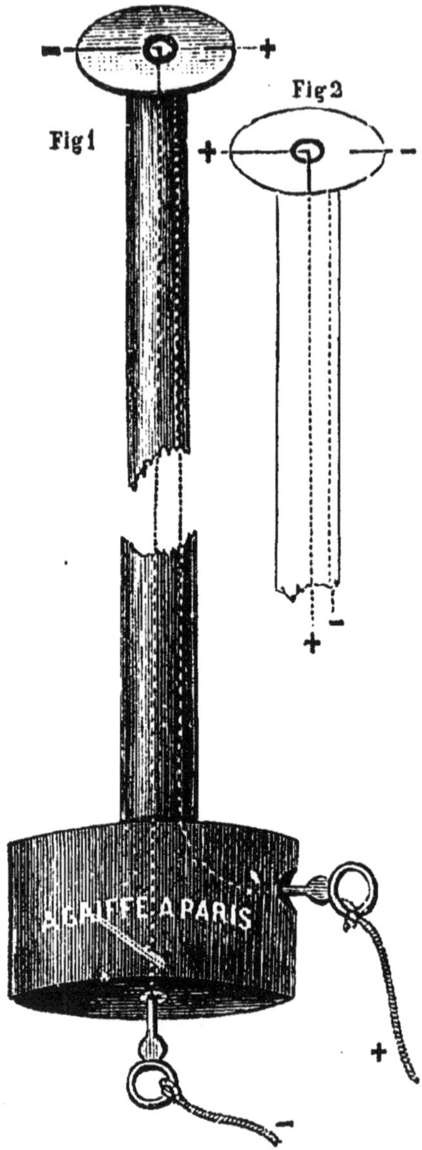

Fig. 41. — Electrode concentrique bipolaire du Dr Apostoli.

§ 2. — TROCARTS

Les trocarts seront en acier de préférence, bien que ce métal soit attaqué par les acides. Ils sont plus acérés, ils piquent mieux que les trocarts à pointe d'or ou de platine. Ils doivent être fins et courts, de 1 à 2 centimètres de longueur, la ponction n'étant qu'un moyen d'ouvrir le passage au courant à travers les tissus. Ils sont montés sur des manches en fer qui s'adaptent exactement à la poignée de l'hystéromètre.

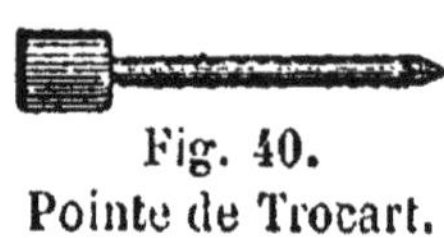

Fig. 40.
Pointe de Trocart.

La cautérisation du col et de toutes les plaies de mauvaise nature s'opère avec l'électrode double concentrique du Dr Apostoli.

Cette électrode est destinée à localiser sur une même surface toute l'intensité du courant. On peut à volonté changer les pôles de sorte qu'on fait la cautérisation qu'on désire, c'est-à-dire négative ou positive. Le point central en platine n'est qu'un moyen d'avoir un point de contact.

L'électrode utérine double conique est destinée à agir sur le col utérin ; elle est conique pour permettre d'entrer dans la cavité du col et de cautériser profon-

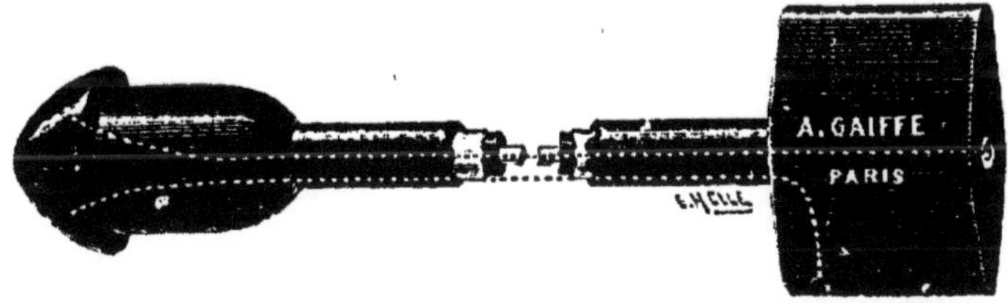

Fig. 42. — Electrode bipolaire conique du Dr Apostoli.

dément la muqueuse qui fait souvent ectropion dans les cas de déchirure du col. Cet excitateur est coupé en deux par une substance isolante qui réunit les deux pôles de sorte qu'on a une cautérisation positive et négative simultanée reconnaissable à la différence de l'eschare. Ces excitateurs sont basés sur le même principe que ceux du Dr Boudet (de Paris) pour la cautérisation locale.

On emploie cet excitateur pour la cautérisation des petites tumeurs vulvaires, des petits kystes sébacés, etc.

Pour la chimicaustie des nævus, des tumeurs érec-

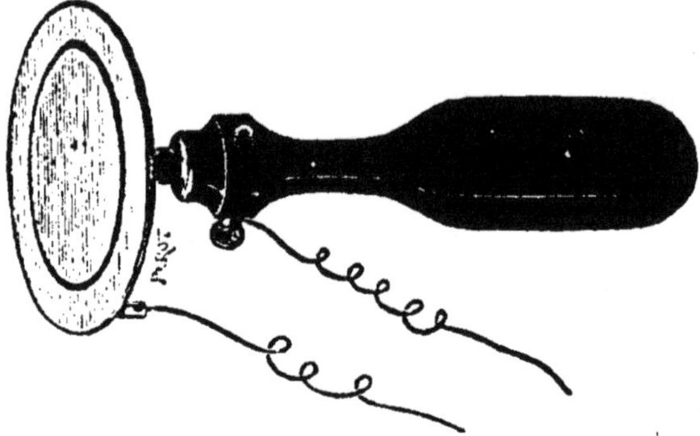

Fig. 43. — Excitateurs doubles du Dr Boudet (de Paris).

tiles, on se servira des aiguilles de platine dont je donne le dessin.

Fig. 44. — Aiguille à Volta-poncture.

§ 3. — ÉLECTRODE CUTANÉE EN TERRE GLAISE

L'électrode cutanée en terre glaise mérite une description détaillée. C'est une application spéciale du Dr Apostoli à la gynécologie. Elle permet d'arriver aux plus hautes intensités sans faire souffrir les femmes, en diminuant considérablement la résistance de la peau. Il est indispensable que le médecin la connaisse et puisse la confectionner lui-même, parce qu'elle fait partie de l'outillage électrique indispensable.

On a essayé, avant son emploi, le charbon recouvert de peau de chamois mouillée, la gélosine, le feutre très épais (qu'on place comme absorbant dans le lit des bébés) ; l'amadou mouillé. Tous ces excitateurs ont augmenté la résistance d'une façon considérable, au point qu'on faisait souffrir les femmes avec des courants de 50 milliampères.

La *terre glaise* doit être aussi plastique que possible, exempte de sable. Elle doit être très *molle* pour être très *gluante* et se mouler exactement sur le ventre de façon à imprégner tous les pores de la peau. Quand on ne s'en sert pas ; il faut la recouvrir de taffetas gommé ou de toile cirée ; — l'humecter toujours un peu, avant de l'employer ; — apprécier au doigt son degré de mollesse. Elle doit avoir une épaisseur uniforme et convenable. Pour fabriquer le gâteau de terre glaise, il suffit d'avoir un cadre en bois ou en fer, rectangulaire, d'un côté de 1 centimètre et demi de hauteur ; on applique dessus un morceau de tarlatane à grandes mailles, préalablement mouillée ; on tasse ensuite la terre, suffisamment ramollie et avec une spatule, on l'égalise, on la remue jusqu'à ce qu'elle remplisse convenablement le cadre. On rabat les coins de la tarlatane qui débordent et on l'enlève du cadre mouleur qui doit avoir 30 centimètres sur 18.

On applique, à la partie supérieure de la terre, une large plaque métallique soudée au rhéophore, et on l'enfonce modérément pour bien assurer le contact.

§ 4. — ÉLECTRODES FARADIQUES

Les excitateurs faradiques sont de deux genres : unipolaires et bipolaires. Ils sont aussi utérins et vaginaux, suivant qu'on veuille faradiser l'utérus ou le vagin.

Ils se composent d'excitateurs vaginaux bipolaires

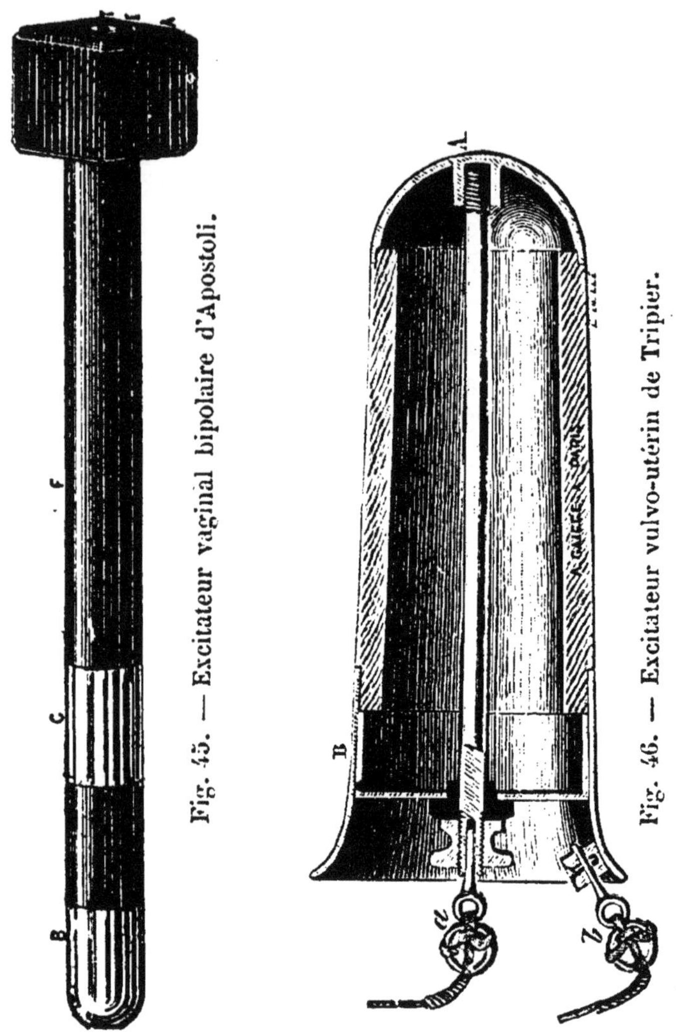

Fig. 45. — Excitateur vaginal bipolaire d'Apostoli.

Fig. 46. — Excitateur vulvo-utérin de Tripier.

de grosseurs différentes, comme l'indiquent les figures.

N'oublions pas de mentionner l'excitateur vulvo-utérin du Dr Tripier dont nous donnons la figure.

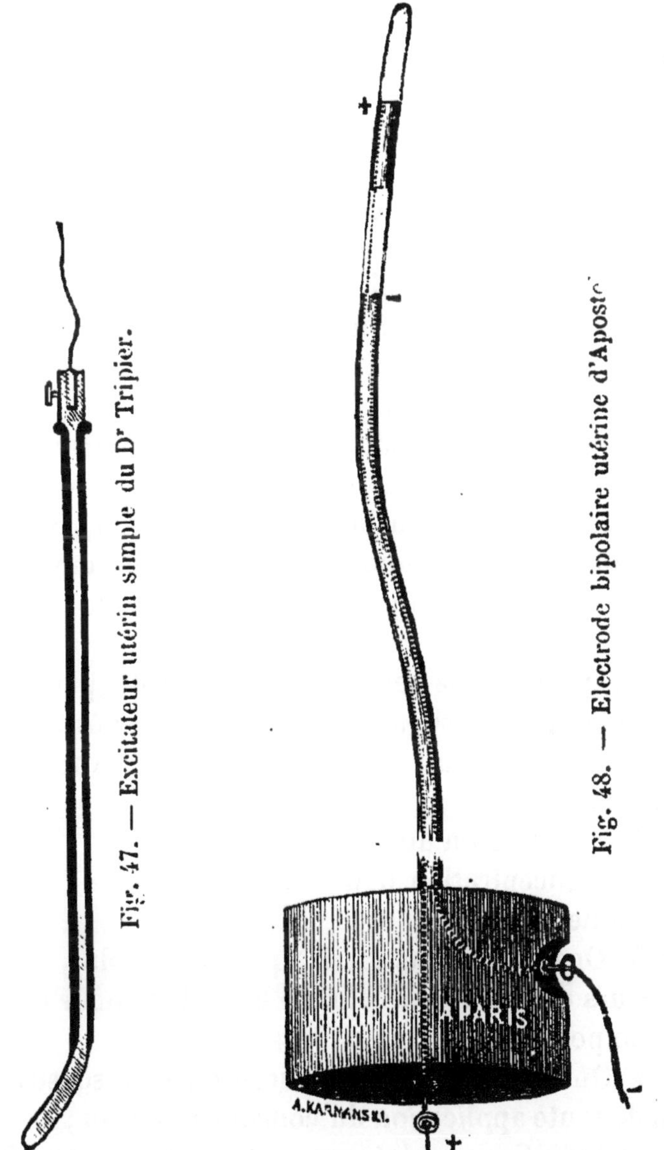

L'excitateur utérin simple, du même auteur, est le

premier de la série des excitateurs utérins. Les autres ne sont que des perfectionnements ingénieux de l'instrument du créateur de l'électrothérapie gynécologique.

Les excitateurs bipolaires utérins sont du Dr Apostoli, qui les a présentés à l'Académie de médecine le 20 février 1883. Voici, comment s'exprime Apostoli, en présentant son électrode : « A. Tripier, en créant la méthode de la faradisation utérine, a formulé un procédé presque uniforme et constant de la thérapeutique de la métrite simple, c'est la méthode unipolaire ou utéro-sus-pubienne, dans laquelle un excitateur simple est introduit dans l'utérus, et le circuit fermé sur le ventre, au-dessus du pubis, par deux larges tampons de charbon de cornue à gaz, recouverts de peau de chamois imbibée d'eau, tampons aboutissants à l'autre pôle bifurqué et tenus par un aide.

« Je propose de remplacer ce procédé par une méthode qui consiste à introduire les deux pôles dans l'utérus et qui réunit, du même coup, les avantages suivants :

« 1° Suppression du pôle cutané ;

« 2° Concentration dans l'utérus de toute l'action électrique ;

« 3° Opération plus facile, qui n'exige plus, ni le concours d'un aide, ni celui de la malade pour tenir les tampons ;

« 4° Opération moins douloureuse par la soustraction de toute application du courant à la peau ;

« 5° Opération plus intense et plus efficace, par suite de la possibilité, vu le moindre degré de la douleur, d'employer un courant plus fort, plus intense et par conséquent plus curatif. »

Les électrodes bipolaires utérines sont de trois grosseurs différentes pour pouvoir s'adapter aux plus petits conduits utérins.

§ 5. — LES RHÉOPHORES

Les rhéophores sont formés de plusieurs fils métalliques juxtaposés et recouverts de soie ou de caoutchouc. Ils doivent être *souples* pour ne pas gêner et et assez résistants, pour ne pas se rompre. C'est l'accident le plus fréquent qui arrive. Il faut que le médecin sache lui-même remédier à ce petit inconvénient. Le fil se rompt, le plus souvent, au point de contact avec la cheville ou la vis qui fixe le rhéophore soit à la plaque métallique, soit à l'hystéromètre. Il faut bien examiner ses fils avant toute opération, car si le fil cassait pendant la séance, la malade, ressentant un choc, pourrait remuer, et se blesser avec l'hystéromètre.

On se sert souvent pour la chimicaustie des petites

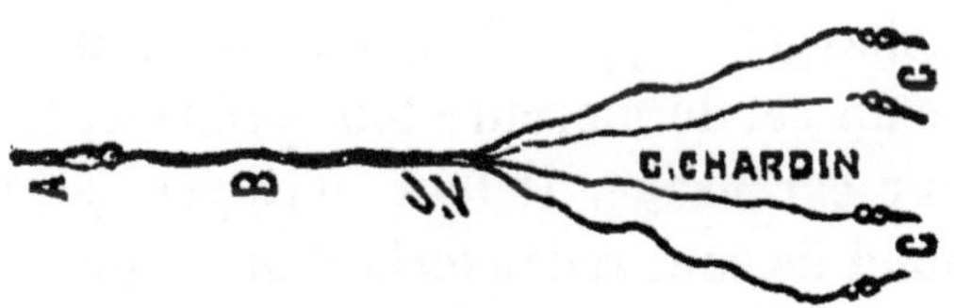

Fig. 49. — Rhéophore polyfurqué.

tumeurs de la vulve de rhéophores bifurqués, trifurqués, etc., dont je donne ici la figure.

§ 6. — SOINS A DONNER A L'OUTILLAGE ÉLECTRIQUE

J'ai fini la description de l'appareil instrumentaire gynécologique. Il existe encore un luxe d'autres instruments qui ne rentrent pas dans la catégorie des instruments indispensables. Je n'en parlerai pas, ne voulant pas surcharger inutilement ce chapitre un peu aride de l'outillage électrique. Le médecin, qui veut pratiquer ce genre de traitement, doit pouvoir parer aux petites difficultés inhérentes au mode d'application et remédier aux accidents possibles qui peuvent arriver à cet outillage compliqué. Il faut prendre un soin extrême de tous ces appareils. Pour le galvanomètre, le mettre au point d'arrêt, quand on ne s'en sert plus. Pour la pile, ne pas laisser les éléments zinc et charbon immerger dans le liquide, une fois l'application finie. Il faut pour cela tourner la barre transversale de l'appareil de Gaiffe et descendre le plateau contenant les vases, ou bien dérouler complètement la vis de l'appareil de Chardin. Le liquide s'évapore quand la pile reste inactive ; on doit le remplacer, nettoyer les vases et au besoin recharger l'appareil quand c'est nécessaire. On trouve un sel de mercure tout préparé, très commode pour cet usage. Il faut nettoyer, gratter les zincs, quand ils sont recouverts d'une couche adhérente qui les empêche d'être attaqués, et veiller à ce que le charbon ne se casse pas.

J'ai donné la manière de préparer l'électrode cutanée en terre glaise. Il faut faire attention à la faire assez molle, pour qu'elle adhère bien, et pas trop diffluente, pour qu'elle ne s'échappe pas à travers les mailles de la tarlatane.

Celle-ci sera toujours humide parce qu'elle présente une résistance plus grande que la terre. Ne pas oublier de l'enfermer dans un taffetas gommé ou une toile cirée quand on ne s'en sert pas.

La sonde en platine est inusable et n'a pas besoin d'entretien.

Les électrodes en charbon doivent être tenues propres.

Les trocarts en acier s'oxydent rapidement. Il faut veiller à les renouveler souvent. Leur prix minime permet de les remplacer facilement.

Les accidents qui arrivent le plus souvent tiennent à la rupture des rhéophores. Ces cordons se cassent le plus souvent près de la sonde, ou près de la plaque métallique qui est sur la terre glaise. Le fil, à ces endroits, est entortillé, il subit des pressions et des tiraillements qui le font rompre souvent.

Avant de commencer toute opération, le meilleur moyen de s'assurer que tout fonctionne bien, c'est de fermer le circuit sur lui-même, successivement avec chaque fil; si le courant passe bien, on peut commencer la séance.

DEUXIÈME PARTIE

ÉLECTROTHÉRAPIE

CHAPITRE X

TERMES GÉNÉRAUX EMPLOYÉS
DANS LES DIFFÉRENTES OPÉRATIONS ÉLECTRIQUES

FARADISATION. — VOLTAÏSATION. — GALVANISATION. FRANKLINISATION

Avant de décrire la technique opératoire générale qui convient à chacune des opérations électriques qu'on pratique en gynécologie, je crois qu'il importe de fixer, sous réserve d'amendements ultérieurs, une terminologie dont les défectuosités évidentes ont été jusqu'ici la source d'équivoques et de malentendus suffisants pour avoir fait perdre le bénéfice de nombre d'observations.

Exemple : le mot *galvanisation* a été appliqué à tout, surtout à la faradisation, excepté à la galvanisation, dont l'histoire est encore presque toute à faire. Partant de là, des chirurgiens ont essayé la coagulation du sang dans les anévrismes avec des courants d'induction.

Les procédés d'électrisation employés jusqu'ici

relèvent de l'emploi des machines *dites statiques*, de celui de la *pile voltaïque*, de celui des machines d'*induction volta* ou *magnéto-faradique ;* enfin, de celui du *couple galvanique*, encore à peu près inusité.

On a proposé, pour l'usage des machines statiques le mot *franklinisation*, mot un peu dur, mais qui dit ce qu'il veut dire, et qu'il serait bien d'adopter, tel quel, modifié dans la forme seulement.

Duchenne a fait heureusement prévaloir le mot de *faradisation* pour indiquer l'usage des machines d'induction. Le mot de *galvanisation*, appliqué aussi bien à l'usage des machines d'induction qu'à celui des piles voltaïques, ne convient ni à l'un ni à l'autre. Tripier a proposé de ne l'employer que pour désigner l'application du couple Galvani, encore à peu près inconnu ; il appelle *voltaïsation* l'application des courants voltaïques primaires ou secondaires.

Les actions électriques se montrent enfin en rapport avec l'état *permanent* ou avec l'état *variable* du régime des flux ou des courants.

On est d'accord pour appeler continues les actions permanentes, pourquoi ne pas appeler discontinues les actions brusquement variables (au lieu de les appeler, comme l'habitude semble en prévaloir : continues, interrompues)? Tripier, faisant dans les actions continues la part de celles dont le régime est variable, les distingue en *continues constantes* ou *continues oscillantes*, ou plus simplement en *constantes* et *oscillantes*. La franklinisation peut être continue, oscillante, ou discontinue. Il en est de même de la voltaïsation. La galvanisation ne peut être que con-

tinue. La faradisation est essentiellement discontinue avec les machines volta-faradiques ; elle est
oscillante à divers degrés avec les machines magnéto-
faradiques.

En chirurgie, les malentendus pleuvent.

La première application, celle de l'anse rougie par
le courant, a été appelée improprement — *galvanocaustique* sans épithète — improprement, car le
moteur était voltaïque et non galvanique.

Lorsque, quelque temps après, Ciniselli découvrit
la cautérisation chimique par le moteur voltaïque,
il eut le tort, — bien qu'il fit la distinction entre les
cautérisations thermiques et chimiques — d'appeler
aussi cette dernière galvanocaustique. C'était préparer de grands embarras à ceux qui feraient plus tard
de la cautérisation galvanique, et lui-même fut du
nombre.

Mais le plus grand dommage qui soit résulté de
cette terminologie — dommage dont, il faut le reconnaitre, son auteur n'est pas coupable — fut d'empêcher la connaissance de la cautérisation chimique
par moteur voltaïque de se répandre dans un public
pour lequel le mot galvanocaustique était devenu
inséparable de l'idée de chaleur. A tel point que le
jour où ce public a eu connaissance du fait, il a
accepté pour lui le mot absolument impropre d'électrolyse, qui n'a rien à voir avec la chirurgie, tandis
qu'il a son emploi en médecine.

Après avoir, à diverses reprises, signalé ces qui-
proquos et insisté sur les difficultés qu'ils créent, Tripier a proposé :

1° De renoncer au mot galvanocaustic dans les

acceptions où il est employé, et de le réserver pour les cautérisations, faites ou à faire avec le couple galvanique ;

2° De restituer à la médecine, qui en a l'emploi, le mot électrolyse qui n'a pas de sens en chirurgie ;

3° Enfin, d'adopter pour les cautérisations thermiques ou chimiques, réalisées avec des moteurs voltaïques, les désignations thermocaustie ou chimicaustie, en y ajoutant l'épithète voltaïque, pour distinguer ces thermocausties, de celles où la chaleur est empruntée aux sources banales, et ces chimicausties, de celles demandées à la matière pharmaceutique ou au couple galvanique.

CHAPITRE XI

TECHNIQUE OPÉRATOIRE GÉNÉRALE

DE LA

FARADISATION VAGINALE ET UTÉRINE

L'outillage se compose d'un bon appareil d'induction. Les constructeurs en ont fait de tous les genres, et on trouve chez Gaiffe, Chardin et Trouvé des appareils induits très perfectionnés. L'essentiel est d'en avoir un bon, quelle qu'en soit l'origine. Il serait à désirer qu'ils aient un trembleur spécial, parce qu'ils ont presque tous l'inconvénient de donner des intermittences trop rapides. L'appareil à chariot est employé par beaucoup de médecins; on varie à volonté les bobines, dont l'une est formée du fil gros et court (quantité) et l'autre du fil fin et long (tension). Les électrodes seront unipolaires ou bipolaires. Les bipolaires sont plus commodes, moins douloureuses et concentrent tout le courant dans l'organe visé. Je les ai décrites au chapitre des instruments, je n'y reviendrai pas; elles sont vaginales ou utérines, suivant qu'on veut faire une faradisation sur l'un ou l'autre de ces organes.

Le propre des courants-induits est d'être interrompus et de déterminer des contractions. Suivant qu'on emploie des bobines à fil gros et court, ou des bobines à fil fin et long, on obtient des effets différents sur la sensibilité ou sur la motilité. La bobine à fil fin donne un courant de *tension*, la bobine à fil gros donne un courant de *quantité*. Il est indispensable que le médecin retienne ces notions, qui reviendront constamment, à propos de toutes les applications faradiques. Le fil fin agit sur le système nerveux sensible, et le gros fil agit sur le système musculaire en provoquant des contractions beaucoup plus fortes. Il est des cas d'atrophie, par exemple, où le fil fin ne donne lieu à aucune contraction.

Il est toujours plus avantageux d'appliquer méthodiquement l'électricité induite, et de la *localiser*, suivant l'expression de Duchenne (de Boulogne). Je vais synthétiser en deux mots l'action physiologique des courants induits : on emploiera le courant de *quantité* ou le courant de *tension*, suivant qu'on voudra avoir des contractions de la fibre musculaire ou une action sur le système nerveux.

Je ne puis passer sous silence, quand je parle de la faradisation vaginale ou utérine, le nom de Tripier qui est l'inventeur de cette méthode électrique appliquée au vagin et à l'utérus. La technique que je donne est donc celle de Tripier, modifiée surtout dans l'électrode, par son élève, le D<r> Apostoli, qui a, le premier, appliqué à l'utérus les courants de haute tension.

TECHNIQUE OPÉRATOIRE

Que la faradisation soit utérine ou vaginale, il faut prendre toutes les précautions antiseptiques nécessaires, c'est-à-dire qu'on doit préalablement laver la vulve et le vagin avec une solution antiseptique,— se laver les mains de façon à les rendre aseptiques. — Les instruments seront plongés dans l'eau bouillante, et séjourneront dans l'eau phéniquée tout le temps qu'ils ne serviront pas. Ces précautions seront moins rigoureuses si on ne fait qu'une faradisation vaginale, mais dans la faradisation utérine, où l'on introduit l'électrode jusque dans le fond de la cavité utérine, il faut faire attention à ne pas y transporter des germes infectieux. C'est ainsi qu'au sortir de l'eau phéniquée, on fera toujours bien de plonger l'électrode dans la solution d'éther iodoformé.

La faradisation vaginale sera toujours facile avec l'électrode bipolaire. L'instrument sera porté dans le vagin doucement et appuyé légèrement sur la partie où l'on veut localiser la faradisation ; c'est ainsi qu'à la fourchette, par exemple, où le dernier pôle sera appliqué, on pressera légèrement pour avoir un contact certain avec la muqueuse vaginale.

La faradisation utérine demande plus d'habileté, puisqu'on doit porter l'électrode dans la cavité même de l'utérus. Le doigt aseptique préalablement enduit de vaseline phéniquée est porté sur le col, et la main étant en pronation, on introduit avec l'autre main l'électrode le long de la face palmaire du doigt conducteur, qui aide ainsi à la progression de l'instrument qu'on porte, suivant les besoins, dans la cavité cervicale, ou plus ou moins loin dans la cavité utérine.

Il est préférable d'introduire l'électrode jusqu'au fond de la cavité utérine, parce que l'application est mieux tolérée que quand l'électrode est engagée seulement dans la cavité cervicale. Le col de l'utérus, insensible généralement aux agents extérieurs, tels que le couteau et le cautère, est assez sensible à l'électricité. Le Dr Apostoli insiste beaucoup sur cette différence de sensibilité électrique entre le corps et le col de l'utérus. L'expérience prouve, en effet, que si on introduit une petite sonde, de façon qu'elle ne dépasse pas l'orifice interne, et qu'elle soit ainsi à cheval, par ses deux pôles, sur le col sans intéresser

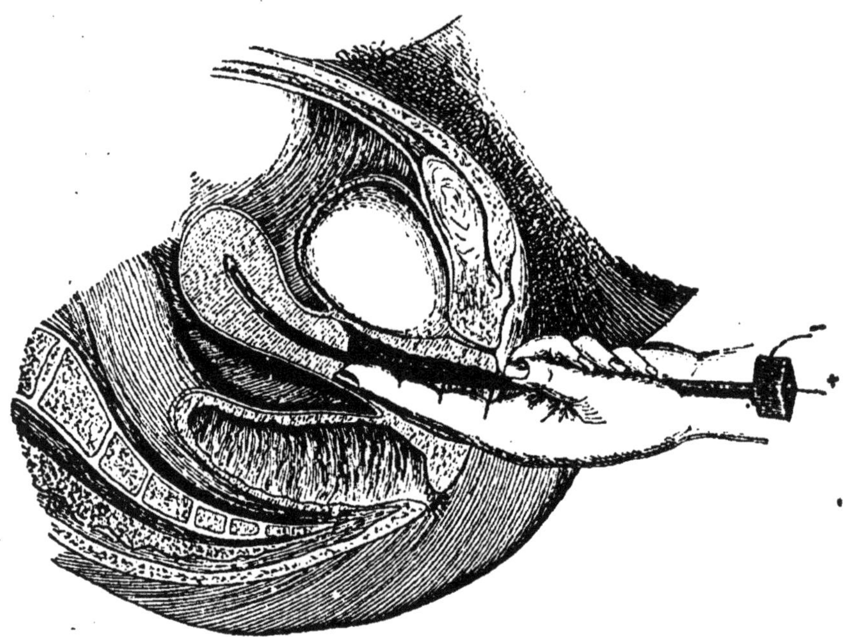

Fig. 50. — Introduction de l'électrode bipolaire.

directement le corps de l'utérus, et qu'on fasse passer un courant de quantité, la douleur et la réaction provoquée seront beaucoup plus vives, à dose égale, que quand l'électrode est portée jusqu'au fond de la cavité utérine. Sans rien changer aux conditions de l'expérience, si, séance tenante, on enfonce la sonde dans la cavité du corps de l'utérus, de manière à y concentrer tout le courant, immédiatement la scène change, avec la même intensité, on n'a plus de réaction, ou une réaction bien diminée. On peut même souvent augmenter l'intensité, qui était à peine supportée, quand la sonde était dans la cavité cervicale. Si on fait l'épreuve contraire, en passant de la cavité du corps dans celle du col, la réaction douloureuse réapparaitra, témoignée par la patiente d'une façon plus ou moins énergique. Une fois l'électrode en position, on la relie à l'appareil et on commence la séance qui durera plus ou moins longtemps, suivant l'effet qu'on veut obtenir et suivant le courant employé. Je vais m'expliquer sur ces deux termes.

Quand on emploie le courant de quantité et qu'on veut obtenir la contraction de la fibre musculaire il faut, pour arriver à ce résultat, un temps variable suivant les femmes. On doit sentir les contractions, mais ne pas aller jusqu'à fatiguer l'organe malade, les contractions ne se montrent jamais dès le début de la faradisation. Jusqu'à ce qu'elles apparaissent, il faut augmenter l'intensité du courant doucement, mais d'une manière pour ainsi dire continue. Les contractions obtenues, on n'augmentera plus l'intensité du courant que de loin en loin, pour conserver l'énergie de la contraction sans chercher à l'accroitre, ni surtout à fatiguer le muscle et à le tétaniser (Tripier).

Trois à cinq minutes seront la durée normale une fois la contraction obtenue, l'intensité dépassera rarement la moitié de l'engainement de la bobine dans le cas où la sonde est dans le col. Si la sonde est au fond de la cavité, on pourra souvent atteindre la tension maximum.

Il est très utile, en obstétrique, de pouvoir atteindre ce maximum dans le cas d'*inertie utérine* et surtout dans les cas d'hémorrhagie, où il faut, de toute nécessité, arriver à un résultat immédiat pour parer aux accidents possibles. La faradisation utérine est le remède par excellence de ces états. Le médecin peut compter sur une action sûre et rapide. C'est un médicament plus fidèle et plus prompt que l'ergot de seigle, et autrement actif que l'eau chaude journellement employée.

Dans les cas où l'on emploie le courant de tension pour une hyperesthésie plus ou moins localisée, il faudra faire durer la séance jusqu'à ce que la douleur soit vaincue (Apostoli). Je ne saurais trop insister sur la patience et la persévérance nécessaires à l'électrothérapeute, qui ordonne et fait prendre son médicament. Il doit réussir toujours, à condition d'ordonner la dose nécessaire et de la faire prendre intégralement. Journellement, on voit des vomissements rebelles céder à l'électricité appliquée d'une façon persévérante et sans le secours d'aucun autre moyen. Dans un récent mémoire, M. Guéniot [1], chirurgien de la Maternité, parlait du traitement des vomissements dans la grossesse, et il indiquait incidemment le traitement par les courants électriques, avec lesquels on obtient des résultats remarquables, à condition

[1] *Archives de Tocologie* (oct. 1889).

d'être persévérant. Il faut quelquefois 40 à 50 minutes, en diverses applications, pour arriver à un résultat thérapeutique satisfaisant.

. Ici, il faut vaincre la douleur. Cinq minutes d'application sont quelquefois suffisantes et la durée moyenne oscillera entre cinq et quinze. On sera obligé de faire durer quelquefois la séance 30 à 40 minutes dans les cas extraordinairement rebelles ; généralement, les séances avec le courant de tension dureront plus qu'avec le courant de quantité, puisqu'avec ce dernier on ne veut obtenir que des effets de contraction, et qu'il ne faut pas fatiguer la fibre musculaire (Apostoli).

Dans les applications avec le courant de tension, les interruptions peuvent être très rapides. Il n'en est pas de même avec le courant de quantité. Nous savons fort bien que des interruptions très rapides ont pour effet de tétaniser le muscle. Dans certains cas, l'effet serait nuisible au lieu d'être utile. Il faut donc attacher une grande importance au trembleur des appareils d'induction, qui devraient tous être construits de manière à donner des interruptions lentes ou rapides à volonté.

La séance terminée, on lavera de nouveau le vagin et on pourra laisser la femme circuler. Tripier dit même qu'il est plus avantageux qu'elle marche pour faire une réaction salutaire.

Suites de la faradisation en général.

La faradisation utérine surtout avec le courant de quantité, est généralement douloureuse.

Les douleurs sont de deux espèces. Au début, les patientes éprouvent une sensation de picotement qui traduit l'influence exercée sur la sensibilité générale. Plus tard, au bout d'un certain temps, qui varie avec le degré d'inertie de l'organe, apparaissent les douleurs en rapport avec les contractions, douleurs essentiellement différentes des premières, qu'elles masquent en partie ou même complètement, suivant leur énergie.

Les femmes qui ont eu des enfants, les comparent ordinairement d'elles-mêmes aux premières douleurs de l'accouchement, rarement aux secousses communiquées à l'utérus par les mouvements du fœtus. Les nullipares ne savent pas à quoi comparer ces douleurs, qui ne leur rappellent rien et qui ne sont pas semblables à celles dont elles souffrent à l'approche ou au déclin des règles.

Ces douleurs cessent immédiatement après la séance pour faire place à un sentiment de bien-être, de légèreté plus grande. Les femmes sont sans appréhension pour la séance suivante.

Rarement, pendant la nuit, il survient quelques petites coliques s'accompagnant de contractions très faibles qui ne sont que la prolongation de celles éprouvées pendant la séance et dépendant d'un accroissement d'intensité des phénomènes réflexes pendant le sommeil (Tripier).

CHAPITRE XII

VOLTAISATION UTÉRINE

La galvanocaustique chimique, ou mieux la chimicaustie, comme l'appelle A. Tripier, est une opération très usitée en électrothérapie gynécologique. On emploie, pour l'exécuter, le courant de pile, dont on utilise presque exclusivement les effets chimiques. Il est très important de ne pas confondre la chimicaustie avec la galvanocaustique thermique.

La première est le résultat des décompositions chimiques de la pile, la seconde utilise seulement les rayons caloriques. Aux actions chimiques, tangibles aux deux pôles, et contemporaines du courant, s'ajoutent des effets lointains posthumes, qui se manifestent encore quand le courant est interrompu. La zone traversée par le courant se polarise de façon à agir, une fois le circuit de l'électromoteur extérieur rompu, comme un *électromoteur secondaire*.

A la *polarisation* primitive, résultant du passage du courant, s'ajoute donc, une fois que le circuit est interrompu, un effet de *dépolarisation* qui augmente, en la continuant, l'action primitive du courant. Cet ensemble s'appelle l'*électrolyse*, constituée par les deux phénomènes nécessaires que j'ai résumés ici.

Pour faire une chimicaustie intra-utérine, il est nécessaire d'avoir un bon outillage électrique. J'ai décrit les instruments dans un chapitre précédent. J'en ai fait connaître le fonctionnement et les qualités indispensables. Je n'y reviendrai pas. Il faut se rappeler seulement que l'électricité est un médicament dosable. Nous pouvons, à notre gré, la créer, l'enfermer dans les limites étroites d'un flacon, et la débiter, à notre volonté, en quantité voulue, pondérée. Nous pouvons surtout, ce qui est plus important pour les gynécologues et les accoucheurs, la localiser à l'utérus exclusivement.

Si j'ai cité, à propos de la faradisation utérine, le nom de Tripier, je dois dire que la technique opératoire que je vais décrire est celle d'Apostoli, qu'elle fait partie de la méthode qu'il a trouvée et qu'il applique journellement à la cure des fibromes, des métrites et des ovaro-salpingites.

Cette technique est exposée tout au long dans son ouvrage sur les métrites [1]. Je n'en donne ici qu'un résumé succinct.

TECHNIQUE OPÉRATOIRE GÉNÉRALE DE LA CHIMICAUSTIE INTRA-UTÉRINE

La condition primaire de l'opération est une antisepsie parfaite. Il est nécessaire de laver le vagin et la vulve avec une solution antiseptique au sublimé, à l'acide phénique, à la créoline, etc. L'opérateur

---

[1] *Du traitement électrique des métrites et particulièrement de l'endométrite chronique* (Doin, édit.).

devra surveiller attentivement ses mains et ses instruments. Les mains seront propres et trempées dans une solution antiseptique. Les instruments seront aseptiques. L'hystéromètre en platine aura été flambé, les hystéromètres en charbon plongés dans l'eau bouillante et trempés dans une solution antiseptique en attendant qu'on en ait besoin.

Une fois la femme, les instruments et l'opérateur dans des conditions aseptiques, il faut jeter un coup d'œil rapide sur la pile pour voir son bon fonctionnement. Il suffit de fermer le circuit sur lui-même, au moyen du même fil appliqué sur les deux pôles et de faire entrer tous les couples les uns après les autres, et un par un, le galvanomètre dira si le courant passe et si la pile marche bien.

S'il n'y a pas de déviation de l'aiguille, il faudra rechercher quel couple ne fonctionne pas ou quel rhéophore est mal attaché ou cassé, quel bouton est oxydé, quel fil des couples de la batterie est rupturé. Si la pile est vieille ou qu'elle ait cessé de servir pendant quelque temps, elle peut être usée ou manquer de liquide. Quand elle est usée, l'accident est irréparable, il faut la reporter au fabricant, à moins qu'on ne veuille décaper les zincs, les gratter, les amalgamer, voir si les charbons ne sont pas cassés, nettoyer les vases, et remplacer le liquide par un nouveau bain régénérateur.

Une batterie à double collecteur est indispensable, avons-nous dit, parce que ce mode de construction permet de prendre les éléments un à un. C'est même cela qui assure au courant un débit progressif et qui supprime le rhéostat. Ce débit uniforme et uniformément progressif et constant doit être la règle en gynécologie (Apostoli).

L'utérus supporte tout, à condition qu'on soit aseptique et qu'on ne le brusque pas. On pourra atteindre des intensités considérables[1], à condition de les donner à doses progressivement croissantes, sans choc, sans secousses et sans violence. L'utérus est sans défense contre les germes infectieux. Il se laisse ensemencer avec une facilité désespérante. C'est l'autre côté de la question, qui a aussi son importance, qu'il ne faut pas cependant exagérer.

Depuis les expériences d'Apostoli et de Laquerrière, sur l'antisepticité du courant électrique, on peut être certain que, quand même l'hystéromètre introduirait dans l'utérus des germes infectieux, il n'y aurait aucune culture possible, parce que le courant électrique tue tous les microbes et tous les germes, ou leur crée des milieux incompatibles avec leur vie, et que le moyen de faire de l'antisepsie des instruments est de les faire traverser par un courant avant de s'en servir. Si j'indique les lavages antiseptiques comme obligatoires, c'est que je pense que deux précautions valent mieux qu'une.

Le galvanomètre sera aussi l'objet d'une attention spéciale, on verra si l'aiguille oscille bien dans tous les sens. Une fois qu'on s'est assuré que la batterie, que le collecteur, que les rhéophores sont en bon état et que le galvanomètre oscille sans buter, on aura soin d'avoir tous ces instruments sous la main, de

---

[1] Apostoli. *Nécessité des hautes intensités dans le traitement des fibromes* (mémoire à l'Académie de médecine).

façon à ne faire aucun effort pour faire marcher la manette de la batterie, et pour lire sur l'échelle du galvanomètre. Il est entendu que l'aiguille sera orientée à zéro et qu'elle marquera ce chiffre au moment de l'application. Il faudra tourner le cadre multiplicateur jusqu'à ce qu'on arrive à avoir le bec de l'aiguille en face du zéro.

L'hystéromètre est retiré de son bain phéniqué et plongé pour plus de sûreté, et par un luxe tout particulier d'antisepsie, dans une solution d'éther iodoformé.

La longueur du canal utérin étant connue, on fixera l'instrument au manche suivant cette longueur probable ou connue, et on introduira le manchon en celluloïde, qui recouvrira la partie de l'instrument, qui doit être dans le vagin.

On fixera le rhéophore qui relie la pile à la plaque métallique juxtaposée à la terre.

Cette dernière sera dans les conditions de plasticité nécessaire, ni trop humide, au point de diffuser à travers les mailles de la tarlatane, ni trop sèche au point de ne pas adhérer suffisamment à la peau. On sait que la tarlatane est résistante, il faut donc veiller à ce qu'elle soit bien humide.

Avant de pratiquer la moindre opération, il est bon de rassurer les femmes, qui ont souvent peur de l'électricité, qu'elles connaissent mal et qu'elles redoutent beaucoup. Il faut donc leur parler et leur dire que l'opération est inoffensive, et qu'elle n'est pas douloureuse. Il est nécessaire que tout le ventre soit à nu pour pouvoir appliquer le gâteau de terre glaise : la femme devra avoir quitté son corset et dégraffé ses jupons. La respiration n'en sera que plus libre et plus facile.

Le siège doit déborder fortement le fauteuil à spéculum pour qu'on ait plus de liberté dans les mouvements.

Il faut que la femme reste immobile quoi qu'il arrive, on l'avertira qu'elle ne doit pas remuer, mais qu'elle peut réclamer de vive voix tout ce qu'elle voudra.

L'électrode en terre glaise sera rapidement placée sur le ventre et devra être assez éloignée de la racine des cuisses et des poils du pubis. On la recouvre d'une serviette sur laquelle la malade doit appuyer ses mains, les doigts écartés, pour rendre plus uniforme la coaptation de la terre avec la peau. Celle-ci ne doit présenter ni bouton, ni écorchure, ni la moindre lésion de l'épiderme. La grande résistance de la peau vient de l'épiderme, s'il est lésé, tout le courant passera par ce point minoris resistentiæ, occasionnera de la douleur pendant la séance, et une eschare après. Le moyen de remédier à cet état anatomique, consiste dans l'application d'un épiderme factice, constitué par une couche de collodion ou un petit morceau de papier, sur le point lésé.

Le temps le plus important et le plus difficile de la chimicaustie intra-utérine est l'introduction de l'hystéromètre ; pour faire une bonne opération, il faut d'abord faire une bonne hystérométrie. Il est plus commode, dans beaucoup de cas, d'opérer sans spéculum. Le spéculum gêne plus qu'il ne sert et rend, dans certains cas de canal utérin tortueux et rétréci, l'hystérométrie impossible. On n'est jamais sûr d'être au fond de l'utérus avec le spéculum, c'est encore une considération qui devrait le faire abandonner pour faire l'hystérométrie [1].

On doit procéder avec une douceur extrême, quel que soit le mode employé, pour l'introduction de l'hystéromètre.

Sur le doigt indicateur de la main dont on est le plus habile, fixé sur la lèvre postérieure du col, la main en pronation, on introduit avec l'autre main l'hystéromètre, garni de son manchon, le long de la face palmaire du doigt et on le pousse dans le canal cervico-utérin doucement, sans violence aucune ; à la moindre résistance, il faut s'arrêter, reculer au besoin, pour recommencer à enfoncer l'instrument qui doit se laisser guider par le canal qui le reçoit. Le cathétérisme utérin ne diffère en rien du cathétérisme vésical et tout le monde sait avec quelle douceur et avec quelle patience le médecin doit le pratiquer, surtout dans le cas de retrécissement ou de déviation.

Il en est de même de l'hystérométrie. Il faut se rappeler que l'orifice interne est souvent la partie la plus difficile à franchir.

Quand au lieu du platine on se sert de l'électrode en charbon, la manœuvre est un peu plus compliquée. Le doigt étant fixé comme je l'ai décrit, on glisse cet hystéromètre sur la face palmaire, comme l'autre, et une fois qu'il est introduit dans la cavité cervicale, il est nécessaire de lui imprimer un petit

---

[1] Tripier et Apostoli repoussent complètement l'usage habituel du spéculum en gynécologie. Ils ne s'en servent qu'exceptionnellement.

mouvement de torsion pour le faire entrer plus facilement, parce qu'il n'est pas très glissant et qu'on aurait de la peine à le faire pénétrer sans ce petit artifice opératoire. Il faut aussi, quand on emploie l'hystéromètre en charbon, qu'il remplisse parfaitement et complètement toute la cavité utérine. Comme on ne sait pas d'avance l'amplitude de cette cavité, qu'on n'en a mesuré que la longueur par l'hystérométrie, il est nécessaire souvent d'essayer plusieurs hystéromètres en commençant par les calibres les plus faibles pour arriver aux plus gros. Dans les grandes cavités utérines, on se trouvera bien d'employer mon hystéromètre en charbon dont je donne ici la figure.

Cet hystéromètre, comme je l'ai dit au chapitre « *Instruments* », n'est qu'une modification de celui d'Apostoli.

Une fois la sonde introduite au fond de l'utérus, on s'assure que le vagin est bien garanti par le manchon isolateur en celluloïde, qui doit affleurer le col, et déborder la vulve d'au moins 2 centimètres.

Avoir soin de ne pas perdre de vue l'isolement complet du vagin et de la vulve pendant toute la durée de l'opération.

Le rhéophore sera fixé au manche de l'hystéromètre assez solidement pour qu'il ne se détache pas pendant la séance, ce qui occasionnerait un choc douloureusement ressenti par la malade.

C'est après toute cette technique compliquée du début de l'opération qu'on doit commencer seulement le débit électrique.

Il faut administrer l'électricité à doses réfractées,

c'est-à-dire progressivement, doucement, couple par couple, pour arriver à l'intensité jugée nécessaire.

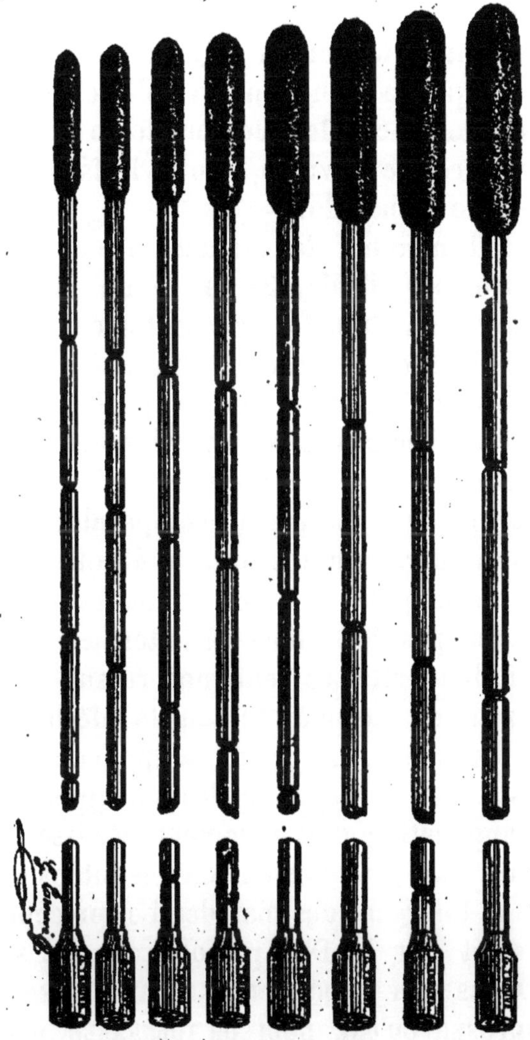

Fig. 51. — Hystéromètre en charbon du Dr Brivois.

« *L'application électrique ne doit pas être doulou-reuse.* » Elle doit être supportable. Souvent il faut attendre un instant pour que la douleur et le spasme utérin résultant du passage de la sonde soient calmés. Quelques secondes suffisent généralement.

Il est bon de laisser un doigt dans le vagin, pour s'assurer que le manchon en celluloïde est bien en contact avec le col, la face dorsale de la main étant appuyée près de la vulve, contre la face interne de la cuisse de la malade.

On fait marcher la manette avec l'autre main si on n'a pas d'aide. Si on a un aide, il fera manœuvrer la manette très lentement, couple par couple. On arrivera ainsi à 20 ou 30 milliampères. Le galvanomètre, mis à portée de l'œil, indiquera à coup sûr l'intensité. La physionomie de la malade reflétera la souffrance. Il ne faut pas perdre de vue ces deux points de comparaison. De 20 ou 30 milliampères on montera à 40 ou 50. Comme à ces intensités les femmes ne souffrent pas, quand elles n'ont pas de lésions péri-utérines ou des utérus irritables, elles se sentiront rassurées, et vous pourrez aller jusqu'à l'intensité désirée, 100 à 200 milliampères. La première application doit être au-dessous de la moyenne des suivantes. Une première application doit rarement dépasser 100 milliampères. Le grand criterium des intensités est en somme la tolérance des malades. Les préceptes posés à ce sujet par le Dr Apostoli sont les suivants : « NE JAMAIS TROP FAIRE SOUFFRIR LES PATIENTES ET NE LEUR IMPOSER QU'UNE DOULEUR TOLÉRABLE. » Ce criterium sera bien variable, mais il doit dominer la posologie électrique. Ce qu'il faut redouter par-dessus tout, dans les chimicausties intra-utérines, c'est l'intolérance des malades. Un médicament est inutilement administré s'il est vomi. Il en est de même de l'électricité. Il faut que les malades supportent bien la dose d'électricité qu'on leur administre. L'inflammation des annexes et un état nerveux hystériforme sont deux contre-indications aux hautes intensités.

On arrive très rapidement, en quelques secondes, au summum de l'intensité ordonnée. Il faudra aller d'autant plus doucement que la femme est plus nerveuse ou atteinte dans la périphérie utérine. On notera le chiffre atteint, variable suivant les cas, entre 30 et 100 milliampères, pour la première séance, pendant cinq minutes, en général. Ce n'est que par exception quand on se servira de l'électrode en charbon et qu'on voudra cautériser toute la cavité utérine, qu'on pourra aller à dix et douze minutes, en deux ou trois applications successives, c'est-à-dire en retirant l'électrode de la longueur dont est constituée sa partie active et cautérisante, pour cautériser de nouveau une nouvelle surface. Des crans disposés sur le manche indiquent cette longueur. Les variations de dosage et de durée dans l'application varieront avec les processus morbides, avec la gravité et l'ancienneté de la lésion. Dans les cas d'hémorrhagie grave, d'endométrite fongueuse, on pourra aller à 12 minutes et cautériser toute la muqueuse avec l'électrode en charbon. Le summum de l'intensité employée par le Dr Apostoli est de 300 milliampères.

Chez les nerveuses et toutes les femmes douées d'un utérus irritable, on fera bien de ne faire des séances que de trois à quatre minutes. Pendant toute la durée de l'application, la sonde en platine doit être appliquée sur la muqueuse utérine, successivement dans les quatre points cardinaux, pour que toute cette muqueuse soit cautérisée successivement et pour égaliser et disséminer dans tout l'utérus l'action caustique et électrolytique du courant. On terminera l'opération comme on a commencé, c'est-à-dire doucement. « IL FAUT CESSER D'UNE FAÇON PROGRESSIVE, COUPLE PAR COUPLE ET JAMAIS BRUSQUEMENT, POUR ÉVITER TOUT CHOC ET TOUTE CONTRACTION DOULOUREUSE CONSÉCUTIVE DE L'UTÉRUS OU DE LA PAROI ABDOMINALE. » (Apostoli.)

L'aiguille suit le mouvement rétrograde de la manette et revient, comme elle, à zéro. A ce moment, la femme éprouve souvent un petit choc, une petite douleur, qui tient à la rupture du circuit et à l'interruption du courant. Cette sensation ne dure pas, mais elle est réelle. Le galvanomètre marque ce temps par une déviation de l'aiguille au delà du zéro.

Ce fait tient à une action physique de l'électricité. Quand le courant passe à travers les tissus, il les polarise, comme il polarise la pile et les éléments qui la composent, il accumule dans les tissus une certaine quantité d'électricité, qui tend à s'échapper dès qu'elle n'est plus contenue dans les limites du circuit. Les tissus se dépolarisent un peu brusquement pour commencer, par suite de l'interruption du circuit, et plus lentement après, d'une façon presque insensible pour ainsi dire. L'électricité emmagasinée par le passage du courant, se disperse et se perd petit à petit en mettant un certain temps à s'éliminer complètement. Pour la pile, le courant de dépolarisation est en sens inverse du courant primaire, c'est ce qui fait que l'aiguille du galvanomètre dépasse le zéro et marque l'intensité du courant secondaire. La sonde sera retirée doucement. On enlèvera la terre, on épongera et on nettoyera le ventre mouillé. On terminera par un nouveau lavage antiseptique du vagin et, au besoin, on pourra placer un tampon de gaze iodoformée. On recommencera les injections antiseptiques les jours suivants.

Suites immédiates du traitement électrique.

Les préceptes qui suivent doivent être rigoureusement observés pour que la chimicaustie intra-utérine soit réellement efficace.

« 1° La femme devra se coucher après l'opération, ou rester au moins deux heures allongée sur une chaise longue, si elle a été opérée dans le cabinet. »

« 2° Elle ne devra rejoindre son domicile que quand la réaction post-opératoire sera bien finie, c'est-à-dire quand les coliques qui succèdent à l'action caustique du courant sur la muqueuse auront totalement disparu. Elle doit éviter tout choc, tout mouvement brusque, tout ce qui pourrait secouer douloureusement son utérus atteint par la cautérisation. » Les chirurgiens, qui font de la cautérisation intra-utérine au chlorure de zinc, font coucher les femmes pendant plusieurs jours après l'opération. Il n'est donc pas extraordinaire que l'électricien réclame un repos de deux heures au moins, avant de laisser partir les femmes. C'est pour avoir oublié ce temps de l'opération que certaines malades ont eu des réactions inflammatoires plus ou moins graves. Il est nécessaire que le médecin exige ce temps de repos, indispensable dans la cautérisation intra-utérine.

On préviendra la malade qu'elle éprouvera généralement quelques coliques utérines, le soir de l'opération; quelques patientes les ressentent immédiatement. Elles varient d'intensité suivant les sujets et sont généralement proportionnelles à l'intensité opératoire. La femme sera donc avertie de la réaction post-opératoire, souvent plus douloureuse que l'opération elle-même.

Un écoulement sanguin peut survenir le soir même ou le lendemain de l'opération. On ne doit pas s'en effrayer. C'est une conséquence de l'hystérométrie le plus souvent. Un écoulement séro-purulent apparaîtra les jours suivants. C'est un effet plus lointain de la cautérisation; il est nécessaire que l'eschare s'élimine. Il faudra traiter cet exutoire d'une façon antiseptique, par des injections vaginales pratiquées matin et soir.

On pourrait même faire des injections intra-utérines si la moindre odeur persistait.

Il est presque superflu de dire que le coït sera rigoureusement interdit le soir du traitement, et pendant tout le temps qu'il durera.

Le repos guérira tous les malaises. Certaines nerveuses ont quelquefois des nausées et des vomissements qu'on calmera par des courants voltaïques appliqués à l'estomac et aux pneumogastriques. Quelques-unes ont du ballonnement du ventre, simulant la péritonite, quand il s'accompagne de vomissements. Ce n'est qu'un symptôme nerveux de *péritonisme*. Le thermomètre et le pouls feront justice des vaines alarmes que pourrait provoquer cet état.

RÉFLEXIONS SUR LA CHIMICAUSTIE INTRA-UTÉRINE

« 1º C'est une méthode généralement FACILE, que tous les gynécologues peuvent exécuter seuls et sans aide;

« 2º Méthode DOSABLE mathématiquement, qui cautérise peu ou beaucoup, suivant la volonté de l'opérateur, et se prête merveilleusement à une graduation simple et précise;

« 3º Cautérisation PROGRESSIVE qui n'est JAMAIS INSTANTANÉE et qui peut être administrée à DOSES RÉFRACTÉES, qui s'accumulent au gré du médecin;

« 4º Cautérisation ACTIVE qui peut, si on le désire, dépasser les limites de la muqueuse et dont on peut graduer facilement l'étendue et la profondeur;

« 5º Unit à l'ACTION GALVANOCHIMIQUE, contemporaine du passage du courant, et semblable, suivant le pôle actif, à celle des acides ou à celle des bases, une ACTION TROPHIQUE, posthume, suivie d'un processus de régression et de désintégration certaine qui a pour témoignage l'action similaire sur les néoplasmes, dits de bonne nature, comme les fibromes;

« 6º Procédé RAPIDE qui donne toute facilité, suivant l'intensité de la cautérisation, qui est ce qu'on la veut, d'agir avec une vitesse variable, suivant les cas;

« 7° Innocuité absolue de la médication faite sans brutalité et d'une façon antiseptique, en raison de son *absence d'instantanéité* qui est au contraire le propre des procédés chirurgicaux en vigueur ;

« 8° Localisation possible dans le cas où on ne voudrait intéresser qu'un département limité de la muqueuse utérine ;

« 9° Arme à double tranchant qui, suivant le pôle qui agit, peut produire des effets différents qui se résument dans une action locale hémostatique ou congestionnante ;

« 10° Cautérisation *antiseptique* par excellence, grâce à l'énergie du courant chimique employé ;

« 11° Opération *peu ou pas douloureuse* et qui ne réclame pas généralement l'emploi du chloroforme. Le médecin a, en effet, le pouvoir et le devoir de rendre cette opération toujours tolérable en proportionnant la dose à la susceptibilité individuelle ou morbibe du sujet. On n'a jamais besoin de recourir à l'anesthésie, pour faire une chimicaustic intrautérine. Le chloroforme est réservé pour les volta-ponctures utérines ou vaginales (Apostoli). »

CHAPITRE XIII

TECHNIQUE GÉNÉRALE DE LA VOLTA-PONCTURE UTÉRINE ET VAGINALE

(MÉTHODE D'APOSTOLI)

OUTILLAGE ÉLECTRIQUE

Il est le même que celui de la chimicaustie, sauf que l'hystéromètre en platine est remplacé par un trocart en acier ou en platine. Le trocart en platine peut être formé par une des extrémités de l'hystéromètre, ou par un trocart spécial qui se compose d'une tige de fer terminée par une pointe de 1 centimètre à 2 centimètres, de longueur et de grosseur variable. On peut se servir également des trocarts en acier que j'ai décrits au chapitre VIII (électrodes).

TECHNIQUE OPÉRATOIRE

Que l'on pratique une volta-poncture utérine ou vaginale, la technique opératoire générale est la même; elle ne diffère que sur le choix de l'endroit ponctionné. Je vais détailler cette opération en les divers temps qu'elle comporte.

SOINS PRÉLIMINAIRES

Je n'insisterai pas sur la nécessité de voir si tous

les couples de la batterie fonctionnent bien, pour ne pas avoir d'interruption pendant la séance, ni sur le bon état du galvanomètre. La première condition de toute opération est d'avoir des instruments fonctionnant très bien, et de savoir remédier de suite aux petites imperfections dont on s'aperçoit. — Pour la femme, la conduite est différente suivant qu'on la soumet au chloroforme ou suivant qu'on ne l'endort pas. Il est préférable de l'endormir dans la ponction vaginale, parce que l'opération est toujours douloureuse, et qu'il faut éviter le moindre mouvement qui pourrait faire déplacer le trocart et blesser la femme sérieusement. On profitera du sommeil anesthésique pour corroborer le diagnostic posé, et pour faire un examen plus approfondi souvent indispensable, la douleur occasionnée par le toucher, à l'état de veille, ne permettant souvent qu'un examen incomplet. Néanmoins, il arrive encore fréquemment, à la clinique, qu'on n'endort pas les femmes dont on est sûr et dont on a tâté la susceptibilité électrique au moyen d'une chimicaustie intra-utérine préalable, ou d'une faradisation. Il est prudent de chloroformer les nerveuses et toutes celles qui doivent subir une haute intensité. Quand la femme n'est pas endormie, il faut lui recommander de rester immobile, en lui assurant que si la douleur n'était pas supportable et devenait intolérable, on diminuerait l'intensité du courant, qu'en tout cas, quoi qu'il arrive, elle ne doit pas remuer, mais réclamer de vive voix une diminution de l'intensité si la douleur est insupportable. Dans la volta-poncture la douleur est en rapport :

1º Avec la profondeur de la ponction ;

2º Avec l'endroit ponctionné ;

3º Avec la susceptibilité individuelle.

On s'explique parfaitement que plus la ponction est superficielle, et moins elle intéresse de tissus, elle ne produit qu'une désorganisation limitée donnant lieu à une eschare superficielle, d'où moindre répercussion douloureuse, que s'il s'agissait d'une eschare plus profonde. La volta-poncture du col n'occasionne aucune douleur. Si l'on ponctionne sur une partie enflammée et douloureuse comme la trompe et surtout comme l'ovaire malade, il y aura une plus grande réaction douloureuse que si la ponction est faite au milieu d'un exsudat ancien, dépourvu de vitalité, et presque complètement constitué par du tissu lamineux, pauvre en vaisseaux et en filets nerveux. La ponction dans les cas de fibromes est toujours moins douloureuse, surtout dans les cas où le péritoine n'est pas intéressé dans la ponction.

Certaines femmes supportent héroïquement la douleur, mieux que ne feraient bien des hommes ; c'est une question de susceptibilité individuelle dont on acquiert vite la notion.

Pour terminer la partie externe de l'opération nous dirons que l'électrode cutanée est formée par le gâteau de terre glaise dont le Dᵣ Apostoli est l'inventeur, et qu'on applique sur le ventre de la malade.

Pour la partie interne, on procédera au lavage et à l'antisepsie du bassin, puisque la ponction doit toujours être faite par le vagin, pour permettre l'élimination de l'eschare. On emploiera la solution de sublimé au millième, et on ne se contentera pas de laver le vagin avec la canule de l'irrigateur, il faut avec deux doigts aseptiques nettoyer toutes les parties, et tous les replis du conduit vulvo-vaginal. On y mettra le temps qu'il est nécessaire et la quantité d'eau antiseptique convenable. La toilette faite et les mains de l'opérateur étant aseptiques, on prend le trocart qu'on a choisi. Les trocarts sont de diverses grosseurs appropriées aux besoins de l'opérateur. Ils sont courts, de la longueur de 1 à 2 centimètres au maximum. Ils sont en acier parce qu'ils doivent être très acérés, bien que ce métal soit attaqué par les acides. Leur valeur minime fait qu'on peut les changer souvent dès qu'ils sont oxydés. On pourrait du reste employer des pointes en or ou en platine montées comme les pointes d'acier sur un manche en fer de la même longueur que l'hystéromètre en platine. Les trocarts filiformes en acier sont de l'invention du Dr Apostoli. Le manchon isolateur, en celluloïde, doit être d'une certaine longueur, pour être d'un maniement plus facile et dépasser la vulve de 2 centimètres au moins, quand on ponctionne dans les culs-de-sac. Le tout est rendu aseptique par un séjour suffisant dans l'eau bouillante, on trempe après l'isolateur et le trocart dans une solution antiseptique phéniquée ou créolinée jusqu'au moment où l'on doit s'en servir. Si j'insiste sur ces détails, c'est pour montrer que l'opération doit toujours être aseptique.

LIEU D'ÉLECTION DE LA VOLTA-PONCTURE

C'est la partie délicate de l'opération parce qu'il

y a des organes importants à ménager surtout dans les cas de volta-poncture vaginale.

La volta-poncture du col ne réclame aucune indication spéciale. C'est la plus facile à exécuter. Le col est peu sensible, il est inutile d'endormir les malades. Cependant il faut savoir que le col quoique peu sensible aux agents extérieurs tels que les caustiques ordinaires (fer rouge, couteau) est au contraire assez sensible aux courants électriques faradiques ou continus (Apostoli). On ponctionne avec le trocart la partie la plus saillante du col, que ce soit la lèvre antérieure ou postérieure. Il n'est pas utile d'enfoncer le trocart profondément, à moins qu'on ne veuille former un canal artificiel et pénétrer par effraction dans un utérus absolument fermé ; un centimètre, et même un demi-centimètre sont suffisants. On procède, pour le reste, comme pour la volta-poncture vaginale dont nous allons décrire le manuel opératoire beaucoup plus compliqué et plus délicat que la volta-poncture du col. Voici les principales précautions générales que demande la volta-poncture vaginale dont les règles ont été formulées par le Dr Apostoli :

« 1° Autant que faire se peut, il ne faut pas intéresser le péritoine dans la ponction ;

« 2° Il faut toujours rendre possible l'élimination d'un foyer éventuel de suppuration pour éviter l'infection et favoriser l'application d'un traitement topique antiseptique ;

« 3° Les ponctions courtes avec un trocart fin d'un demi-centimètre à 1 centimètre seront toujours préférables aux ponctions plus profondes ;

« 4° Il ne faut jamais ponctionner en avant, ou si l'on est obligé de le faire, il faut sonder et explorer préalablement la vessie, pour éviter de l'intéresser dans une ponction, ou ultérieurement au moment de la chute d'une eschare trop profonde ;

« 5° Dans les cas de ponction latérale ou postérieure on explorera attentivement la région avec le doigt pour sentir tout battement artériel et éviter de perforer de gros vaisseaux ;

« 6° Un repos obligatoire au lit de un jour au moins devra être exigé de toutes les malades qui ont subi une galvano-poncture ;

« 7° On interdira toute relation sexuelle jusqu'à guérison définitive ;

« 8° L'antisepsie la plus absolue est de rigueur avant et après l'opération.

Une fois ces règles générales établies, il faut choisir le point spécial de la ponction.

D'une façon générale, on ponctionne dans le point le plus saillant, s'il s'agit d'une tumeur, et dans le point le plus rapproché de l'utérus, s'il s'agit d'un exsudat. J'indiquerai à chaque chapitre spécial le lieu d'élection de la volta-poncture, qui doit toujours être faite antiseptiquement. Je ne m'étendrai pas sur les détails de lavage et d'antisepsie qui sont les mêmes que ceux de la chimicaustie intra-utérine.

Le vagin, le trocart, le manchon en celluloïde et les mains de l'opérateur étant aseptiques, on reconnaît avec l'index le point à ponctionner, on glisse le long de la pulpe du doigt indicateur, la main étant en pronation, le manchon en celluloïde qui doit être assez long de façon qu'il dépasse la vulve d'au moins

3 à 4 centimètres, on le fixe bien sur le doigt conducteur situé dans le vagin, on s'assure par de petits mouvements de haut en bas et de latéralité que l'extrémité du celluloïde est bien sur le point d'élection, puis on introduit le trocart préalablement fixé au manche par la vis suivant la profondeur qu'on veut donner à la ponction. Avant d'introduire le celluloïde, on a pris la précaution de mesurer cette longueur en fixant le celluloïde sur le trocart pour bien voir de combien dépasse la pointe du trocart. On enfonce doucement jusqu'à ce qu'on sente une résistance nette produite par la pression du celluloïde qui empêche une pénétration plus grande que celle qu'on a mesurée d'avance. Je dois dire aussi que le manche qui supporte la pointe est beaucoup plus gros que cette pointe et ne permettrait pas l'introduction au maximum d'une longueur de 2 centimètres.

Dans les cas de ponction dans la cloison rectovaginale, une fois le trocart piqué, on lui fera exécuter un mouvement d'abaissement de façon à glisser entre les plans de cette cloison et parallèlement à elle pour ne pas blesser le rectum. Il n'y a plus alors qu'à fixer le rhéophore au manche et à mettre la pile en action.

INTENSITÉ DE L'OPÉRATION

Si la femme est endormie (c'est le cas le plus fréquent) on peut aller d'emblée à une assez haute intensité, 80 à 100 milliampères et même 200 si on le juge nécessaire. Il ne faut pas craindre d'avoir recours à ces hautes intensités, surtout quand la tumeur ou le processus inflammatoire est considérable et ancien. Les intensités indiquées plus haut sont énormes si l'on considère que le conducteur n'a qu'un centimètre de longueur.

Si la femme est éveillée, il faut compter avec sa sensibilité, on doit çommencer par une petite dose, 10 milliampères, pour aller progressivement à 20 ou 25, et de là à la dose maximum, quand on le peut, qui dépasse rarement 50 milliampères. La courant a une action électrolytique et antiseptique d'autant plus grande qu'il est plus *rapide* et plus *énergique*. Il s'agit de graduer l'effet douloureux et de le faire supporter. Quelques malades ne pourront pas tolérer plus de 20 à 25 milliampères. D'autres supporteront, éveillées, 40 à 50 milliampères. On a intérêt à leur faire supporter la plus haute intensité possible. Les interruptions et les renversements de courant sont formellement proscrits comme inutiles et dangereux.

DURÉE DE L'OPÉRATION

Elle est nécessairement liée au degré de tolérance de la malade et à l'effet qu'on veut obtenir. Cinq minutes suffisent généralement, surtout quand la malade est endormie et qu'on a pu donner de suite l'intensité qu'on a voulu. Quand la malade est éveillée et qu'on ne peut donner au courant qu'une intensité restreinte, proportionnelle à la tolérance de la patiente, on peut prolonger un peu plus la séance sans exagération, pour ne pas amener fatalement l'intolérance absolue. Ce n'est qu'exceptionnellement que, vu le faible débit du courant, on peut prolonger, bien que je sois persuadé que la longueur de la séance ne remplace pas l'intensité du courant. Je veux dire par là que cinq minutes d'un courant à 20 milliampères, par exemple, n'ont pas le même effet et ne donneront pas le même résultat que dix minutes d'un courant à 10 milliampères. La vitesse et l'énergie du courant ne peuvent être remplacées par aucun autre facteur.

Dans le cas de volta-poncture positive, il faut avoir soin de tourner un peu, d'un côté et de l'autre, le trocart pour pouvoir le détacher de l'eschare dure et sèche au milieu de laquelle il est fixé.

Nouvelle irrigation vaginale antiseptique après la séance terminée doucement, couple par couple, et application d'un tampon de gaze antiseptique iodoformée la plupart du temps, avec recommandation expresse de ne pas l'enlever. Autant que possible, l'opération sera faite au domicile de la malade pour lui permettre de se mettre au lit après. Quand l'opération est faite à la clinique[1], la malade y reste généralement couchée jusqu'au lendemain. Quelques malades indociles sont parties deux heures après. Elles n'ont point gardé le repos le lendemain et ont continué leur travail habituel. Une d'elles a continué à travailler en journée, dix heures par jour, de son métier de blanchisseuse. Ce n'est point un exemple à suivre et nous ne l'acceptons qu'à regret, car, s'il démontre jusqu'à quel point la volta-poncture est inoffensive, nous croyons que la marche et la fa-

[1] Je parle de la clinique du Dr Apostoli. — Les observations qui suivent en viennent, et la technique opératoire que je donne est celle qu'il a créée. (Note de l'auteur.)

tigue pourraient occasionner des accidents inflammatoires redoutables, dont on se mettra à l'abri en faisant garder le repos. Nous réprouvons encore davantage les pratiques de quelques malades que nous voyons revenir à la clinique sans le tampon et qui, après être parties malgré nous, et à notre insu, l'ont retiré, malgré nos recommandations les plus formelles, pour se livrer au coït la nuit même qui suit l'opération.

CHAPITRE XIV

CAUTÉRISATION TUBULAIRE

(MÉTHODE DE TRIPIER [1])

Tripier a donné son nom à un procédé de volta-poncture sur lequel je reviendrai souvent. Je l'appellerai du même nom que son auteur : cautérisation tubulaire.

C'est un procédé ancien, auquel Jules Guérin avait songé et qu'il avait appliqué de concert avec Tripier, pour des tumeurs osseuses se présentant sous la peau. Jules Guérin et Tripier pratiquaient des cautérisations sous-cutanées au moyen d'aiguilles isolées, jusque vers leur pointe. C'était une première tentative que je dois signaler. La *cautérisation tubulaire de Tripier* a pour but de transformer, par l'établissement de fistules permanentes, certaines collections pathologiques closes, en cavités communiquant plus ou moins librement avec l'extérieur.

Tripier se servait pour pratiquer sa cautérisation tubulaire d'aiguilles d'acier ou d'or qu'il enfonçait dans les poches ou les cavités ou bien du trocart qui a servi à faire la ponction. Il faisait de ce trocart une

[1] Tripier. *Cautérisation tubulaire* (Doin, édit. 1879).

électrode caustique avec laquelle il *tubait*, après l'avoir creusé, le puits qui devait assurer la communication avec l'extérieur. C'était donc une volta-poncture en *profondeur*.

TECHNIQUE OPÉRATOIRE

On enfonce l'aiguille ou le trocart au point d'élection que j'ai décrit, à propos de la volta-poncture. Si l'on plonge dans une poche, la ponction devra avoir une longueur suffisante pour intéresser toute la paroi. C'est ainsi que dans certains abcès ou certains kystes de la vulve ou du vagin on devra enfoncer l'instrument à 2 ou 3 centimètres. Dans le douglas et dans la région circum-utérine on suivra les règles de la volta-poncture ordinaire. Le trocart doit avoir d'autant plus de grosseur qu'on désire avoir une eschare plus considérable, et par la suite une fistule plus grande.

On atteindra comme intensité de 20 à 50 milliampères, suivant la tolérance des malades.

Cinq à dix minutes de durée seront le temps nécessaire pour former une eschare suffisante.

Le pôle employé sera de préférence *négatif*, excepté dans les collections où l'on redoute l'hémorrhagie. On pourrait employer le positif qui est un hémostatique immédiat. L'antisepsie la plus rigoureuse présidera à toutes ces opérations. On recouvrira l'orifice de la volta-poncture par un pansement antiseptique approprié, à l'iodoforme par exemple. Ce n'est qu'au bout de trois à sept jours que tombera l'eschare si elle est négative, une douzaine de jours si elle est positive. On pourra alors, si la fistule qui résulte de la perte de substance n'est pas assez considérable, refaire une nouvelle négative ou cautériser chimiquement les parois de la cavité. On aura alors un double effet résultant de l'action polaire, un effet de chimicaustie et un effet interpolaire résultant du passage du courant, qu'on appelle dynamique, trophique, électrolytique. Par-dessus tout, on aura un résultat antiseptique « puisque le courant électrique est le plus puissant antiseptique que nous possédions » (Apostoli). La fistule sera entretenue antiseptiquement, et de la grandeur nécessaire pour arriver à la guérison totale de l'affection pour laquelle on a pratiqué la cautérisation tubulaire. Le manuel opératoire est donc à peu près le même que celui de la volta-poncture, sauf la profondeur.

RÉSULTATS DE LA CAUTÉRISATION TUBULAIRE

C'est un moyen commode d'ouvrir certaines collections qu'il est inutile d'évacuer rapidement. C'est une méthode qui peut rendre des services surtout daus le cas qui nous occupe, c'est-à-dire chez des femmes plus ou moins nerveuses, irritables, redoutant l'intervention chirurgicale qui nécessite quelquefois l'anesthésie. C'est un procédé que le médecin peut employer seul, sans le concours d'aucun aide, qui n'inspire aucune frayeur et qui est facilement accepté. Il n'expose pas aux décollements de la peau et laisse des cicatrices insignifiantes. La malade n'est pas alitée et peut continuer généralement à vaquer à ses occupations.

Il y a un détail sur lequel je dois insister et sur lequel je reviendrai souvent à propos des volta-ponctures : c'est l'inutilité de l'évacuation immédiate de la collection à laquelle s'adresse l'opération. Lorsqu'on attaque par la ponction ordinaire, simple ou suivie d'injection, un kyste, une collection séreuse, un abcès, l'orifice ouvert par le trocart est toujours utilisé, séance tenante, à donner issue à la plus grande quantité possible de produits morbides. On désinfecte même la cavité par des lavages, des écouvillonnages, des raclages antiseptiques. Pareil soin n'est point à prendre avec la volta-poncture : le trajet fistuleux qu'on aura établi pourra bien, à un moment donné, permettre l'issue petit à petit d'une partie du contenu de la tumeur; mais *l'action curative la plus importante* est dans l'antisepticité absolue du courant électrique qui tue les micro-organismes et qui détruit la virulence. Elle est aussi dans ce travail nutritif de composition et de décomposition qui s'opère sous l'influence du courant, dans ces effets de *polarisation* et de *dépolarisation* (effets électrolytiques) qui s'accomplissent à la surface interne des parois kystiques et des membranes pyogéniques, dans l'intérieur des tumeurs dites de bonne nature, dans ces fibromes où nous voyons l'hémorrhagie disparaître, et la régression anatomique s'opérer sous l'influence de la *volta-poncture seule.*

CHAPITRE XV

ACTION ÉLECTROLYTIQUE ET ANTISEPTIQUE
DU COURANT ÉLECTRIQUE

Quand on fait passer un courant à travers les tissus, deux effets se produisent : un effet local à chaque pôle et une action générale électrolytique et antiseptique dans les tissus traversés par le courant. L'effet qui se produit aux pôles est visible, mesurable et proportionnel à l'intensité, à la durée et à la densité du courant. L'autre effet qui est trophique a de tout temps été entrevu par les électrothérapeuthes; je vais essayer de l'expliquer en décrivant en même temps son action antiseptique. Des deux pôles qui ferment le circuit, l'un, celui qui est sur le ventre, est formé de terre glaise, mouillée, adhérant très intimement à la peau dont il pénètre les pores en diminuant sa résistance. Il occupe une grande surface, par conséquent ses effets locaux sont nuls. Ce n'est que par exception, à l'occasion d'une lésion de l'épiderme, qu'il se produit une action chimique en ce point traduite par une eschare. L'autre pôle est formé par la tige de platine introduite dans l'utérus comme dans le cas de chimicaustie intra-utérine ou le trocart fixé dans les tissus tubo-ovariques ou circonvoisins comme dans la volta-poncture. Dans les deux cas de chimicaustic ou de volta-ponclure, nous pensons que l'intensité du courant est la même dans toutes les parties du conducteur un peu complexe que nous avons, ou mieux que les tissus traversés par le courant le sont au même degré dans toutes les parties du circuit. La densité du courant aura son effet maximum dans la tige de platine ou dans la pointe du trocart puisqu'elle est en raison inverse de la section du conducteur et sera très réduite et au minimum dans l'électrode en terre glaise.

EFFETS CALORIFIQUES

Ces effets sont très sensibles, au maximum dans la portion de la tumeur en contact avec le trocart. Des expériences récentes pratiquées par *M. Apostoli* et *M. Laquerrière*, il résulte que les effets calorifiques d'un courant de 300 milliampères, par exemple, développent des effets calorifiques qui sont égaux à 100°, c'est-à-dire aussi antiseptiques que l'eau bouillante dans laquelle on plonge les instruments pour les stériliser. L'irrigation sanguine dans les tissus vivants fait office de réfrigérant (Apostoli).

EFFETS CHIMIQUES

La décomposition des corps composés, surtout lorsqu'ils sont à l'état de dissolution, se fait très facilement sous l'influence du courant. Dans le cas particulier, les tissus du corps humain n'échappent pas à la loi générale de Faraday : la quantité d'électrolyte décomposée pendant un temps déterminé est proportionnelle à la quantité d'électricité qui le traverse pendant ce temps. Le galvanomètre nous donnera la dose, nous savons le temps que nous faisons passer le courant. Nous graduons donc les effets chimiques à notre volonté. L'intensité étant en raison inverse de la grandeur du conducteur, les effets chimiques qui étaient comme un sur une tige de platine de 10 centimètres de longueur seront comme dix sur la pointe du trocart enfoncé de 1 centimètre, et l'intensité de 30 milliampères, par exemple, enregistrée par le galvanomètre, dans le cas de volta-poncture de 1 centimètre, sera égale à 300 milliampères dans le cas de la tige de platine enfoncée de 10 centimètres dans la cavité utérine. Ce n'est que par l'artifice de la terre glaise que l'action chimique est supprimée sur la peau, tant elle est diffusée. Elle est reportée à son maximum au pôle actif, c'est-à-dire au pôle mis en contact avec les surfaces à modifier.

L'action chimique est la même dans tous les points du circuit. Il en résulte donc un travail moléculaire de décomposition et de recomposition, qui fait que la dernière molécule basique se rend au pôle négatif et la dernière molécule acide au pôle positif. Les tissus traversés par le courant subissent donc une action électrolytique réelle, interpolaire, indépendamment de l'action locale secondaire qui se passe aux pôles. Celui de la peau ne compte pas comme effet local, par suite d'un artifice d'application. C'est celui qui est appliqué sur la tumeur même, comme dans le cas de volta-ponture, ou à distance comme dans le cas de chimicaustie, qui jouira exclusivement

8.

des effets chimiques locaux. Tous les effets utiles à la thérapeutique sont exclusivement conservés au profit du pôle actif. En dehors de cette action locale, il existe encore d'autres effets dus au passage du courant. Les corps se décomposent d'autant plus facilement qu'ils sont meilleurs conducteurs et qu'ils sont formés de plus de composés. Ce sera le cas dans les trompes gorgées de liquides, dans les ovaires ramollis et hypertrophiés, dans les fibromes entourés d'une cellulite congestive, dans les endo-métrites fongueuses.

Nous savons aussi que le courant électrique a une action dilatatrice (Remack), bien connue sur les vaisseaux sanguins, moins étudiée sur les lymphatiques, mais qui est aussi réelle. Cette augmentation du calibre des vaisseaux favorise singulièrement les phénomènes de résorption, facilite la circulation du sang et de la lymphe, augmente la rapidité de passage des éléments figurés qui circulent en nombre plus considérable. Les tissus sont mieux imbibés, les échanges plus actifs et plus faciles, et le torrent circulatoire plus large entraîne plus de résidus. Il faut tenir compte, en plus, de l'activité moléculaire, résultant du transport mécanique des liquides d'un pôle à l'autre, et des effets de décomposition produits par le passage du courant sur la nutrition des cellules animales.

Ce phénomène de dilatation vasculaire dure encore après le passage du courant, ainsi que nous le confirment la rougeur et l'hyperhémie des tissus. Quand, plus tard, le retrait des vaisseaux arrive, le dégorgement est complet et la résolution opérée.

En outre de cette action contemporaine du courant, il y a encore une action secondaire posthume, qui dérive de son accumulation et qu'on appelle la polarisation des tissus organiques. Les tissus traversés par l'électricité se trouvent en effet chargés comme une pile secondaire, et par conséquent doués d'une force électromotrice ou de tension supplémentaire, qui, lorsqu'elle se déchargera, continuera les effets trophiques, que le courant primaire à commencés; elle accroîtera, de plus, les effets de métamorphose rétrograde, que l'on observe dans les tumeurs. On ne peut nier cette action électrolytique interpolaire. Ceux qui seraient tentés de le faire pourront s'appliquer un pôle sur le front, et un autre dans la main, ils constateront immédiatement les phénomènes de l'action interpolaire : des phosphènes et la perversion gustative de la salive. Je ne veux pas multiplier les exemples. Toute l'électrothérapie réside dans l'action interpolaire. L'action locale polaire est très réduite dans la thérapeutique électrique.

J'en aurai fini avec l'électrolyse en démontrant que le courant électrique, à la dose que l'on a l'habitude de le prescrire est un puissant *antiseptique*. Il modifie profondément les virus, attaque les ferments et détruit les microbes. Des expérinces récentes entreprises par Apostoli, mais non encore vulgarisées[1], nous permettent d'affirmer la réalité des faits que nous avançons.

[1] A la séance de l'Académie des sciences du 28 avril 1890, M. Berthelot a lu le mémoire d'Apostoli sur l'antisepticité du courant continu. Nous le donnons plus loin.

Cette action des courants électriques sur les micro-organismes est encore à l'état d'étude, mais les résultats obtenus jusqu'à présent paraissent probants. On comprend du reste que le courant électrique soit antiseptique, puisqu'il produit un eschare comme les caustiques chimiques. Au niveau du point ponctionné, il y a une désorganisation des tissus qui amène leur mort ; tout autour il y a un rayonnement de cette action chimique et électrolytique qui modifie profondément les milieux, qu'il s'agisse du liquide d'une poche comme la trompe grossie et hypertrophiée, ou de tumeurs comme l'ovaire dégénéré et le fibrome saignant. Sous l'influence du courant, il se forme une telle perturbation dans les tissus, qu'elle est incompatible avec la vie cellulaire.

La gangrène arrive au point visé, la vie des cellules environnantes est profondément troublée par le changement apporté dans le mode ordinaire de leur existence, par la soustraction de l'eau, — par la coagulation des matières protéiques, par l'oxydation des tissus transformés par le fait de décomposition électrolytique, et l'arrivée des acides au pôle positif en composés basiques avec lesquels l'acide peut se combiner et réciproquement dans le fait d'électrolyse négative. Si on joint à cela l'arrêt des vaisseaux qui détermine la formation de l'eschare on aura le tableau complet de l'action locale. Il y a en outre le rayonnement ; il ne faut pas oublier que nous ponctionnons au centre d'une poche, comme dans le cas de la trompe remplie de liquide ou d'une tumeur, comme l'ovaire dégénéré et le fibrome congestionné. Dans tous les cas, nous avons affaire à des tissus gorgés de liquide et très bons conducteurs de l'électricité.

On voit donc combien la composition de ce liquide sera troublée, combien la vie des cellules environnantes sera modifiée et quel retentissement il y aura sur les microbes pathogènes peuplant le liquide ou la muqueuse sous-jacente. N'oublions pas non plus qu'un courant de 300 milliampères donnerait une température de 100 degrés si elle n'était pas contre-balancée, dans les tissus vivants par l'irrigation sanguine.

Sous l'influence du coup de fouet électrique, l'activité de la nutrition, garantie de l'organisme contre les microbes, s'augmente. Les milieux se modifient profondément, la vie s'arrête dans une partie plus particulièrement touchée, la cellule animale est tuée en ce point, avec les agents pathogènes qu'elle comporte ; les cellules environnantes ont reçu une suractivité extraordinaire, grâce à la vie chimique développée par le courant, aux déplacements moléculaires, aux dégagements gazeux, aux rayonnements calorifiques.

Ces cellules surexcitées se débarrassent des produits septiques, qui gênaient leur nutrition, en même temps que le courant produit un milieu non compatible avec la vie des micro-organismes. En un mot, pour finir, la cellule se débarrasse et se reconstitue de sa vie normale et régulière, sous l'influence antiseptique du courant électrique.

Pour démontrer complètement la puissance microbicide du courant continu, je donne le résultat des expériences d'Apostoli et de Laquerrière, et le résumé du mémoire lu par M. Berthelot à l'Académie des sciences dans la séance du 28 avril 1890 :

« L'action antiseptique et microbicide du courant galvanique constant, entrevue et définie par M. Apostoli dès 1886 a été l'objet depuis deux ans des communes recherches de MM. Apostoli et Laquerrière. Dans un pli cacheté déposé le 12 août 1889, ils ont consigné les premiers résultats de leurs expériences entreprises en plaçant d'abord les pôles aux deux extrémités d'une même éprouvette contenant des bouillons de culture, et à peu de distance l'un de l'autre. Toutes leurs expériences ont eu le triple contrôle de l'examen microscopique, de l'ensemencement et de l'inoculation expérimentale à l'animal (lapin ou cobaye). Voici leurs premières et principales conclusions :

« 1° L'action du courant galvanique constant sur des milieux de culture en végétation est en rapport direct avec l'intensité du courant évaluée en milliampères ;

« 2° Pour une même intensité, et toutes choses égales d'ailleurs, il convient de tenir peu de compte de la durée de l'application, l'intensité du courant restant toujours le facteur principal ;

« 3° Un courant de 300 milliampères et au-dessus appliqué pendant cinq minutes, tue constamment la bactéridie charbonneuse ; les ensemencements faits avec la culture ainsi traitée restent stériles et l'inoculation au cobaye reste sans effet ;

« 4° Un courant de 200 à 250 milliampères, appliqué pendant cinq minutes, ne détruit pas sûrement et constamment la virulence ; quelques cobayes meurent encore, mais plus tardivement que les té moins inoculés comparativement avec la même culture non soumise à l'action du courant;

« 5° Un courant de 100 milliampères et au-dessous, même après une application de trente minutes, ne détruit pas la virulence; il se produit une atténuation qui augmente avec l'intensité, et qui s'accuse par ce fait que les cobayes inoculés meurent un à deux jours plus tardivement que les témoins. »

Depuis ces premières recherches, MM. Apostoli et Laquerrière ont établi que ces effets sont indépendants de l'influence thermique qui accompagne toute électrolyse, et ils ont étudié l'influence isolée des pôles et de la portion interpolaire du circuit; voici leurs conclusions complémentaires :

« 1° On peut supprimer expérimentalement les effets calorifiques du courant et obtenir quand même la destruction ou l'atténuation de la vitalité microbienne;

« 2° Le pôle positif seul tue ou atténue la vitalité des organismes pathogènes pour lesquels l'action interpolaire et celle du pôle négatif restent indifférentes;

« 3° L'action antiseptique du pôle positif (dans un milieu de culture distinct, entièrement séparé du pôle négatif) s'exerce à plus faible dose électrique que dans la première expérience (où les deux pôles étant contigus atténuent leur action réciproque). Ainsi le pôle positif ne tue pas à 50 milliampères pendant une durée qui peut varier de cinq à trente minutes; mais au delà l'atténuation commence et grandit progressivement, pour devenir constante dès les cinq premières minutes à la dose de 100 à 150 milliampères;

« 4° La conclusion générale qui se dégage de ces recherches, c'est que le courant continu à dose dite médicale (50 à 300 milliampères) n'a pas d'action *sui generis* sur les cultures microbiennes dans un milieu homogène et que son action polaire positive doit tenir au dégagement des acides et de l'oxygène. »

CHAPITRE XVI

AFFECTIONS DE LA VULVE ET DU VAGIN

L'électricité appliquée méthodiquement est employée souvent dans les affections de la vulve et du vagin. Je vais passer en revue les différentes maladies dans lesquelles on peut l'appliquer, et où elle rendra des services, soit quand la méthode chirurgicale n'aura pas été acceptée, ou qu'elle aura été impuissante, comme dans les cas d'éléphantiasis de la vulve.

HYPERTROPHIES VULVAIRES. — ÉLÉPHANTIASIS DE LA VULVE

Cette affection, qui est rare en France, atteint dans certains pays des dimmensions extraordinaires. On a cité un cas où la tumeur extirpée pesait 8 kg. 700.

On calmera les douleurs au moyen des courants faradiques de tension, c'est-à-dire avec la bobine induite au fil fin et long, et avec l'électrode bipolaire en charbon, promenée sur les points douloureux.

Les séances dureront de cinq à vingt-cinq minutes, jusqu'à ce que les douleurs soient calmées ou atténuées. Les séances auront besoin d'être répétées tous les jours au moins pendant les trois ou quatre premiers jours.

Dès qu'on pourra, on emploiera le courant continu qui est plus actif, et, dans un but curatif.

On placera une électrode sur la muqueuse et une autre sur la peau, avec interposition d'amadou imbibé d'eau. On se servira d'électrodes larges en charbon de cornue offrant une forme oblongue et recouvertes, de peau de chamois qu'on aura soin de mouiller pour la rendre plus conductrice. Les électrodes, seront placées sur les disques en amadou mouillé.

On commencera la séance et on la continuera avec de faibles intensités. Il ne faudra pas dépasser 10 milliampères de crainte de provoquer une eschare.

Les séances seront longues, un quart d'heure, vingt minutes, une demi-heure et plus, suivant la tolérance des malades.

On lavera soigneusement les parties avec de l'eau antiseptique, avant et après l'application électrique.

On pourra combiner avec avantage la faradisation avec la galvanisation. On aura du moins la satisfaction quand la tumeur est douloureuse, d'apporter une amélioration dans la douleur et la gène qu'elle occasionne.

On aura une rémission *symptomatique*, si on n'a pas une régression anatomique.

On a employé encore contre cette affection la volta-poncture, avec des aiguilles isolées dans les trois quarts de leur étendue, qu'on introduit au nombre de 6 à 12 dans chaque tumeur.

C'est le procédé qu'emploient les Dʳˢ Moncorvo et Arango de Rio-de-Janeiro.

On fait l'anesthésie préalable à l'aide d'un appareil de Richardson et on introduit les aiguilles antiseptiques.

Le courant employé est supportable 25 à 30 milliampères. La durée, cinq minutes.

Cette méthode est appelée *électrolyse listérienne*.

On a obtenu d'importants succès dans le traitement de l'éléphantiasis des grandes lèvres avec cette méthode que nous n'avons jamais eu l'occasion d'employer. Les médecins qui s'en sont servi pensent que les meilleurs moyens thérapeutiques contre cette affection sont, l'électricité, sous la forme de courants induits et continus et l'électrolyse, ensemble ou séparément, suivant les circonstances.

Cette affection étant généralement au-dessus des ressources de la thérapeutique médico-chirurgicale, il est bon de connaitre un moyen de traitement qui peut rendre de véritables services.

CHAPITRE XVII

FURONCLES DE LA VULVE

Les furoncles de la vulve seront justiciables de l'emploi méthodique du courant voltaïque à chacune de leur période d'évolution.

Au début on peut arrêter l'évolution d'un furoncle par une simple application voltaïque. Il est nécessaire d'opérer dès la première apparition des symptômes. On obtiendra généralement à cette période, une résolution du furoncle. On enfonce une aiguille à volta-poncture au point malade et on fait passer un courant de 10 à 15 milliampères. Il faut avoir soin d'enfoncer l'aiguille dans le bulbe pileux lui-même pour l'atteindre jusque dans sa partie la plus profonde. Trois à cinq minutes au maximum suffiront. On emploiera de préférence le pôle positif comme décongestionnant. Il peut être utile d'enrayer les furoncles au début chez certains malades diathésiques, comme les diabétiques, par exemple, chez qui les lésions de la peau prennent une importance si considérable. Cette lésion chez la femme est encore assez fréquente.

A la deuxième période, c'est-à-dire à la période suppurative, on se servira du procédé de Tripier, c'est-à-dire de la cautérisation tubulaire pour cautériser la poche et évacuer le contenu. Une seule cautérisation tubulaire suffit généralement.

On enfoncera l'aiguille au centre de la tumeur et on se servira de préférence du pôle négatif comme pôle actif. Cinq minutes seront nécessaires avec un courant de 20 à 30 milliampères. Pansement occlusif antiseptique iodoformé ou boriqué.

Dans son livre, le Dr Boudet de Paris écrit que « les furoncles au début seront arrêtés dans leur évolution au moyen d'une seule application d'électrolyse; mais bien entendu, la réussite ne peut être espérée que si l'on intervient dès l'apparition des premiers symptômes. En observant cette condition nous avons enrayé bien souvent des furoncles chez des malades qui en étaient atteints à certaines époques fixes et qui, grâce à l'électricité, sont délivrés de cette véritable infirmité ».

CHAPITRE XVIII

COLLECTIONS LIQUIDES. — KYSTES ET ABCÈS

Dans les cas où on a affaire à un kyste ou à une collection purulente (abcès de la glande de Bartholin, abcès des grandes lèvres), on peut employer

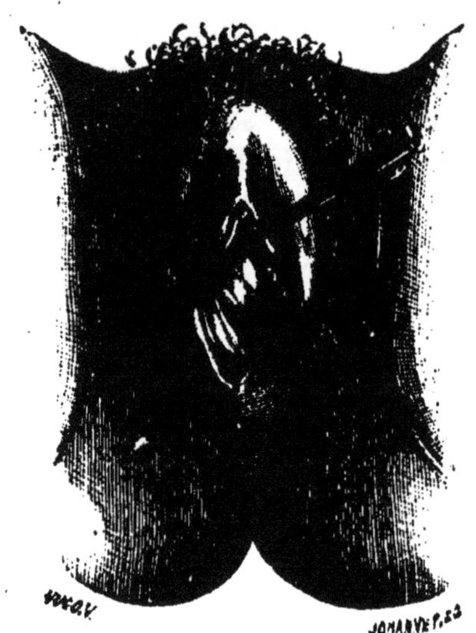

Fig. 52. — Kyste du canal excréteur de la glande vulvo-vaginale remontant jusqu'au-dessus du niveau du méat urinaire dans lequel est introduite une sonde (d'après Huguier).

l'électricité à la cure de ces affections. On se servira de la cautérisation tubulaire (méthode de Tripier) que j'ai décrite dans un chapitre spécial.

On ponctionne le kyste ou l'abcès au moyen d'un trocart qui sert en même temps de conducteur ou d'électrode, l'autre électrode est appliquée sur la peau et sera une électrode en charbon, assez large, recouverte de peau de chamois avec interposition d'un disque d'amadou. On pourra se servir aussi de l'électrode ingénieuse du Dr Boudet de Paris dont nous donnons la figure et dont la partie périphérique représente l'électrode neutre et la partie centrale l'électrode active.

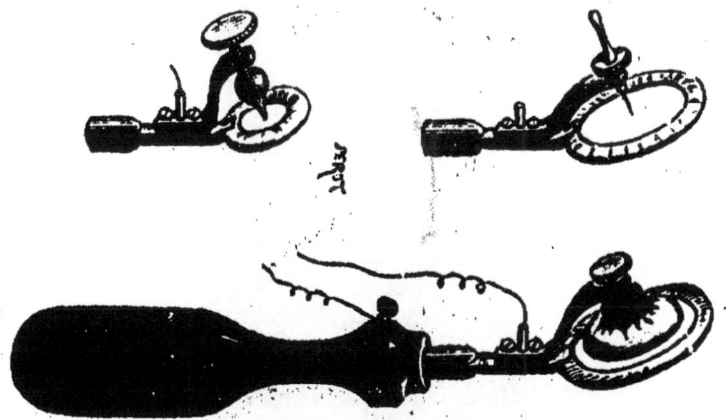

Fig. 53. — Electrode du Dr Boudet de Paris.

On emploiera encore comme électrode neutre le gâteau en terre glaise du Dr Apostoli. On le disposera en rond autour de la tumeur, quand ce sera possible, avec un espace libre circulaire au milieu pour pouvoir ponctionner. Toute l'action du courant sera, de cette façon, localisée au point d'élection. On fait passer un courant suffisant pour former une eschare 30 à 80 milliampères, pendant cinq minutes, de sorte qu'on a ponctionné, évacué, lavé au besoin, et modiflé par l'action locale polaire les parois de la poche, et par l'action interpolaire la surface interne et externe des parois de la tumeur. Pansement antiseptique par-dessus constitué par de la gaze iodoformée, du coton antiseptique et une bande.

Dans les kystes il est bon de promener l'électrode active à l'intérieur des parois de la poche pour bien modifier cette poche, comme dans les abcès de la glande de Bartholin qui sont souvent si difficiles à

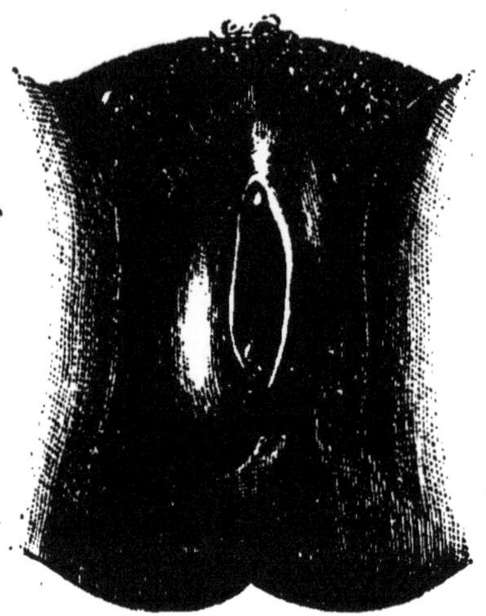

Fig. 54.— Abcès de la glande vulvo-vaginale (d'après Huguier).

guérir radicalement, il est urgent de cautériser fortement la cavité de l'abcès, on pourrait du reste combiner la méthode chirurgicale avec l'électricité de cette façon : ouvrir largement et cautériser électriquement ensuite. Une seule application suffit généralement quand on a eu le soin de produire une eschare assez grande. Il serait toujours loisible d'agrandir la fistule par le même procédé.

Tripier, qui a une grande expérience de ce genre d'opération, rapporte « qu'il a eu occasion souvent d'ouvrir par sa méthode des abcès des grandes lèvres chez des malades, chez lesquelles ils se reproduisaient presque tous les mois à l'époque des règles et s'ouvraient spontanément; les récidives ne se sont plus produites depuis les cautérisations galvaniques datant de plusieurs années ».

CHAPITRE XIX

KYSTES SÉBACÉS DE LA VULVE

Les kystes sébacés de la vulve sont le triomphe de la cautérisation tubulaire. C'est du reste un procédé analogue au traitement des loupes par la cautérisation. Une électrode négative qui sera le trocart sera enfoncée au centre de la tumeur, l'électrode positive sera placée au pourtour comme je l'ai indiqué bien souvent, et on fera passer pendant trois à cinq minutes un courant de 20 à 30 milliampères. S'il n'y a pas de réaction, ce qui arrive souvent, on pourra aller à 50 milliampères. Dans les petites tumeurs on emploiera avec avantage l'électrode circulaire du Dr Boudet de Paris. Une mouche de sparadrap obturera l'orifice et huit à dix jours après l'opération la tumeur pressée, se vide par l'orifice comme une châtaigne cuite. A la fin de l'évacuation on voit apparaître des lambeaux d'une membrane blanche assez résistante quoique molle, qu'on extrait avec une pince. Le cautère formé par la cautérisation tubulaire provoque avec une intensité remarquable ces réactions à distance qu'on a essayé de dépeindre sous les noms de *révulsion* et *substitution*.

Le Dr Boudet de Paris à qui l'on ne saurait contester une grande expérience théorique et pratique en électrothérapie rapporte dans son livre[1] « que l'électrolyse réussit très bien dans les kystes sébacés ». C'est du reste l'avis de tous les médecins qui ont essayé le traitement électrique dans cette affection.

[1] Boudet de Pâris. *Electricité médicale*. Doin, édit., 1889.

CHAPITRE XX

LIPOMES DE LA VULVE

Les lipomes de la vulve sont rares. Ils atteignent quelquefois des dimensions considérables qui les font confondre avec l'éléphantiasis. Quand ils ont ces dimensions, ils sont plutôt du domaine chirurgical pur. Dans les petites tumeurs on peut user du procédé de Tripier, c'est-à-dire de la cautérisation tubulaire.

C'est une volta-poncture qu'on pratique, avec un trocart assez fort, de façon à ce que l'orifice de la cautérisation reste perméable. On se sert d'un gros trocart ordinaire et on ponctionne la tumeur dans sa partie médiane et saillante. La ponction faite on retire le trocart et on peut lui substituer une tige mousse en platine qui forme l'électrode active négative et qui pourra être l'hystéromètre en platine, pour ne pas compliquer l'instrumentation. L'autre pôle sera placé suivant la configuration des parties autour de la tumeur ou sur le ventre de la malade et pourra être le gâteau ordinaire de terre glaise. Un courant de 28 à 30 milliampères, est généralement bien supporté. On pourra aller à 40 si la femme est tolérante. Cinq minutes seront suffisantes pour former une eschare et un puits dans la tumeur. Le tout sera fait antiseptiquement, c'est-à-dire que

la tumeur sera rasée, lavée, nettoyée ; que les instruments et les mains seront propres. On appliquera
de la pommade boriquée pour le pansement et on
pourra laisser dans l'orifice de ponction un crin de
Florence aseptique, mouche de sparadrap par-dessus.
Les suites de l'opération sont simples. Les femmes
peuvent vaquer à leurs occupations. Tous les deux
jours on renouvelle le pansement. Au besoin on fait
une deuxième volta-poncture si c'est nécessaire,
par suite de l'obturation de l'orifice cutané. L'opération sera exclusivement *négative*. La guérison arrivera, suivant la grosseur de la tumeur, de trois semaines à un mois et demi après l'application du
traitement.

CHAPITRE XXI

DILATATIONS VARIQUEUSES. — THROMBUS DE LA VULVE

On a tout intérêt en présence d'une tumeur variqueuse, à essayer de faire résorber le contenu de la poche. L'électricité rendra des services par l'emploi de la volta-poncture positive, qui fera coaguler le sang, qui réduira le volume de la tumeur et la mettra dans les meilleures conditions pour que la résorption se fasse.

Le procédé sera le même que celui qu'on emploie pour l'anévrisme de l'aorte.

On enfoncera dans la partie de la peau la moins amincie la pointe d'un trocart filiforme, ou bien une ou deux aiguilles, suivant la grosseur de la tumeur ; on reliera ces aiguilles au pôle *positif*, le pôle négatif pourra être appliqué sur le ventre ou la cuisse. Un courant de 20 à 25 milliampères suffira pendant cinq minutes. On aura soin de retirer l'aiguille ou le trocart par un léger mouvement de torsion, parce que le caillot qui se formera adhérera à l'instrument. Cette méthode est particulièrement avantageuse, parce qu'elle solidifie le contenu de la poche ou de la varice et qu'on peut obtenir plus facilement, par cela même, la résorption du caillot. De plus, dans le cas où il se produirait soit un sphacèle de la peau, ou soit une rupture quelconque, on n'aurait pas à craindre l'hémorrhagie, si redoutable dans les cas de thrombus.

Il est inutile d'ajouter que la technique opératoire sera, dans ce cas, la même que celle que je viens de décrire.

CHAPITRE XXII

ULCÉRATIONS. — CHANCRES

Les chancres plus ou moins phagédéniques, les ulcérations de la vulve, de la fourchette, des grandes et des petites lèvres, seront modifiées avantageusement par le courant voltaïque. On se procurera une électrode en charbon de la forme et de la dimension de l'ulcère. Ce sera le pôle actif, de préférence positif, à moins d'indications spéciales. L'autre pôle sera situé concentriquement autour de l'ulcère et pourra être constitué par la terre glaise, par de l'amadou mouillé, par une électrode concentrique spéciale (Boudet de Paris), pour condenser sur la plaie et à son pourtour, toute l'intensité du courant voltaïque (Apostoli).

Il sera nécessaire de faire passer un courant assez intense, 50 milliampères, par exemple, supportable, mais allant à la limite de la tolérance. Cinq minutes seront nécessaires.

Pansement antiseptique après, à l'iodoforme de préférence. Lavage antiseptique avant, de l'ulcère et des instruments.

On modifiera de cette façon des ulcères rebelles, de longue durée, qui avaient résisté à beaucoup de traitements.

Il faudra généralement plusieurs applications voltaïques.

On fera la deuxième séance six à huit jours après la première. Dans les ulcérations rebelles, il faut généralement quatre séances, mais dès la première, la physionomie de l'ulcère est avantageusement modifiée, et quelquefois la cicatrisation est déjà assez avancée pour éviter une deuxième application. Cela dépend de la grandeur, de l'ancienneté et de la malignité de la lésion.

CHAPITRE XXIII

VÉGÉTATIONS. — SYPHILIDES DE LA VULVE

Dans les cas de végétations de la vulve, on peut se servir de la volta-poncture suivant une méthode très facile à exécuter. Si la végétation est assez grosse pour qu'on place deux aiguilles à sa base, on le fera de préférence pour concentrer *in situ*, toute l'intensité du courant. Dans le cas où la végétation est très petite, on peut mettre une seule aiguille à sa base et appliquer le pôle neutre à la périphérie (électrode large en charbon recouverte de peau de chamois et d'amadou mouillé, petit gâteau de terre glaise, etc.). On fera passer un courant de 10 à 25 milliampères dans les deux cas, trois minutes en moyenne, et on verra dans la même séance la végétation tomber.

Une autre méthode consiste, quand les végétations sont peu nombreuses, à faire passer un courant, l'électrode étant dans la position décrite plus haut, d'une haute intensité, 100 milliampères, par exemple, pendant trois secondes. La vitesse et l'énergie du courant remplaçant la lenteur et la longueur du premier procédé qui est moins douloureux et qu'on peut toujours appliquer dans tous les cas, surtout chez les femmes timorées, redoutant d'une façon extraordinaire l'instrument tranchant, ou les caustiques ordinairement employés.

Un troisième procédé consiste à appliquer une électrode en charbon au sommet de la végétation et de faire passer un courant de 25 à 30 milliampères cinq minutes, l'autre électrode sera placée comme il est dit plus haut et pourra être l'électrode concentrique du Dr Boudet de Paris.

L'électrode active serait la pointe concentrique rendue mousse.

Quand les végétations sont très volumineuses, on les circonscrit avec le nombre d'aiguilles nécessaires et on réunit tous les pôles du même nom sur une électrode bi ou quadrifurquée suivant les besoins. Les aiguilles seront enfoncées de façon à être à 1 centimètre environ les unes des autres et offrir la disposition figurée par le schéma suivant.

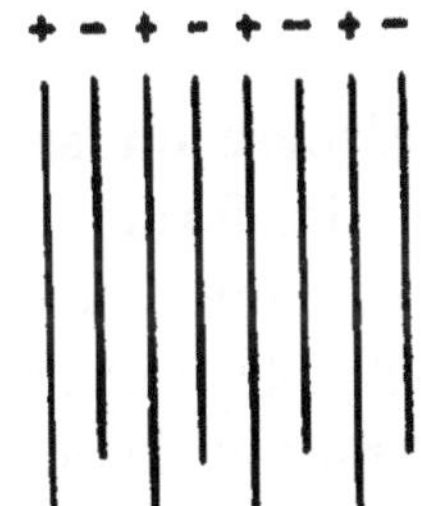

Fig. 55. — Schéma des aiguilles.

CHAPITRE XXIV

LUPUS OU ESTHIOMÈNE DE LA VULVE

L'esthiomène[1] se présente à l'œil nu tantôt par des ulcérations s'étendant en surface, tantôt au contraire, gagnant en profondeur et entourés de tissus indurés épaissis, souvent très augmentés de volume. Dans un cas on a affaire à un ulcère, dans l'autre à une tumeur. C'est ainsi qu'on divise au point de vue clinique les deux espèces principales : en forme ulcéreuse et forme hypertrophique.

Cette division nous donnera la méthode de traitement.

Dans la forme ulcéreuse on se servira de la chimicaustie et dans la forme hypertrophique de la volta poncture, et pour mieux dire on combinera souvent les deux méthodes l'une avec l'autre. Il s'agit de détruire le processus et de modifier la nutrition.

La chimicaustie sera faite avec une électrode en charbon qui formera le pôle actif et d'une électrode neutre appliquée en cercle et se moulant exactement sur la périphérie de l'ulcération. On donnera dans ce cas la préférence à l'électrode en terre glaise qui se moulera mieux sur les parties périphériques.

[1] De Sinéty. *Manuel de gynécologie*. Doin, édit

Le pôle actif sera en général positif. Des courants
de 50 à 100 milliampères seront appliqués suivant le

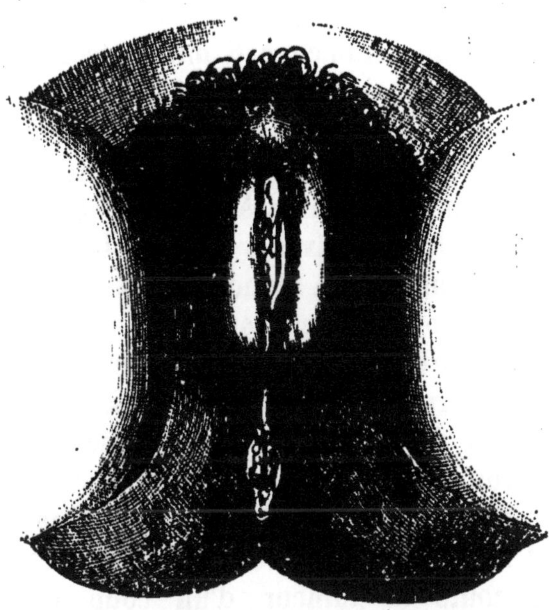

Fig. 56. — Esthiomène perforant et hyperthrophique
de la vulve et de la région anale (d'après Huguier).

degré de tolérance des malades. Si l'électrode est
insuffisante comme grandeur pour cautériser toute
la masse d'un seul coup, on fera deux ou trois applications successives. Il vaut mieux avoir une électrode
appropriée à la grandeur de l'ulcération et la recouvrant exactement. La douleur, si intense qu'elle soit,
sera mieux supportée pendant 5 minutes que pendant
15. Lavages antiseptiques avant et après l'opération.
Sécher la plaie et appliquer un pansement sec à
l'iodoforme. Les séances seront continuées tous les
cinq ou six jours suivant l'élimination de l'eschare

et suivant la congestion et l'irritation des parties.

Quand le lupus est hypertrophique et forme une tumeur, on peut lui appliquer avec succès la volta-poncture. On circonscrit la tumeur par une série d'aiguilles qu'on enfonce à 8 millimètres environ les unes des autres de façon que la première aiguille positive en or ou en platine soit à 8 millimètres de la deuxième négative en acier et ainsi de suite. On relie toutes les aiguilles positives à un rhéophore quadrifurqué positif, les négatives à un semblable négatif et on peut commencer la séance par 15 milliampères pour aller à 20 ou 25. Il est rare qu'on dépasse cette intensité à cause de la douleur, qu'on pourrait vaincre par la chloroformisation si c'était nécessaire, ou par une injection de cocaïne. On peut donc dans une séance circonscrire 10 à 12 centimètres de tumeur suivant le nombre des aiguilles — 12 est le maximum — quand la patiente est éveillée. On pourrait circonscrire toute la tumeur d'un coup avec un nombre suffisant d'aiguilles si la malade était anesthésiée, on prolongerait moins la séance, cinq minutes seraient suffisantes comme durée.

On peut recommencer la séance de l'autre côté, quand on n'a circonscrit qu'une moitié de la tumeur, le lendemain de la première opération. Les autres séances seront continuées de la même façon ou combinées quand c'est nécessaire avec la chimicaustie

Ant'sepsie rigoureuse avant et après et pansement sec iodoformé, comme il est dit plus haut.

Je n'ose dire qu'on arrivera à la guérison radicale, mais on aura certainement une amélioration mar quée, surtout dans les symptômes. Les douleurs, les cuissons, les brûlures s'atténueront, la plaie prendra un meilleur aspect, il y aura une rémission, sinon une régression dans l'ensemble de cette affection qui passe pour incurable et qui fait le désespoir du malade et du médecin, qui récidive souvent après l'opération. C'est dans ces cas que la méthode électrique sera employée par nécessité. Dans quelques autres, après de nombreuses séances, et un traitement qui ne demandera jamais moins de cinq à six mois, vous pourrez espérer arriver à une amélioration, simulant une guérison. On peut néanmoins guérir les petites ulcérations et les petites tumeurs, par ce moyen.

CHAPITRE XXV

TUMEURS VASCULAIRES-ÉRECTILES
DE LA VULVE

Quand la tumeur forme une saillie au dehors il est préférable de l'entourer à sa base d'une série d'aiguilles positives et négatives séparées entre elles d'un espace de 8 millimètres au moins, et 1 centimètre au plus, de façon que la première aiguille positive soit située à 8 millimètres de la deuxième négative et ainsi de suite. On reliera toutes les électrodes positives au pôle positif au moyen d'une électrode multifurquée et toutes les négatives à une autre semblable. Le courant employé sera d'une intensité comprise entre 20 et 30 milliampères. On peut circonscrire avec douze aiguilles une circonférence égale à 10 centimètres environ. Si l'opération était douloureuse on pourrait diminuer la douleur au moyen d'une injection de cocaïne ou d'une chloroformisation préalable si la tumeur était volumineuse et qu'on eût besoin de faire deux applications successives. La durée de la séance sera de cinq minutes pour former une eschare suffisante.

On peut recommencer la séance le lendemain pour la portion de la tumeur qui n'a pas été touchée par la première opération. Pansement sec iodoformé après.

Antisepsie avant.

Quand la tumeur ne forme pas un relief très appréciable et qu'elle est peu volumineuse, une ou deux aiguilles positives à sa base et une au sommet font coaguler le sang et oblitérer les petits vaisseaux. Le pôle négatif sera placé autour de la tumeur, ou bien à quelque distance et sera constitué par un tampon de charbon reposant sur de l'amadou imbibé d'eau, ou sera formé d'une masse de terre glaise — ce qui est préférable. On pourra faire durer l'opération le

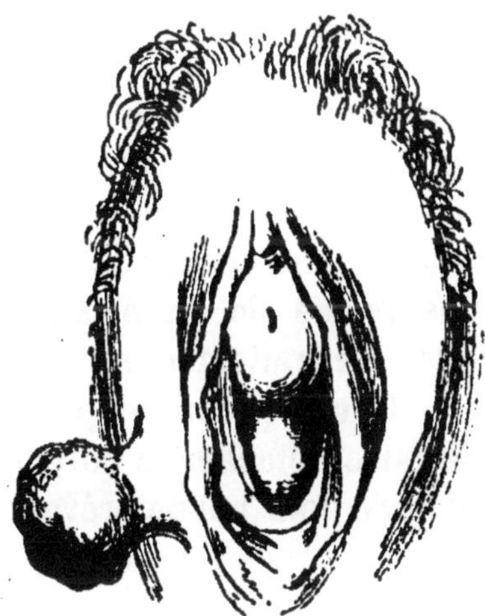

Fig. 57.
Tumeur érectile de la vulve.

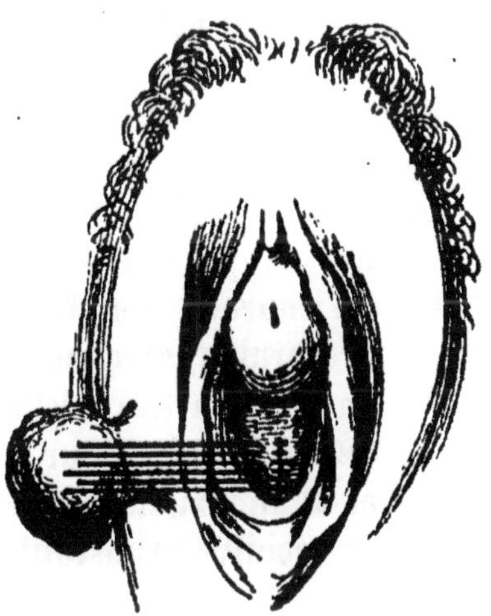

Fig. 58. — Position des aiguilles.
Coupe de la tumeur.

temps nécessaire à la formation d'une eschare centrale. Cinq à huit minutes suffiront. L'intensité sera de 20 à 30 milliampères.

Ce procédé offrira sur les méthodes d'excision l'avantage d'être hémostatique. La tumeur tombera dans une seule séance sans une goutte de sang si elle n'est pas trop volumineuse.

CHAPITRE XXVI

POLYPES DE L'URÊTHRE

Les polypes de l'urèthre sont muqueux ou papillaires. Ils sont généralement douloureux, bien qu'ils
présentent des degrés variables de sensibilité. Ils
peuvent même être très douloureux sans présenter
de lésions de leur surface. Le traitement électrique
des polypes de l'urèthre consiste dans des applications
du courant voltaïque sous forme de chimicaustic
uréthrale (galvanocaustique). Le traitement se divise
en deux parties distinctes : 1° une première partie
curative qui a pour but de faire détacher le polype,
et 2° une partie *préventive* qui a pour but de prévenir
la récidive (Apostoli).

TRAITEMENT CURATIF

Technique opératoire

La vulve et le vagin étant rendus aseptiques par
des lavages bien faits avec un liquide antiseptique,
les instruments et les mains de l'opérateur étant également aseptiques, on découvre avec les doigts de la
main gauche, l'orifice de l'urèthre, en écartant les

lèvres et on voit souvent le polype faire saillie à l'orifice.

On introduit alors une électrode en charbon appropriée au calibre du canal et d'une profondeur suffisante pour dépasser la base d'implantation du polype. Généralement 2 à 5 centimètres sont nécessaires. Pour les chimicausties (galvanocaustiques) de peu de profondeur on se servira de l'électrode du Dr Apostoli qui mesure 2 centimètres. Pour les chimicausties plus profondes on pourra employer mon électrode qui mesure jusqu'à 5 centimètres de longueur.

Choix du pôle.

L'électrode introduite, et dépassant la base d'implantation du polype; il est nécessaire de distinguer dans l'application du pôle. Généralement le pôle négatif est plus douloureux mais en revanche il est plus dénutritif et plus actif.

Le polype se détache plus vite avec une application négative qu'avec une positive. Nous donnons cependant la préférence à cette dernière, dans les cas où le polype est très friable et saignant.

INTENSITÉ

L'intensité sera de 30 à 70 milliampères, c'est-à-dire une dose tolérable pour les femmes, qu'il ne faut pas faire trop souffrir. Il est utile aussi de ne pas faire des cautérisations trop profondes qui pourraient laisser à leur suite des atrésies plus ou moins grandes du canal de l'uréthre.

DURÉE

La durée sera de cinq minutes excepté dans certains cas exceptionnels où l'on voudra cautériser toute la muqueuse uréthrale et tourner autour du pédicule. six à huit minutes seront en tout cas très suffisantes.

ANESTHÉSIE

Il est inutile d'endormir les malades puisque l'opération doit toujours être supportable et qu'on ne doit employer que de petites intensités.

Lavages antiseptiques après la séance et tampon de gaze iodoformée à l'entrée du vagin.

NOMBRE DES SÉANCES

Une seule séance suffit généralement pour faire détacher le polype. En tout cas, on doit attendre au moins une dizaine de jours, avant d'en faire une seconde. Dans le traitement consécutif, préventif, dont je parlerai plus loin, il faut faire deux ou trois séances, pour empêcher la récidive. Au total quatre à cinq séances espacées en deux mois de temps environ.

SUITES DE L'OPÉRATION

Les suites sont toujours simples. La femme ne souffre pas ou peu de l'opération. Le bénéfice qu'elle retire de cette opération est immédiate. Dans les observations que nous avons réunies sur ce mode de traitement pratiqué par notre maître le Dr Apostoli, nous avons relaté toujours un apaisement des symptômes nerveux réflexes — plus de picotements au méat, — plus d'envies fréquentes d'uriner, — plus de cuissons — plus de démangeaisons — plus de douleurs de cystite — plus d'eczéma vulvaire, — meilleur état général en ce qui concerne l'appétit et le sommeil.

Localement, après la séance, le polype prend une teinte rouge foncée, lie de vin. Les jours suivants, il est noirâtre, affaissé, mollasse et il se détache à une époque variable du huitième au douzième jour.

Quand l'eschare est tombée, la cicatrisation sous-jacente a marché de pair et la femme ne souffre pas davantage de cuissons, que pourrait occasionner une plaie, si elle était au vif.

TRAITEMENT PRÉVENTIF

Quand le polype est détaché, le traitement électrique n'est pas fini. La période préventive commence. Il ne faut pas se contenter de guérir le polype, il faut empêcher la production de nouveaux polypes, ce qui n'est pas rare. J'ai vu des cas, où les femmes présentaient deux ou trois récidives, dans le temps où je faisais de la chirurgie dans un hôpital en province, et où je traitais les polypes par l'excision, jointe quelquefois à la cautérisation du pédicule. Plusieurs de nos confrères, entre autres le Dr Delbet (de la Ferté), m'ont affirmé avoir vu, après l'excision d'un polype, l'apparition d'un ou de deux autres nouveaux polypes sur des parties différentes du canal de l'urèthre de la femme. Cette *diathèse polypeuse* est souvent accompagnée de calculs que je laisse aux spécialistes.

Le traitement préventif consiste à cautériser la muqueuse de l'urèthre qui est toujours malade.

On devra faire encore deux ou trois cautérisations espacées tous les quinze jours au moins, négatives, faibles, de 30 à 40 milliampères, de la muqueuse uréthrale avec mon électrode en charbon de 5 centimètres, enfoncée dans le canal.

Durée quatre à cinq minutes. Antisepsie consécutive.

Les rétrécissements du canal de l'urèthre ne sont pas à craindre chez la femme et n'ont jamais été constatés à la suite de la médication électrique.

CHAPITRE XXVII

ANOMALIES DE LA VULVE ET DU VAGIN

On a beaucoup employé l'électricité dans les anomalies du vagin. M. Lefort s'en est servi pour creuser un canal vaginal à travers les tissus, mais sans aborder ici la grande chirurgie, les médecins sont souvent appelés pour des malformations moins considérables que l'absence de vagin. L'imperforation de l'hymen, les cloisonnements du vagin incomplets le plus souvent, les brides qui peuvent se rencontrer et qui s'opposent, soit au coït, soit à l'écoulement des règles, sont justiciables d'une intervention électrique sous forme de chimicaustie.

Dans les cas d'imperforation de l'hymen ou dans ceux dans lesquels l'hymen forme une membrane dure, épaisse, et résistante qui s'oppose aux rapprochements sensuels, on pourra se servir de l'électrolyse linéaire pour remédier à ce défaut de conformation.

On n'aura pas à craindre l'hémorrhagie qui est l'écueil dans les procédés d'excision. Dans les cas de brides vaginales on pourra se servir du même procédé.

On pourra combiner dans certaines affections la chi-

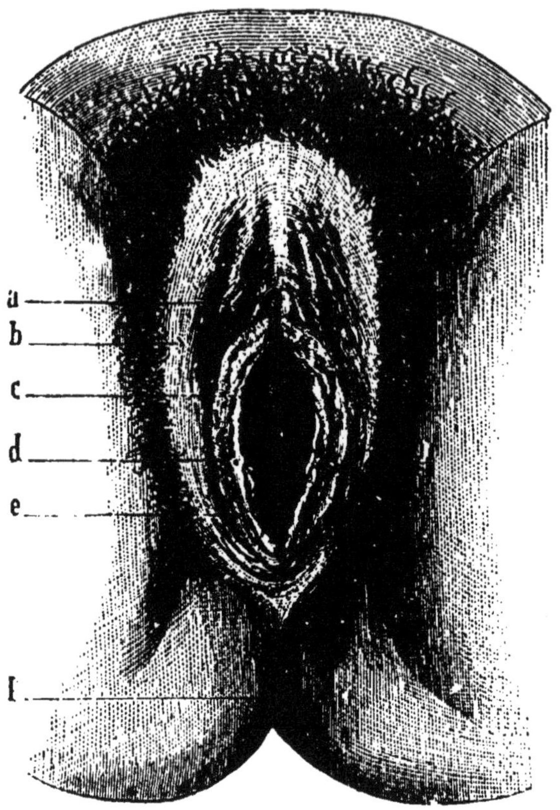

Fig. 59. — Organes génitaux externes de la femme.

a, clitoris. — b, grandes lèvres. — c, méat urinaire. — d, petites lèvres. — e, hymen. — f, anus.

micaustie (galvanocaustique chimique) et la thermocaustie (galvanocaustique thermique).

CHAPITRE XXVIII

VAGINISME

S'il est une affection rebelle à tous les traitements, c'est certainement celle dont nous nous occupons. L'électricité sous forme de faradisation en a souvent raison quand elle n'est pas secondaire, c'est-à-dire liée à une fissure, à des excoriations, à une tumeur quelconque du vagin ou de l'urèthre. Il faut alors guérir la cause primitive ; même dans ces cas, la faradisation avec le courant de tension amène un soulagement manifeste, et une guérison durable quand la maladie est essentielle ou d'origine nerveuse. On se servira du courant de tension ; on emploiera de préférence l'électrode bipolaire vaginale du Dr Apostoli et on tâchera d'atteindre le *maximum de tension.* On promènera l'électrode dans tous les points du vagin et l'on aura soin d'appuyer un peu sur la fourchette, généralement douloureuse, et dans tous les points sensibles.

Dans les cas où le vaginisme est lié à une hypéresthésie localisée d'un point où d'une zone du vagin, il faudra placer l'électrode bipolaire en charbon sur ce point ou sur cette zone. On voit parfois l'hymen acquérir un degré d'hyperesthésie telle que, malgré son peu d'épaisseur, il s'oppose au coït ; quelquefois la partie antérieure seule est hyperesthésiée et la partie postérieure insensible. L'application faradique à raison de tous ces états douloureux.

Les séances auront une durée variable ; il est nécessaire qu'elles aient une certaine durée de dix minutes à une demi-heure ; quelquefois on obtient un résultat immédiat dès la première séance (Apostoli). En tout cas, dans une affection aussi rebelle que celle-là, il faudra y mettre une certaine persévérance. Il est nécessaire, quand même l'affection aurait cédé à la première application, de continuer les séances régulièrement au moins pendant quelques jours, et les espacer ensuite tous les deux jours après la première semaine.

RÉSUMÉ DU TRAITEMENT ÉLECTRIQUE DU VAGINISME

OPÉRATION. — *Faradisation* { vulvaire / vaginale } choix suivant douleur.

ELECTRODE { *bipolaire vaginale* (grosse — choix. / *bipolaire charbon-* (petite — nécessité. / *vulvaire* }

COURANT. — *Tension*, exclusif.

INTENSITÉ. — 0 à *maximum*.

DURÉE. — *Longue*. Dix minutes à une demi-heure, proportionnelle à effet sédatif.

ANTISEPSIE moins rigoureuse.

CHAPITRE XXIX

ANALGÉSIES ET ANESTHÉSIES VULVAIRES
VAGINALES ET UTERO-OVARIENNES

Dans les cas d'analgésie il faut donner la préférence aux courants qui agiraient le plus vivement sur la sensibilité de l'organe analgésique, si celui-ci se trouvait dans les conditions physiologiques normales. C'est donc aux courants induits qu'il faut avoir recours et à ceux de *tension* plutôt qu'à ceux de *quantité*. L'orientation du courant n'est pas non plus, indifférente. Le courant induit de rupture provoque des réactions plus vives de la contractilité et de la sensibilité. Dans les applications médicales, on envisage les courants successifs comme s'ils étaient tous de même sens que le courant induit de rupture, et ce dernier donne, comme nous l'avons dit, les noms de ses pôles aux extrémités des rhéophores auxquels s'attachent les excitateurs. Or, on peut constater, que si l'on applique deux excitateurs sur des parties de même sensibilité, la douleur est plus vive au niveau de l'excitateur en rapport avec le ... phore négatif. Par suite, si l'on agit sur des sur-
... es de sensibilité inégale, il faut mettre l'excitateur négatif en rapport avec la partie la moins sensible.—

Des séances assez longues seront nécessaires, dix et quinze minutes quelquefois, en arrivant progressivement à la tension maximum. On recommencera les séances souvent, tous les jours, — au besoin deux fois par jour. N'opérer que pendant les intervalles intermenstruels. Tripier préfère les courants induits de *haute tension* dans les cas d'anesthésies vulvaires et ceux de basse tension dans les cas d'anesthésies utéro-ovariennes.

AFFECTIONS DE L'UTÉRUS

CHAPITRE XXX

UTÉRUS IRRITABLES. — HYPÉRESTHÉSIES UTÉRINES

On sait qu'on peut couper, brûler le col de l'utérus
sans que la femme en ait conscience. Si on presse,
par le toucher, sur le corps de l'utérus, cette pression n'amène ordinairement qu'une sensation pénible, qui ne tarde pas à disparaître. Dans certaines
circonstances, la région du col, si indolente à l'état
normal, acquiert une sensibilité extraordinaire. On
peut à peine y toucher sans que la femme se plaigne
beaucoup, jette parfois un cri. — La pathogénie des
utérus irritables n'est pas faite et on en est réduit
aux hypothèses pour l'expliquer. On sait, par exemple, que dans la névralgie lombo-abdominale il y a
un point douloureux situé à l'union du corps et du
col et surtout à gauche. Je n'essaierai pas d'entre-
prendre d'expliquer ce phénomène, qui est en dehors
des limites de ce livre. Je veux seulement en donner
le traitement électrique, quelle qu'en soit la pathogénie. Quand on a affaire à un utérus sensible, douloureux, avec ou sans lésion, on doit d'abord faire

disparaître la douleur pour permettre ensuite, s'il existe une lésion, d'en faire le traitement nécessaire, impossible sans la tolérance de la malade. C'est encore au courant faradique qu'il faut avoir recours. On se servira du courant *de tension*, c'est-à-dire de la bobine au fil fin et long, et de l'électrode utérine bipolaire du Dr Apostoli. On introduira cette électrode dans la cavité cervicale en prenant toutes les précautions antiseptiques nécessaires, c'est-à-dire : lavage des mains de l'opérateur, lavage du vagin — avec un liquide antiseptique au sublimé, à l'acide phénique — à la créoline — l'électrode, désinfectée préalablement par un séjour suffisant dans l'eau bouillante, sera trempée dans une solution d'éther iodoformé. La durée de l'application est variable, il faut arriver progressivement à la tension maximum. Dix à quinze minutes sont souvent nécessaires (Apostoli). On fera en sorte que l'électrode touche tous les points de la cavité cervicale et de la muqueuse intra-utérine.

Généralement, une première application amène toujours un soulagement marqué et une diminution, quelquefois même une disparition de la douleur. Il faut bien se garder, même dans ce cas, d'interrompre le traitement qui doit être continué encore quelques jours ou remplacé par le traitement électrique de la lésion concomitante.

CHAPITRE XXXI

RÉTRÉCISSEMENT DU CANAL CERVICAL
ATRÉSIE DU CANAL UTÉRIN

Que l'atrésie siège dans n'importe quelle partie du canal utérin, le traitement électrique est le même. Il est nécessaire avant de commencer toute application électrique sur l'utérus de s'assurer de l'intégrité des annexes. S'ils étaient malades, il faudrait une certaine prudence dans l'application électrique du traitement de l'atrésie. On aura recours dans le cas d'atrésie ou de rétrécissement du canal utérin à une chimicaustie négative intra-utérine avec l'hystéromètre en platine.

TECHNIQUE OPÉRATOIRE

Le siège du rétrécissement étant connu, et les précautions antiseptiques prises, on introduit doucement l'hystéromètre en platine garni de son manchon isolateur jusqu'au siège du rétrécissement. On s'assure par la pression et par des mouvements latéraux et de rotation qu'on est bien sur l'endroit rétréci. L'électrode cutanée en terre glaise étant placée sur le ventre de la femme, on commence couple par couple l'application du courant négatif à l'électrode en platine. On commence par 30 milliampères pour porter rapidement le courant de 50 à 70, au besoin à 100 milliampères. Pendant l'application, il n'est pas rare de sentir l'hystéromètre franchir l'obstacle et pénétrer jusqu'au fond de la cavité utérine. On n'en continue pas moins l'application pendant cinq minutes. On arrête doucement et progressivement, couple par couple, comme on a commencé. Nouveau lavage antiseptique du vagin et au besoin tampon de gaze iodoformée. Il est nécessaire qu'après l'opération, la femme garde le lit, ou se repose au moins deux heures, si l'opération a lieu dans le cabinet, avant de regagner son domicile. C'est une règle absolue sur laquelle je reviendrai souvent. On recommencera l'opération, si c'est nécessaire, seulement une semaine après. Il peut arriver que plusieurs opérations soient nécessaires, surtout quand on a affaire à une atrésie de tout le canal utérin. Néanmoins, dès la première séance, la femme éprouve du soulagement, et si les limites de cet ouvrage ne nous imposaient pas une certaine réserve, nous donnerions quelques observations des plus concluantes. Je citerais surtout une femme que j'ai vue avec le Dr Michaux, d'Aubervilliers, et qui souffrait constamment, depuis des années, avec des exaspérations diurnes quotidiennes, que rien ne pouvait calmer, qui avait tout pris, et tout fait et qu'une seule application de chimicaustie négative a guérie. C'était une atrésie de l'orifice cervical. Il est nécessaire de passer des hystéromètres de bon calibre de temps à autre pour s'assurer de la perméabilité du canal. Le Dr F. Hewson Bradford [1] rapporte (*Notes of gynecological Cases treated by electricity*) qu'il fit six applications de galvano-caustiques positives pour un cas de sténose de l'orifice utérin, avec le plus grand succès. Nous préférons le pôle négatif. C'est celui-là que le Dr Apostoli applique exclusivement dans ces cas.

[1] Dr Bradford. *Annals of gynecology.* (F. W. Custing, editor, january 1882.)

CHAPITRE XXXII

RÉTRÉCISSEMENT SPASMODIQUE DE L'ORIFICE INTERNE. — SPASME DE L'UTÉRUS

Quand on fait l'hystérométrie un peu brusquement, ou chez certaines femmes à réaction vive, on est quelquefois tout à coup arrêté à l'orifice interne, au niveau de la jonction du corps avec le col, par un état spasmodique de contracture qui empêche l'hystéromètre de passer. Il n'y a aucun obstacle dans le canal qui présente la largeur normale, c'est un état réflexe semblable à celui que présente le col de la vessie à l'exploration par le cathétérisme. Généralement cet état spasmodique ne dure pas. On en viendrait facilement à bout du reste en laissant l'hystéromètre en place et en faisant passer un courant continu de faible intensité, 25 à 30 milliampères pôle négatif de préférence. C'est un incident rare qui peut quelquefois arriver chez des femmes dont on a exploré maintes fois le conduit utérin et qu'on a laissées quelque temps sans pratiquer l'hystérométrie.

CHAPITRE XXXIII

SUBINVOLUTION UTÉRINE

Quand la fibre musculaire est relâchée et qu'après l'accouchement ou l'avortement, l'utérus ne revient pas sur lui-même, par défaut de contractilité ou par engorgement, on dit qu'il est en subinvolution. L'électricité appliquée méthodiquement est l'agent thérapeutique par excellence de cet état. Faut-il appliquer, comme le veut Tripier, exclusivement la faradisation? Ou bien faut-il faire d'emblée une chimicaustie intra-utérine, comme le fait souvent notre maître le D<r> Apostoli? L'étiologie de l'affection nous indiquera la règle de conduite que doit tenir le médecin.

Tantôt, en effet, la subinvolution est d'origine non infectieuse liée à un utérus sans contractilité, dont la fibre musculaire a été épuisée par un long et pénible travail, par une maladie générale ou par une constitution misérable et affaiblie. Tantôt la subinvolution est infectieuse. C'est l'idée qui domine actuellement la pathologie de la subinvolution et que je résume en deux mots : tout utérus en subinvolution est un utérus qui suppure ou qui a suppuré. Comme le courant électrique voltaïque est un des plus puissants antiseptiques que nous possédions, il guérira rapidement cette affection. Il n'y a donc pas besoin d'employer une autre méthode que la méthode électrique puisqu'elle pare à tout, suivant deux modes différents d'emploi qui peuvent s'énoncer ainsi : *guérir la septicémie, stimuler la contractilité musculaire de l'utérus.*

Tripier est partisan exclusif de la faradisation parce qu'il doute de l'origine infectieuse de la subinvolution. Il faradise l'utérus, depuis 1859, tant qu'il est gros, lourd et gorgé de sucs, mais jamais il ne fait de la voltaïsation.

Je ne suis pas un partisan aussi exclusif d'une méthode unique et je systématise, comme le Dr Apostoli, les applications électriques d'après l'étiologie de la subinvolution. Nous savons que l'utérus qui reste gros est généralement gorgé de produits septiques ou bien qu'il est sous l'influence d'un vice de nutrition générale. Tous les accoucheurs font de l'antisepsie sévère, et cependant ils remarquent que chez les femmes affaiblies, misérables au point de vue physiologique, l'utérus reste gros par défaut de contractilité et par relâchement de la fibre musculaire. Je ne veux point faire l'histoire de ces utérus *torpides* chez lesquels l'élément septique manque absolument.

Quand c'est la septicémie qui occasionne la subinvolution, il faut aller directement à la cause et la supprimer. Il faut donc faire une chimicaustie intrautérine d'emblée.

Dans le cas d'utérus torpide sans infection, il faut faire une application faradique avec le courant de quantité (fil gros et court) pour stimuler les contractions utérines, activer la circulation et amener le dégorgement de l'organe.

Dans un cas, on recherche une action chimique antiseptique, dans l'autre une action mécanique.

Technique du traitement électrique de la subinvolution non infectieuse (par défaut de tonicité, engorgement, etc.).

FARADISATION

L'antisepsie sera réalisée par un lavage du vagin, des instruments et des mains de l'opérateur. On pourra tremper, pour plus de sécurité, l'électrode bipolaire dans une solution d'éther iodoformé. Le doigt indicateur de la main dont on est le plus habile est porté jusque sur le col de l'utérus, la main en pronation, et sur la face palmaire de ce doigt on glisse l'électrode doucement, en s'arrêtant au besoin, jusqu'au fond de l'utérus. On appuiera de préférence l'extrémité de l'instrument sur la face antérieure de l'utérus à cause du rayonnement possible du courant sur le plexus sacré, ce qui occasionnerait une réaction très douloureuse dans les cuisses par l'intermédiaire des sciatiques. Dans le cas où l'on voudrait appliquer la méthode utéro-sus-pubienne de Tripier, il faudrait se servir de son électrode unipolaire appliquée sur la partie antérieure du canal utérin, l'autre étant placée au-dessus du pubis.

COURANT

Le courant employé sera exclusivement le courant

11.

de quantité, c'est-à-dire avec le fil gros et court. On a, en effet, pour but de faire contracter la fibre musculaire et non pas d'agir sur le système nerveux. Ce n'est que par exception, si on se trouvait en présence d'une femme ayant une réaction douloureuse trop vive par suite d'un utérus irritable, ou chez une nerveuse, qu'on serait autorisé à faire une application du courant de tension (fil fin et long) pour calmer cette susceptibilité douloureuse avant de procéder à l'application du courant de quantité. On pourrait même appliquer la faradisation des deux manières pendant la même séance en commençant par la tension pour finir par la quantité.

INTENSITÉ

L'intensité sera supportable, il faut cependant savoir que le courant de quantité est généralement douloureux; il s'agit d'arriver à le rendre supportable. On engainera la bobine induite doucement, sans secousses, pour arriver de zéro au maximum. Si ce maximum ne peut pas être atteint à la première séance, on note le chiffre auquel on est arrivé pour tâcher de le dépasser dans la prochaine séance.

DURÉE DES SÉANCES

Il faut savoir que les séances doivent être courtes, que la femme, du reste, ne supporterait pas de longues séances, mais qu'il faut arriver à la contraction du muscle utérin sans le fatiguer. Ces deux points font que l'application est assez délicate; je

vais tâcher d'expliquer comment doit s'y prendre
l'opérateur. Il faut d'abord posséder un interrupteur
à l'appareil dont les intermittentes sont de 30 à 50.
C'est une bonne condition pour l'opération, puisque
la contraction musculaire ne doit pas être répétée
trop souvent de crainte de fatigue qui occasionnerait la tétanisation. Trois minutes sont suffisantes,
surtout si le muscle s'est contracté presque immédiatement et a répondu de suite à l'appel électrique.
« La contractilité de la matrice est très variable et est
en raison inverse de l'inertie utérine. » En tout cas, on
ne devra pas prolonger la séance au delà de cinq minutes où pour mieux dire au delà de trois minutes
une fois qu'on a obtenu la contraction musculaire.

NOMBRE DES SÉANCES

Les séances auront lieu tous les jours pendant une
semaine. On pourra après les espacer ou les combiner avec des séances de voltaïsation, s'il reste
quelque doute sur l'origine infectieuse de la maladie
qui sera démontrée par le peu de tendance à la
régression que possédera le muscle utérin.

ANTISEPSIE

Il faut laver le vagin après l'opération avec un
liquide antiseptique et prescrire des lavages quoti-
diens avec une solution antiseptique.

Il n'est pas nécessaire que la femme garde le
repos. Tripier préfère qu'après la séance elle marche
un peu pour continuer sa réaction.

Doit-on faradiser immédiatement après l'accouchement pour favoriser la régression utérine? Voilà une question qui mérite qu'on s'en occupe.

Tripier et Apostoli sont absolument d'avis qu'on devrait faradiser tous les utérus qui viennent de se vider pour favoriser leur involution. Beaucoup d'accoucheurs sont opposés à cette pratique générale qu'ils réservent pour les seuls cas d'inertie utérine, de crainte d'accidents occasionnés par les germes que pourrait introduire dans l'utérus la sonde utérine. Cependant s'il était avéré que l'électrode est aseptique, leur crainte pourrait tomber, et il y aurait avantage pour la femme à faradiser son utérus pour le faire revenir plus vite sur lui-même et pour empêcher les engorgements et les déviations, suites de couches.

Je donne les conclusions d'Apostoli sur la question:

« 1° La faradisation de l'utérus, quoique plus ou moins douloureuse, est toujours absolument inoffensive et elle n'est jamais suivie d'aucune réaction inflammatoire;

« 2° La faradisation est généralement suivie d'une sédation manifeste qui succède à la séance;

« 3° La faradisation abrège considérablement la convalescence, en accélérant l'involution ou le retrait de l'utérus, que l'on ne sent plus au-dessus du pubis, par le palper profond, du huitième au dixième jour en général;

« 4° La faradisation accélère le retour et l'exercice régulier de toutes les fonctions;

« 5° La faradisation préserve en général la femme

de toutes les complications utérines qui sont le fait de l'accouchement;

« 6° La faradisation doit constituer un excellent traitement préventif des déviations utérines, comme la rétroflexion ou la rétroversion, suites de couches souvent provoquées par le décubitus dorsal;

« 7° La faradisation paraît diminuer la durée de l'écoulement lochial;

« 8° Etant donnée la même dose de faradisation, la contractilité de la matrice est très variable et est en raison inverse de l'inertie utérine;

« 9° L'action de la faradisation sur l'utérus comparée à celle du seigle ergoté est manifestement plus prompte et plus énergique. »

Technique du traitement électrique de la subinvolution infectieuse

CHIMICAUSTIE INTRA-UTÉRINE

Dans la subinvolution d'origine septique, on devra faire d'emblée une chimicaustie intra-utérine pour débarrasser l'utérus des produits septiques qui l'empêchent de revenir sur lui-même.

On prendra ordinairement comme électrode l'hystéromètre en platine, mais on devra donner la préférence au charbon dans le cas où la subinvolution s'accompagnerait d'hémorrhagie ou d'endométrite, ce qui arrive souvent. C'est ici qu'il est utile de faire une antisepsie rigoureuse. Je sais bien que le courant électrique est antiseptique par lui-même, à la dose que nous le donnons habituellement et que quelques électriciens, comme Tripier, qui n'ont jamais employé les antiseptiques, mais qui se sont contentés d'être propres, n'ont jamais eu d'accident, même dans les applications faradiques. Nous préférons mettre toutes les chances du côté de l'opérateur. On lavera donc le vagin, les intruments et les mains de l'opérateur avec une solution antiseptique. On suivra, pour l'introduction de la sonde utérine, les préceptes maintes fois donnés de douceur, de patience, de la part du médecin et de tolérance de la part de la malade.

POLES

Le pôle positif sera le pôle employé de préférence pour les raisons, que j'ai données plus haut, d'endométrite fongueuse, hémorrhagique qui accompagne habituellement la subinvolution et parce qu'il est plus décongestionnant que le négatif qu'on n'emploiera qu'exceptionnellement, dans les cas anciens pour faire appel au retour de couches qui se fait attendre chez les femmes qui n'ont qu'un utérus moyennement distendu, ou à la fin du traitement voltaïque,

INTENSITÉ

L'intensité sera haute habituellement, mais l'opération sera supportable. On s'assurera bien avant de l'appliquer qu'il n'y a aucune contre-indication par suite d'inflammation péri-utérine. On explorera donc les annexes qui sont souvent pris dans cette affection. Cette constatation commandera forcément la prudence et forcément les petites intensités. La femme qui a les annexes malades ou une périmétrite, même à l'état subaigu, ne supporterait pas une haute intensité. Les réponses des malades éclaireront le médecin.

On commencera la séance par 20 milliampères pour aller à 60 comme maximum dans les petites intensités. Souvent on s'arrêtera à 40 à la première séance et on n'arrivera à ce chiffre de 60 qu'à la troisième.

Quand il n'y a rien du côté des annexes, on peut aller d'emblée à 50 milliampères, jusqu'à 150 si c'est nécessaire et si on veut faire une cautérisation profonde de la muqueuse utérine.

DURÉE

La durée de l'application sera de cinq minutes, si on opère avec le platine.

Elle sera plus longue et pourra aller jusqu'à dix minutes, si on fait la cautérisation complète de toute la muqueuse malade, en commençant par le fond, et si l'on se sert de l'électrode en charbon.

On n'a pas besoin d'anesthésier la malade puisque l'opération doit être supportable. Ce n'est que chez les nerveuses, supportant mal l'électricité, sans lésion périphérique, et chez lesquelles les hautes intensités sont nécessaires, pour une hémorragie ou pour des fongosités, qu'on pourrait se servir du chloroforme. Après l'opération, comme la maladie est infectieuse, je n'ai pas besoin d'insister sur les précautions antiseptiques les plus minutieuses.

On se trouvera souvent bien de combiner les deux traitements : faradique et voltaïque, quand le muscle utérin est en relâchement, même après qu'on aura fait une cautérisation complète de toute la muqueuse ou pendant le traitement voltaïque. Quelques applications du courant de quantité, pendant trois minutes, activeront souvent la régression utérine. L'action mécanique de la faradisation aidera au dégorgement en excitant la fibre musculaire à se contracter et à reprendre sa tonicité.

RÉSUMÉ DU TRAITEMENT ÉLECTRIQUE DE LA SUBINVOLUTION

Subinvolution non infectieuse (par défaut de tonicité engorgement, etc.).

OPÉRATION. — *Faradisation* { utérine choix / vaginale nécessité } curative.

ELECTRODE *bipolaire* { vaginale. / utérine.

COURANT { *quantité* règle { intermittences peu rapides. / combiné souvent au trait. volt. / *tension*, exception pour douleur.

INTENSITÉ. — Supportable, de zéro au maximum.

DURÉE { *tension* jusqu'à cessation de douleur, cinq minutes à une demi-heure. / *quantité* peu longue, trois minutes à cinq minutes pour ne pas fatiguer le muscle.

Antisepsie rigoureuse.

Subinvolution infectieuse.

OPÉRATION. — Chimicaustie intra-utérine, curative.

ELECTRODE { platine. / charbon dans endométrite concomitante hémorrhagique.

Pole { positif, règle.
{ négatif, exception.

Intensité { haute, sans *lésion péri-utérine*, supportable 50 à 150 milliampères.
{ faible, avec lésion péri-utérine, 30 ou 60 milliampères.

Durée. — Cinq à dix minutes (cautériser toute la muqueuse dans endométrite). Anesthésie rare.

Antisepsie rigoureuse avant, après l'opération et les jours suivants.

Nota. — On peut combiner le traitement faradique de quantité avec le traitement voltaïque.

CHAPITRE XXXIV

SUPERINVOLUTION

Une maladie caractérisée par un retrait trop considérable de l'utérus qui acquiert presque l'état infantile. Dans la subinvolution l'utérus n'était pas assez revenu sur lui-même; dans la superinvolution il est revenu de trop. Dans l'une, c'est l'hémorrhagie qui domine; dans l'autre, c'est l'aménorrhée.

Il faut faire attention et attribuer une importance capitale dans cette affection à l'état de la menstruation et au fonctionnement de l'ovaire.

S'il y a une apparition, même incomplète, des règles [1], on peut espérer améliorer cet état. Si les règles n'apparaissent jamais, et qu'après le traitement employé aux époques présumées, il n'y ait aucune apparition du sang, il faut craindre que l'ovaire n'ait subi une métamorphose atrophique et ne fonctionne plus. Dans ce cas d'atrophie ovarique, il ne faut espérer aucun résultat favorable.

Dans le cas contraire, où l'on espère que la fonction ovarique s'exécutera, il est nécessaire d'ap-

---

[1] Nous avons vu à la clinique du D' Apostoli une femme qui présentait un exemple remarquable de menstruation ne durant qu'une heure ou deux avec un utérus en superinvolution.

pliquer à l'utérus un courant de faradisation pour le stimuler. On emploiera de préférence le courant de quantité et l'électrode utérine bipolaire. On choisira de préférence le moment périodique.

TECHNIQUE OPÉRATOIRE

L'électrode aseptique sera introduite après les lavages du vagin et des mains de l'opérateur, jusqu'au fond de la cavité utérine qui est très rétrécie dans bien des cas et qui n'offre souvent qu'une cavité au-dessous de 6 centimètres.

Le courant de quantité sera appliqué jusqu'à contraction du muscle utérin.

L'intensité sera réglée par la tolérance de la patiente, mais on cherchera à atteindre le maximum. Il est rare qu'on y arrive à la première séance, parce que cette application est habituellement douloureuse. La durée de l'application sera courte, trois minutes à partir de la contraction du muscle. Cinq minutes au total. C'est la durée la plus généralement employée. Il sera nécessaire de faire le même lavage antiseptique après l'opération qu'avant.

Si la douleur était trop forte et que la patiente supportât mal l'électricité, on serait autorisé à lui faire une application avec le courant de tension comme préparation à l'autre courant.

Les séances auront lieu tous les jours au moment des époques présumées, si les premières applications sont bien supportées. Dans le cas contraire, le Dr Apostoli recommande de ne pas insister et d'avoir immédiatement recours au courant voltaïque qui est très indiqué au moment de la période menstruelle. On doit faire une application de chimicaustie intra-utérine qui est congestionnante et qui donnera un coup de fouet à l'utérus et aux annexes à cause de sa diffusion.

On fera une antisepsie rigoureuse. On se servira de l'électrode en platine qu'on introduira comme dans les cas ordinaires de chimicaustie intra-utérine.

Le pôle sera le négatif exclusivement.

Le courant d'une intensité de 30 à 70 milliampères.

La durée cinq minutes.

Antisepsie consécutive habituelle.

Plusieurs séances seront nécessaires pour modifier cette affection rebelle. On pourrait recommencer le surlendemain. Opérer surtout au moment périodique s'il y avait une petite apparition des règles. C'est pendant que la femme perd qu'il faudrait faire l'application négative.

CHAPITRE XXXV

MÉTRITES ET ENDOMÉTRITES [1]

CONSIDÉRATIONS GÉNÉRALES

Le traitement électrique des métrites et des endométrites est déjà ancien, puisque Tripier, dès 1859, en entretenait l'Académie des sciences [2]. Les leçons cliniques de 1883 [3] montrent la question électrique sous son véritable jour et justifient les espérances du maître. L'électricité sous une forme dosable, localisable, soumise, est un excitant parfait et nouveau de la fibre musculaire lisse, en même temps qu'un régularisateur parfait des circulations locales perverties et un curateur des engorgements. Comme le courant électrique est aussi un antiseptique [4] puis-

[1] Ce chapitre est le résumé de l'opuscule du Dr Apostoli, *Sur nouveau traitement de la métrite chronique et en particulier de l'endométrite par la galvano-caustique intra-utérine.* — O. Doin, édit. (Note de l'auteur.)

[2] A Tripier. *Mémoire à l'Académie des sciences,* août 1859. *sur la fadarisation des engorgements de l'utérus,* etc.

[3] A Tripier. *Leçons de clinique sur les maladies des femmes.* — O. Doin, édit., 1883.

[4] Apostoli. Expériences avec M. Laquerrière. Pli cacheté à l'Académie des sciences.

sant, il guérit, en tuant les germes infectieux dans la grande majorité des inflammations utérines, d'origine septique, qui naissent d'un arrêt de la régression de la fibre musculaire utérine après l'accouchement ou l'avortement, et qui sont créés, pour la plupart, par la septicémie. On admet, en effet, aujourd'hui, que tous les utérus qui restent en subinvolution sont des utérus ensemencés par des germes infectieux, bien que je pense, avec Tripier, qu'il faille réserver un petit cadre à la subinvolution par relâchement de la fibre musculaire, sans germes infectieux, comme je l'ai développé au chapitre *Subinvolution*.

Mais dans le cas où la muqueuse utérine est envahie par des produits septiques, qu'elle a suppuré, ou qu'elle suppure encore, ce qui est la règle, soit que les tissus soient envahis par des éléments embryonnaires de nouvelle formation, soit que le stroma musculaire s'atrophie et disparaisse, il faut un agent plus actif de destruction, de reconstitution et de substitution, que la faradisation, qui n'agit que sur la fibre musculaire et qui est impuissante en face des produits septiques. « Il faut détruire la muqueuse malade et la régénérer, par ce seul fait de sa destruction totale. » De tous côtés on a proposé des médications nouvelles.

C'est, d'une part, les caustiques (Polaillon, Dumont-paillier), de l'autre, c'est l'instrument tranchant sous forme d'excision de la muqueuse qu'on appelle le raclage. On s'est même adressé au fer rouge sous forme de galvanocaustique thermique. Le Dr Apostoli dans son travail sur les métrites s'exprime ainsi :

« *Je dois déclarer ici que cette tendance intra-utérine de la thérapeutique gynécologique contemporaine constitue un progrès réel et très sérieux, qui ne portera tous ses fruits que lorsqu'il sera suffisamment systématisé*, pour être d'abord à l'abri de tout danger et pour être soumis au contrôle rigoureux d'une posologie exacte ; or, le reproche général et synthétique qu'on peut faire à toute la thérapeutique intra-utérine adoptée jusqu'ici peut-être sommairement formulé ainsi :

« 1º Elle est brutale, aveugle et peut être dangereuse entre des mains inexpérimentées ;

2º Elle manque de dosage ;

3º Elle est difficilement localisable ;

4º Elle a une action plus ou moins instantanée, qui s'éteint en général après son application ;

5º Elle est quelquefois stérile, inefficace ou éphémère ;

6º Elle traite la muqueuse et manque d'action directe sur le parenchyme. »

A ces diverses médications qui ont les inconvénients que je signale, le Dr Apostoli a proposé de substituer la médication électrique qu'il résume dans cette formule : *Appliquer à l'utérus un courant de pile à l'état constant, à dose suffisante pour détruire la muqueuse et pour produire une déviation salutaire.* On peut traduire, dans la pratique, cette formule théorique en celle-ci : *faire de la chimi-caustie intra-utérine.*

MÉTRITE AIGUË

TECHNIQUE OPÉRATOIRE

Dans la métrite aiguë on se trouvera bien d'une faradisation pour calmer la douleur d'abord, on pourra ensuite appliquer le traitement curatif et antiseptique qui est la chimicausie intra-utérine.

On fera cette faradisation avec tout le luxe de précautions antiseptiques sur lequel j'ai insisté déjà, lavage antiseptique avant et après, lavage consécutif les jours suivants.

Si l'utérus est douloureux et par trop sensible, on se contentera d'une faradisation vaginale.

On tendra à appliquer l'électrode intra-utérine dès qu'il sera possible.

Faradisation avec le courant de tension, l'extrémité de l'électrode vaginale bipolaire atteignant l'utérus.

Rendre l'opération tolérable par une grande douceur et ne pas brusquer ni exciter la malade, faire un traitement palliatif, hyposthénisant et sédatif.

Intensité supportable de *zéro* à la tension maximum.

Durée de cinq minutes à une demi-heure; on n'interrompra la séance que quand la malade déclarera être suffisamment soulagée.

Renouveler la séance deux fois par jour au besoin, si l'on a atteint l'effet sédatif désiré, jusqu'à ce qu'on puisse appliquer le traitement curatif.

Ce traitement ne réussira que par une entière douceur jointe à une grande patience.

Dès que le cathétérisme utérin est possible, on fera des séances faradiques intra-utérines pour calmer complètement l'utérus.

On prendra un surcroît de précautions pour introduire une électrode bipolaire aseptique dans la cavité utérine. Une grande douceur est nécessaire dans l'introduction et la fixation de la sonde intra-utérine.

Le courant sera celui de tension. « On augmentera l'intensité par l'engainement progressif de la bobine induite avec une grande lenteur, sans aucune secousse et jusqu'à la limite de la tolérance individuelle » (Apostoli).

Dès qu'on le pourra, on appliquera le courant voltaïque qui est le traitement curatif des métrites subaiguës et chroniques.

Technique de la chimicaustie intra-utérine dans le traitement de la métrite et de l'endométrite[1].

J'ai déjà donné la *technique générale* de la chimicaustie intra-utérine. Je prie le lecteur, qui aurait oublié cette application générale de se reporter au chapitre la concernant (ch. XI).

Je vais formuler ici le détail spécial de l'application voltaïque aux métrites et aux endométrites.

Les précautions opératoires sont les mêmes dans toutes les chimicausties. Il faut faire une bonne et

[1] Pour les détails, voir *Métrites et endométrites*, du D' Apostol (Doin, édit.).

sérieuse antisepsie, ce qui peut se traduire pratiquement par ces détails. Se laver les mains, — se nettoyer les ongles, — laver la vulve et le vagin, avec de l'eau au sublimé, — flamber l'hystéromètre, — le plonger dans une solution phéniquée, et avant de l'employer, le tremper de nouveau dans l'éther iodoformé, au sortir de l'eau phéniquée. Il est nécessaire d'avoir ce luxe de précautions et de propreté.

Il faut jeter un coup d'œil rapide sur la pile, les collecteurs, voir si tous les couples marchent bien, pour éviter une interruption pendant la séance, qui serait d'autant plus douloureusement ressentie par la malade que l'intensité serait plus grande ; — s'assurer que l'aiguille du galvanomètre oscille bien dans un sens, et dans l'autre; qu'elle ne bute pas, — que les rhéophores sont bien attachés, — que la terre glaise est suffisamment humide, mais pas trop, au point de fuser à travers les mailles de la tarlatane. On appliquera alors l'électrode en terre glaise sur le ventre de la femme, convenablement *placée* et *dégrafée*. Il faut, pour avoir plus de facilité dans l'introduction de l'hystéromètre, faire fortement déborder le siège pour donner la plus grande liberté à la main, qui introduit et fixe la sonde intra-utérine. Avec quelque habitude de l'hystérométrie cette opération est facile.

Il faut savoir qu'on ne doit jamais user de violence dans l'introduction de l'hystéromètre ; que tout doit se faire avec douceur et adresse (NON VI, SED ARTE).

A toute menace de résistance, il faut *s'arrêter, reculer* au besoin, pour recommencer à avancer ensuite.

Une difficulté consiste souvent dans le spasme de l'orifice interne.

Si on ne pouvait pas avec de la persévérance franchir cet orifice, — on pourrait commencer à faire une application du courant à faible intensité contre l'obstacle, et on verrait la sonde glisser et franchir rapidement l'obstacle. Autant que possible, il faut pénétrer jusqu'au fond de la cavité utérine. Dans les formes d'endométrite *fongueuse* ou *hémorrhagique*, quand il est nécessaire de cautériser toute la cavité utérine, il faut se servir de *l'hystéromètre en charbon*, du Dr Apostoli. On graduera sa grosseur à la grandeur de la cavité utérine. Les hystéromètres en charbon, qu'on construit habituellement, ont 2 centimètres de longueur, ils ne m'ont pas paru assez longs dans certains cas, et j'ai fait construire des hystéromètres qui ont de 3 à 5 centimètres de long. Ils sont d'une application plus difficile, mais réunissent bien dans les cas d'utérus larges et atteignant des dimensions de 10, 12 et 16 centimètres. C'est l'hystéromètre d'Apostoli agrandi.

Il est nécessaire, quand on se sert de l'hystéromètre en charbon, qu'on connaisse un détail de son application.

Il ne faut pas l'introduire directement comme celui de platine. Il faut lui imprimer un mouvement de *torsion — de vrille*, toujours dans le même sens, sans cela on n'arriverait pas dans le fond de l'utérus, parce que cet hystéromètre n'est pas très glissant. Ce détail a de l'importance, quand on opère comme le fait habituellement Apostoli ; c'est-à-dire sans dilatation préalable de l'utérus.

Si on suit la méthode préconisée par Vuillet, de Genève, et qu'on dilate préalablement l'utérus, il est nécessaire d'avoir des hystéromètres en charbon de toutes les grosseurs, proportionnelles à la grandeur de la cavité utérine dilatée, de façon que le charbon cautérisant remplisse exactement toute la cavité utérine. Ce procédé nous paraît avantageux dans les cas d'endométrite simple sans complication, le déplissement de la muqueuse ayant pour but de présenter toute la surface au charbon cautérisant. C'est une petite complication dans l'opération primordiale. J'indique seulement ce procédé qui n'est qu'une variante de celui d'Apostoli dans la partie préparatoire.

INTENSITÉ

Quand tout est placé, il faut tenir son hystéromètre près de la vulve, la main légèrement appuyée, pour avoir plus de force, et pour suivre au besoin la femme dans un mouvement involontaire qu'elle pourrait faire.

L'intensité ne sera pas portée à son maximum d'emblée, surtout pour une première application. Aller doucement couple par couple, — commencer par 30 milliampères, — monter ensuite à 50, pour aller, si la tolérance est établie, à l'intensité nécessaire, 200 et 250 milliampères.

Ce qui s'impose, et ce que je ne saurais trop répéter, c'est la formule d'Apostoli : « *Ne jamais faire trop souffrir les patientes, et ne jamais leur infliger qu'une douleur supportable.* » C'est le vrai *critérium* et le vrai dosage. Ne donner l'électricité qu'à *doses réfractées.* S'il était nécessaire de porter le courant à une intensité considérable, que la femme ne puisse pas supporter, parce qu'elle a un état nerveux intolérant, *sans lésions des annexes*, il ne faudrait pas hésiter à l'anesthésier pour lui donner la dose d'électricité nécessaire à la guérison de son affection.

DURÉE

La durée de l'application variera suivant la *forme* la *gravité* et l'*ancienneté* de la maladie. On débitera le courant à son maximum, généralement pendant cinq minutes, et dans quelques cas on pourra aller jusqu'à dix et douze minutes, comme par exemple, en face d'un cas très rebelle, *très hémorrhagique*, avec *endométrite* fongueuse.

Il faut alors, comme le conseille Apostoli, remplacer l'hystéromètre en platine par le charbon, — et quand la cavité utérine est grande par mon hystéromètre spécial.

Dans ce cas, on cautérise déjà le fond de l'utérus, trois minutes par exemple, puis on retirera l'hystéromètre par un mouvement de torsion, de la longueur nécessaire pour faire une nouvelle application de trois minutes, et au besoin une troisième application du même temps et de la même intensité. Il n'est pas nécessaire d'interrompre le courant, les surfaces restant en contact. Faire attention que la résistance étant moindre, sur la nouvelle partie de la muqueuse qu'on veut cautériser, l'intensité peut croître avec le même nombre d'éléments. La résistance est en effet en raison directe de l'épaisseur et de la dureté de l'eschare produite. L'eschare positive sera plus résistante que la négative, puisqu'elle est dure et sèche.

Avec l'hystéromètre en platine, il faut faire varier les applications de l'instrument, et le porter dans les quatre points cardinaux, en haut, en bas, à droite et à gauche, pour disséminer et égaliser l'action caustique et la rendre la plus efficace possible.

FIN DE L'OPÉRATION. — ANTISEPSIE

On terminera la séance *doucement couple par couple « pour éviter tout choc, et toute contraction douloureuse de l'utérus et de la paroi abdominale »*.

On retirera l'hystéromètre doucement, et directement si c'est le platine, par un léger mouvement de torsion si c'est le charbon. On enlèvera la terre. On essuiera le ventre. On fera un nouveau lavage du vagin avec la solution antiseptique, et on pourra laisser un tampon de *gaze iodoformée*, — qu'il ne faut pas que la malade enlève sous aucun prétexte.

NOMBRE DES SÉANCES

Les séances seront continuées une ou deux fois par semaine, selon le résultat obtenu. On pourrait recommencer une chimicaustie dès le lendemain si on avait affaire à une forme hémorrhagique persistante. Le nombre des séances sera de deux à cinq dans les cas jeunes et facilement curables, de dix à quinze dans les cas plus anciens et plus rebelles et de vingt dans les cas exceptionnellement rebelles. C'est la métrite chronique à forme indurée, à circulation languissante et pervertie, qui exigera ce traitement long et laborieux, mais souvent couronné de succès.

Une simple endométrite sans *complication* guérira avec *une seule application de chimicaustie totale de la muqueuse utérine*, avec ou sans dilatation préalable.

APRÈS L'OPÉRATION

La femme doit rester couchée, ou se reposer deux heures avant de se rendre à son domicile où elle doit se mettre au lit.

S'il arrive quelques coliques, ce qui est commun, un petit écoulement sanguin, ce dont il est bon de prévenir la malade, il ne faudra pas qu'elle s'inquiète. Les réactions sont du reste bien différentes, suivant les femmes. Les nerveuses peuvent avoir des nausées et des vomissements, quelquefois même un peu de péritonisme. L'orage est vite passé.

On doit interdire formellement le coït pendant le traitement. S'il y avait intolérance de la part des femmes, on commencerait par une faradisation bipolaire, avec le courant de tension, pour préparer le terrain à recevoir le courant voltaïque et à amortir la sensibilité. Dans quelques formes de métrites congestives, avec engorgement, relâchement de la fibre musculaire, on ferait quelques applications avec le courant de quantité, pour solliciter la contraction musculaire et amener la résolution.

CHOIX DES PÔLES. — INDICATIONS THÉRAPEUTIQUES

Une question se pose avant de commencer l'opération. Quel pôle employer ? On sait que le positif est décongestionnant et hémostatique et que le négatif a des qualités opposées, que l'eschare positive acide dure et sèche constituera un obstacle mécanique immédiat à l'hémorrhagie, tandis que l'eschare négative basique, mollasse, favorise la congestion et l'hémorrhagie. On appliquera donc les pôles positifs ou négatifs suivant la forme de métrite qu'on traitera.

Dans les endométrites et dans toutes affections utérines où la muqueuse est presque exclusivement malade, toutes les fois qu'on aura affaire à une endométrite congestive, fongueuse, hémorrhagique, c'est au pôle positif qu'il faudra s'adresser d'une façon exclusive.

Dans les métrites parenchymateuses, on s'adressera à chacun des pôles, suivant l'état anatomique de la lésion. Il y a deux périodes distinctes dans le développement de la métrite parenchymateuse, que le Dr de Sinety [1] décrit ainsi : « Une première période, ou période d'infiltration, et une seconde phase ou phase d'induration. La première se caractérise par la congestion et l'hypertrophie de l'organe. Le tissu utérin est mou, gorgé de sucs, rougeâtre, et laisse écouler une quantité considérable de sang. La muqueuse est épaissie et revêt parfois le même aspect que dans la métrite interne ; en effet, nous n'avons

[1] De Sinety. *Manuel de gynécologie* (2ᵉ édit. Doin, 1884).

jamais vu les deux formes parenchymateuse et muqueuse absolument isolées, l'une de l'autre.

Les indications thérapeutiques, dans la métrite parenchymateuse chronique, seront donc bien nettes. Nous utiliserons le pôle positif décongestionnant et hémostatique dans la période congestive et le pôle négatif dans l'autre phase de la maladie.

Dans cette deuxième forme, c'est l'induration, c'est la torpidité, c'est la sclérose en un mot, qui domine la scène ; il faut ramener la vitalité dans les tissus ; il faut faire de la révulsion et de la substitution. C'est bien le rôle de l'exutoire utérin, que forme le pôle négatif, au point local de son application sans compter l'action interpolaire du courant, dont l'efficacité n'est pas douteuse.

Je ne puis, en terminant cet article, passer sous silence un traitement de l'endométrite, que tout récemment M. Dumontpallier a préconisé : la cautérisation de la muqueuse utérine avec le chlorure de zinc.

Nous avons vu notre maître et ami le Dr Polaillon, chirurgien de la Pitié, et professeur agrégé, dès le temps où nous étions avec lui, à la Maternité, en 1877, appliquer ce traitement aux formes hémorrhagiques et fongueuses de la métrite, suite de couches. La chimicaustie intra-utérine produit le même résultat, avec une action en plus. En effet, dans la chimicaustie intra-utérine il y a l'effet local *polaire*, effet de cautérisation antiseptique, qu'on gradue à volonté et qui a pour but la destruction complète de la muqueuse et un effet général *interpolaire*, qui manque à la méthode de notre maître. Cet effet interpolaire général rentre dans la catégorie des phénomènes électriques, classés sous le nom d'électrolyse, et qui sont des phénomènes de *polarisation* et de dépolarisation des tissus et qui contribuent puissamment, en dehors des effets de cautérisation locale de la muqueuse, à la cure de l'endométrite.

RÉSUMÉ DU TRAITEMENT ÉLECTRIQUE DES MÉTRITES

Métrite aiguë.

OPÉRATION. — *Faradisation* { vaginale, nécessité / utérine, choix } palliative.

ELECTRODE { vaginale bipolaire. / utérine bipolaire

COURANT { tension au début. / quantité, combinée au traitement voltaïque.

INTENSITÉ. — Supportable.

DURÉE. — Cinq minutes à une demi-heure proportionnelle à l'effet sédatif.

Antisepsie très rigoureuse.

Endométrites fongueuses, hémorrhagiques, congestives.

OPÉRATION. — Chimicaustie intra-utérine.

ELECTRODE { au début { charbon du Dr Apostoli dans les cavités ordinaires. / charbon du Dr Brivois dans les grandes cavités. } / à la fin, platine.

POLE { positif, règle. / négatif, exception.

INTENSITÉ { haute, sans lésion périphérique, supportable de 50 à 200 milliampères. / faible, avec lésion périphérique 20 à 60 milliampères

DURÉE. — Cinq à dix minutes, cautériser toute la muqueuse en une séance.

ANESTHÉSIE. — Utile souvent, sans lésion périphérique.

ANTISEPSIE. — Rigoureuse.

Métrite parenchymateuse.

OPÉRATION. — Chimicaustie intra-utérine.

ELECTRODE { au début, charbon.
{ à la fin, platine.

POLE { *positif* exception (seulement dans les formes jeunes, con-
{ gestives).
{ *négatif*, règle.

INTENSITÉ. — Assez haute, supportable 50 à 150 milliampères.

DURÉE. — Cinq minutes.

ANESTHÉSIE. — Inutile.

ANTISEPSIE. — Rigoureuse.

NOTA. — Dans le cours du traitement voltaïque, il est bon de faire quelques faradisations pour calmer la douleur et ranimer la contractilité musculaire.

CHAPITRE XXXVI

ULCÉRATIONS DU COL

C'est un des chapitres les plus discutés de la gynécologie. Nous admettrons avec M. Després[1] quatre formes d'ulcérations du col : l'ulcère érythémateux, l'ulcère glandulaire, l'ulcère chancreux et la plaque muqueuse.

D'après une certaine école, l'ulcère le plus difficile à guérir est l'ulcère glandulaire. C'est pour lui qu'on a préconisé l'amputation systématique du col. Doleris, au dernier congrès de chirurgie, est venu défendre cette thèse qui lui est personnelle.

La technique opératoire du traitement électrique des ulcérations du col, de quelque nature qu'elles soient, est la même ; elle ne varie que par la profondeur et la durée de son application.

TECHNIQUE OPÉRATOIRE

L'opération sera une chimicaustie du col de l'utérus. Elle sera exécutée avec l'électrode unipolaire conique en charbon proportionnelle comme gran-

[1] Després. *Traité iconographique des ulcérations utérines*, 1870, p. 35.

deur à la grosseur du col, de façon qu'elle recouvre toute la surface à cautériser. Il faudra avoir des électrodes variées comme grosseur pour pouvoir atteindre sûrement toutes les parties malades. L'autre pôle, dans ce cas, sera placé sur le ventre et constitué de préférence par le gâteau de terre glaise du Dr Apostoli.

On pourra se servir encore de l'électrode bipolaire conique en charbon du Dr Apostoli. Dans ce cas, on aura sur la même surface les deux eschares caractéristiques de la chimicaustie, c'est-à-dire une sèche, dure, noirâtre, positive, une molle rougeâtre, un peu violacée, négative.

Le pôle employé sera le positif de préférence.

L'intensité du courant sera élevée 100 à 150 m. a.

La durée sera proportionnelle à la profondeur de l'eschare qu'on veut former. Cinq à huit minutes seront suffisantes, on appliquera après la séance un tampon iodoformé après avoir lavé à l'eau antiseptique.

On renouvellera le pansement tous les deux jours.

Les eschares positives tombent généralement du huitième au douzième jour. Les négatives un peu plus tôt.

On peut recommencer une nouvelle cautérisation quand l'eschare est complètement éliminée.

Une ou deux applications suffisent généralement quand on a affaire à des cols fongueux, ulcérés, qui ne contiennent pas des glandes très malades. Il faut plus de persévérance et un plus grand nombre de séances quand l'affection est surtout glandulaire. Dans ces cas, pour lesquels on est obligé quelquefois de faire l'amputation du col, il faudra un plus grand nombre de séances, espacées comme il est indiqué plus haut.

S'assurer avant l'opération de l'intégrité des annexes et faire, au besoin, une ou deux chimicausties intra-utérines pour guérir les endométrites concomitantes.

Le traitement électrique des ulcérations du col est avantageux parce qu'il unit deux actions thérapeutiques : une de cautérisation qui mortifie les parties et qu'on peut faire aussi profonde qu'on le désire en utilisant les caustiques acides et alcalins à volonté, et une autre, résultant de la diffusion du courant, et de la décomposition moléculaire produite par son passage, modifiant profondément la vitalité des cellules, des glandes malades, puisque la cautérisation chimique, à l'inverse des cautérisations opérées avec des agents extérieurs, se fait de *dedans* en *dehors*. Il ne faut pas oublier non plus l'action électrolytique et antiseptique du courant, qui tue les microbes pathogènes dont les glandes sont remplies et qui change la nature du liquide qu'elles contiennent.

CHAPITRE XXXVII

TUMEURS FIBREUSES DE L'UTÉRUS

HISTORIQUE DES TRAITEMENTS ÉLECTRIQUES[1]

Legros et Onimus[2] attirèrent les premiers l'attention des médecins sur les courants continus dans les troubles de nutrition.

Plus tard, Ciniselli[3] en entretint la société de chirurgie.

« Les premières observations ayant trait à des tumeurs fibreuses de l'utérus nous viennent d'Amérique.

En 1871, Cutter[4] signala les avantages que l'on peut retirer de l'électrolyse dans le traitement de ces tumeurs. Cutter, à cette époque, n'avait opéré que sur une seule malade, et le résultat avait été très favo-

---

[1] Cet historique est emprunté au D' Carlet : *Du Traitement électrique des tumeurs fibreuses de l'utérus.* Th. Carlet, 1881.

[2] Legros et Onimus. *Action des courants continus sur la nutrition.* (*Gazette médicale,* 1868.)

[3] Ciniselli. *De la résolution des tumeurs par l'action électro-chimique des courants continus.* (*Bull. de la Soc. de chirurgie,* 1869.)

[4] Cutter. *Association médicale américaine* (Congrès de Chicago), 1871.

rable. En 1873, Brown [1] publiait un second cas analogue. En 1874, le Dr Kimbal [2] publiait quatre cas nouveaux. Enfin en 1876, Gaillard Thomas [3] insiste sur ce traitement dans une communication à la société de gynécologie de New-York.

Jusqu'ici il règne une certaine incertitude sur le manuel opératoire des auteurs que je viens de citer. C'est le Dr Semeleder [4] qui nous fournit le premier quelques détails sur la méthode que l'on a employée. Ce praticien établi à New-York a suivi les expériences de Cutter, et il nous donne quelques détails sur le prodédé en usage. Cutter s'est servi de dix à douze éléments d'une pile de Callaud (zinc et cuivre) ou d'une pile de Leiser (zinc et charbon); il pénétrait dans la tumeur à travers les parois abdominales, à l'aide de longues aiguilles à acupuncture, à une profondeur de trois à quatre pouces. Sur trente-six cas, Cutter aurait obtenu vingt-trois fois l'arrêt ou la diminution de la tumeur et dans trois cas la résolution complète; quatre furent mortels pendant le cours du traitement.

« Plus tard, en 1878, Semeleder [5] publia les observations d'un certain nombre de tumeurs fibreuses, qu'il avait traitées d'après le procédé de Cutter.

---

[1] Brown. *Medical and surgical report.* Philadelphie, 1873.

[2] Kimbal. *Boston med. and surg. journal*, 1874, n° 15.

[3] G. Thomas. Société de gynécologie de New-York, 1876.

[4] Semeleder. *Elecktrolytische Behandlung der Gebarmutter fibroïde.*
Vianner Medizinische Pressi, 1876.

[5] Semeleder. *The american Journal of the medical sciences*, 1878.

Nous avons lu toutes les observations de Semeleder, qui sont au nombre de cinquante, et nous avons vu qu'il apportait au procédé de Cutter une légère modification ; tandis que ce dernier enfonçait à travers les parois abdominales deux aiguilles qui représentaient les deux pôles de la pile. Semeleder, au contraire, dans la plupart des cas qu'il relate, enfonçait une seule aiguille à travers la paroi abdominale ; l'autre aiguille pénétrait dans la tumeur, soit par le vagin, soit par le rectum. Semeleder employait soit la pile de Leiser (zinc et charbon), soit la pile au bichromate de potasse ; la durée des opérations était de quinze minutes, et elles étaient répétées à des intervalles de sept à quinze jours. Le nombre d'éléments était de dix à douze.

« Les cinquante cas relatés par Semeleder donnent la statistique suivante : dans trente-quatre cas, les malades furent améliorés et chez un certain nombre la tumeur disparut complètement ; dans seize cas, la marche de la maladie ne fut pas arrêtée ; enfin il y eut quatre cas de mort qui, d'après les observations, paraissent avoir été causés par de la péritonite.

« Dans le plus grand nombre des cas, les malades ont été anesthésiées, car l'opération était fort douloureuse.

« En 1877, un médecin italien Omboni [1], élève de Ciniselli, employa la méthode de Cutter dans le traitement des fibromes et dit en avoir retiré quelques bons effets.

---

[1] Omboni. *Contribuzione alla cura dei tumori colla electro lysi.* (*Gaz. med. ital.* 1877.)

« En 1873, Routh et Althaus [1] employèrent également les courants continus dans le traitement dés fibromes utérins ; ils assurent que les courants continus, d'une grande intensité, peuvent rendre des services considérables, en provoquant un mouvement de résorption énergique. Ils affirment avoir vu, sous l'influence de ces courants, une tumeur, du volume d'une tête d'homme, devenir, en moins d'un an, plus petite qu'une orange. Le Dr Routh conseillait de placer un des pôles sur la colonne vertébrale, l'autre sur le col de l'utérus ; mais, sans indiquer la direction du courant ; puis il conclut en proposant d'introduire des aiguilles dans la tumeur afin d'en provoquer plus facilement la décomposition.

« En janvier 1878, un médecin américain, le Dr Everret [2], indiqua un procédé assez étrange : l'électrode négative, consistant dans un disque de cuivre, recouvert d'une enveloppe humide, fut placée à l'articulation sacro-lombaire et comme électrode positive, le Dr Everret se servit de la main qui allait saisir le fond de la matrice, en la pressant en arrière et en bas.

« D'après ce qui précède, on voit que les premières tentatives, faites avec les courants continus, furent surtout tentées à l'étranger. Nous trouvons pourtant relaté dans un mémoire d'Onimus [3], qu'en 1875 un médecin d'Aix-les-Bains, le Dr Brachet, obtint chez

---

[1] Sevastopolo. *Thèse de Paris*, n° 259, 1875.

[2] Everret. *Gazette obstétricale*, 1878, *Analyse de Gross*.

[3] Onimus. *Archives générales de médecine*, juin 1883. — *Étude physiologique et pathologique sur l'électrisation et la contractilité de la matrice.*

une malade une grande amélioration d'une tumeur fibreuse par les courants continus. Il appliquait pendant dix minutes le pôle positif sur la région lombaire, et le pôle négatif sur la tumeur au niveau de la paroi abdominale ; puis il imprimait des secousses violentes en changeant la direction des pôles.

« En 1879, deux gynécologistes français, le Dr Aimé Martin et le Dr Chéron, publièrent, presque simultanément, une étude sur le traitement des fibromes utérins par l'électricité : le premier[1] dans les *Annales de gynécologie*, et le second[2] dans la *Gazette des Hôpitaux*.

« Le Dr Aimé Martin commence son étude en cherchant à expliquer l'action des courants continus sur les fibromes utérins ; pour lui, il n'y aurait pas d'électrolyse, mais bien une propriété particulière des courants dans les phénomènes de nutrition de ces tumeurs. Il a même proposé un nouveau mot et pour désigner la force utilisée dans le traitement des fibro-myomes, il se sert des mots action électro-atrophique, car « c'est, en effet, dit-il, en produisant par l'électricité la dénutrition des tumeurs, que j'ai provoqué leur disparition ».

Nous n'entrerons pas dans la discussion de cette théorie, telle qu'il la formule et qui nous paraît entachée de beaucoup d'erreurs physiques ; pour n'en citer qu'un exemple, voici une proposition qui sert de base à son traitement et que la clinique nous a montrée absolument fausse :

[1] Aimé Martin. *Annales de gynécologie*, 1879.
[2] Chéron. *Gazette des Hôpitaux*, 1879.

« *L'action électro-atrophique est en raison inverse de l'intensité des courants.* » Nous croyons plutôt que c'est le contraire qu'il faudrait dire.

« M. Aimé Martin se sert de la pile de Daniell (pile au sulfate de cuivre) ; il emploie de 5 à 10 éléments et n'a jamais dépassé 25. L'électrode positive est représentée par une petite olive métallique en platine, que l'on introduit, si cela est possible, dans la cavité du col de l'utérus, jamais au delà et dans le cas contraire sur la muqueuse du col. L'électrode négative formée par une plaque métallique de 5 centimètres environ de diamètre, recouverte de peau ou de linge mouillés, est placée sur la partie de la paroi abdominale qui correspond au fond de la tumeur. « Lorsqu'on dépasse 10 éléments, quelles que soient les précautions prises, dit Aimé Martin, *on n'a jamais pu éviter complètement la production des eschares au niveau du pôle négatif* (?) » C'est là une erreur de technique opératoire des plus manifestes, puisque le Dr Apostoli emploie journellement une intensité énorme de 100 milliampères, sans avoir jamais eu aucune menace d'eschares.

« Dans certains cas, Aimé Martin a employé les courants *continus interrompus* ; ces courants ne furent pas bien supportés par toutes les malades ; cet auteur pense que ces interruptions réglées ne doivent être utilisées, de même que les renversements brusques de courant, que lorsque la tumeur est déjà manifestement en voie de régression. A la fin de son mémoire, Aimé Martin donne un tableau synoptique résumant 13 observations dont 10 appartiennent à la galvanisation continue. On y trouve

deux succès complets obtenus en 85 et 102 séances,
4 réductions notables obtenues en 83, 92, 97 et 46
séances et 4 résultats nuls après 98, 34, 19 et 12
séances. Dans trois autres cas le traitement a été
mixte, on a d'abord employé la galvanisation continue, puis discontinue ; on trouve deux guérisons
complètes obtenues en 107 et 180 séances et une guérison presque complète en 45 séances.

À la même époque qu'Aimé Martin (1879), le
Dʳ Chéron publiait quatre observations de tumeurs
fibreuses traitées par les courants continus.

Le Dʳ Chéron emploie les courants continus, à intermittences rythmées. Il place un pôle sur le col utérin,
jamais en dedans, et un autre en contact avec la
paroi abdominale. M. Chéron arrive aux conclusions
suivantes : 1° L'application de l'intermittence des
courants continus diminue rapidement le volume des
fibroïdes utérins, mais ne les fait pas disparaître, du
moins après deux ans et demi de traitement ; 2° cette
méthode diminue et supprime même les hémorrhagies.

Depuis les travaux d'Aimé Martin et de Chéron, la
question du traitement des tumeurs fibreuses par les
courants continus a été de nouveau soulevée au congrès d'Amsterdam [1]. Le Dʳ Leblond indiquait d'après
son expérience personnelle, les résultats heureux
qu'il en avait obtenus, surtout contre les hémorrhagies, qui surviennent si souvent chez les malades
atteintes de cette affection.

« Je citerai aussi une opinion émise par M. Ver-

[1] Congrès d'Amsterdam. *Annales de gynécologie*, 1879.

13.

neuil [1], dans une discussion qui eut lieu à l'Académie de médecine sur le traitement des fibromes utérins. L'éminent professeur après avoir déclaré que l'hystérectomie ne devait être réservée que comme une ressource extrême, dans les cas où le traitement médical a échoué, rapporte le cas d'une malade dont la cure fut confiée à M. Chéron. M. le professeur Brouardel qui en suivit les progrès en fut vivement impressionné ; au bout de quelque temps, en effet, la tumeur diminua très rapidement de volume, les symptômes s'amendèrent à ce point, que la malade qui, avant le traitement, pouvait à peine faire une course de vingt minutes, était récemment partie pour un voyage en Russie, et cependant le fibrome au moment du départ n'avait pas encore disparu. Aussi M. Verneuil conclut-il en disant que : « Parmi « les agents de la thérapeutique médicale, il faut « compter au premier rang les préparations de seigle « ergoté et probablement les courants électriques. »

« Enfin en 1881, M. Gallard s'est occupé de cette question des courants continus dans le traitement des tumeurs fibreuses de l'utérus et la thèse d'un de ses élèves, celle du Dr Pégoud (de Grenoble) [2], a été faite sous son inspiration. M. Gallard se servait d'une longue tige métallique ressemblant à un hystéromètre, et terminée par une petite olive en platine. Quand il était possible de le faire pénétrer dans la cavité cervicale seule, il était introduit tel quel ; dans

---

[1] *Bulletin de l'Académie de médecine*, 1879. Séance du 28 octobre.

[2] Pégoud, thèse de Paris, 1881, n° 219.

le cas contraire, on le plaçait simplement sur le col utérin, l'olive terminale était alors garnie d'une éponge. Le courant était fermé sur la paroi abdominale, à l'aide de plaques de cuivre, ovalaires, recouvertes de cuir et trempées dans une solution saline.

« Dans sa thèse le Dr Pégoud arrive à des conclusions qui diffèrent beaucoup de ce qui avait été observé auparavant. Cela tient sans nul doute au manuel opératoire employé et au peu d'intensité du courant.

« Dans la thèse de M. Pégoud, dit le Dr Onimus, il est dit expressément que chez toutes les femmes, la menstruation est en avance de quelques jours, mais que les hémorrhagies n'ont été ni arrêtées, ni diminuées. Cette assertion, qui repose sur des faits bien observés, est trop catégorique pour que nous ne cherchions à savoir quelle est la cause de cette différence et de ce résultat négatif. Disons de suite qu'en lisant les observations de M. Pégoud, nous sommes frappés de la crainte que M. Gallard a constamment d'employer un trop grand nombre d'éléments ; une seule fois on a osé employer jusqu'à 15 éléments (éléments au sulfate de cuivre), et en général on ne dépassait pas 5 à 10 éléments.

« Or, pour obtenir une action sérieuse et faire pénétrer les courants dans l'intimité des tissus, il est absolument nécessaire de se servir d'un très grand nombre d'éléments et nous avons employé (les malades le supportent très bien) jusqu'à 72 éléments [1]. »

[1] Onimus, *loc. cit.*, p. 37. Il faut observer que ces éléments appartenant à la pile d'Onimus, ayant une résistance considé-

Il en résulte que dans les applications ainsi faites, on produit une irritation locale, et comme compensation, « on n'agit pas suffisamment sur les tissus par l'action électrique ». Nous ne pouvons passer sous silence l'œuvre de Tripier, l'inventeur de l'électrothérapie gynécologique qui a beaucoup travaillé pour vulgariser la méthode électrique et qui mérite une place à part dans l'historique des traitements électriques. Pour résumer cet historique, nous voyons qu'on avait appliqué l'électricité à la cure des fibromes bien avant Apostoli, mais nous remarquons qu'on les avait traités d'une façon *vague* et *variable* tantôt avec le courant *faradique*, tantôt avec le *galvanique*, avec ou sans interruption, sans but défini, sans connaissance exacte de la force employée et du meilleur moyen de l'employer. C'était, comme l'a dit le Dr Apostoli, de l'empirisme sous sa forme la plus belle, et on risquait fort de discréditer un médicament qui peut beaucoup, ou peu, suivant la main qui le guide.

« 1° *Sans dosage*, c'est-à-dire sans aucun appareil de mesure qui permît de constater l'intensité de l'application et de la renouveler dans les mêmes conditions ;

rable donnent fort peu d'intensité électrique, quoique employés en très grand nombre. Cela est dit à maintes reprises par M. Onimus dans toutes ses publications ; il recherche avant tout des piles sans action chimique ou le moins possible ; cela veut dire sans intensité. Nous sommes d'un avis opposé, conformément à l'avis de presque tous les électriciens qui ne trouvent jamais que leur pile leur donne assez d'intensité. Depuis qu'on mesure le courant à l'aide des galvanomètres, plus l'action chimique des piles est intense et plus grande est l'intensité.

« 2° *A des doses suffisantes*, nulles ou très petites ;

« 3° Par une méthode *extra-utérine* n'intéressant pas directement la cavité utérine et n'abordant quelquefois que timidement le vagin ;

4° Par une méthode *souvent dangereuse*, en attaquant les fibromes par voie cutanée, uniquement abdominale et suspubienne à l'aide d'une volta-poncture. »

A ces tentatives électriques, le Dr Apostoli a substitué une méthode personnelle que je vais décrire.

MÉTHODE D'APOSTOLI

Tout d'abord je dirai que la méthode d'Apostoli est une méthode nouvelle d'une application électrique à l'utérus. Car personne avant lui, c'est-à-dire avant 1882, n'a mesuré exactement le courant qu'il a appliqué aux fibromes et n'a employé une intensité supérieure à 50 milliampères. Apostoli a même été obligé de faire construire un galvanomètre spécial pour mesurer cette intensité. Je laisse intentionnellement de côté la technique, les procédés, la localisation électrique intra-utérine, le choix des pôles, l'électrode en terre glaise, etc., qui font de sa méthode une méthode personnelle.

Cette méthode est inoffensive, contrairement à ce qu'on a dit. Elle a été appliquée nombre de fois par des médecins des deux hémisphères, qui connaissent l'inocuité de la chimicaustie intra-utérine. J'ai relevé dans la statistique du Dr Apostoli près de *dix mille* applications voltaïques, sans accident. Il est nécessaire qu'on suive à la lettre cette méthode, pour être à l'abri des accidents, c'est-à-dire qu'elle soit faite, comme Apostoli l'indique, sans brusquerie, avec une antisepsie parfaite et en se conformant aux règles que je vais donner.

Apostoli applique au traitement des fibromes utérins une opération bien définie : la *galvanocaustique chimique, vaginale, intra-utérine* ou *parenchymateuse* et *toujours monopolaire de l'utérus*, appelée *chimicaustie* par Tripier.

Le fibrome diagnostiqué, qu'il s'agisse d'un fibrome hémorrhagique ou non hémorrhagique, Apostoli fait toujours d'emblée, quand c'est possible, une chimicaustie intra-utérine. Voilà la règle.

Contre-indications. — Si on a affaire à une femme nerveuse, supportant mal l'électricité, on doit commencer par une ou deux faradisations avec le courant de tension (fil fin) pour permettre l'application du traitement curatif intra-utérin. On doit également opérer de la même façon avec les utérus sensibles, irritables, dont j'ai parlé au chapitre les concernant.

La chimicaustie intra-utérine doit être remplacée par la volta-poncture toutes les fois que le col est inaccessible ou le canal utérin fermé dans une de ses parties et l'hystérométrie impossible. La première condition de l'opération est d'introduire la sonde dans l'utérus. Quand on ne peut le faire pour une cause quelconque, il faut pratiquer la volta-poncture. Apostoli applique rarement la voltaponcture d'emblée. Je dirai plus loin les cas qui la réclament. A ces contre-indications viennent s'ajouter celles résultant d'un état aigu, tel que la périmétrite aiguë ou une affection récente des annexes.

TRAITEMENT PRÉPARATOIRE

La faradisation préparatoire n'offre aucune indication spéciale, elle doit être intra-utérine.

Le vagin nettoyé et aseptique, les mains de l'opérateur et l'électrode bipolaire en parfait état de propreté et trempées dans une solution antiseptique, on glisse le long du doigt indicateur porté jusqu'au col cette électrode, qu'on doit faire pénétrer jusqu'au fond de la cavité utérine. On relie l'électrode à l'appareil et on commence la séance par zéro pour aller assez rapidement à la tension maximum. On fait glisser la bobine induite de la tension la plus faible à la plus forte pour bien s'assurer de l'effet produit et on termine la séance après le temps nécessaire pour amener la tolérance parfaite. Cinq à quinze minutes seront nécessaires. On n'emploiera la faradisation vaginale avec l'électrode bipolaire quand on ne pourra pas faire la faradisation utérine. C'est le temps préparatoire de la méthode que je vais décrire succinctement, parce que j'ai déjà traité, dans un chapitre spécial, de la chimicaustie intra-utérine. J'indiquerai les variantes concernant l'application aux fibromes.

AVANT L'OPÉRATION

Toujours prévenir la malade de ce qu'on va faire pour diminuer son émotion, obtenir son acquiescement complet et être sûr de son immobilité ultérieure.

S'assurer que la pile fonctionne bien, mettre l'appareil à portée de sa main, orienter le zéro de la boussole et vérifier l'intégrité de tous les couples, visiter les rhéophores qui se cassent souvent aux points de leur attache, fermer le circuit pour s'assurer que tout marche bien, et que le galvanomètre répond à la fermeture du circuit.

La sonde ou mieux l'hystéromètre en platine aura été flambé, plongé dans l'eau phéniquée forte et trempé dans une solution d'éther iodoformé avant de pénétrer dans le vagin.

Vérifier si l'électrode cutanée en terre glaise est assez humide, assez gluante pour bien adhérer à la peau. Il faut que le doigt puisse pénétrer dedans sans difficulté. La femme aura quitté son corset et son pantalon et aura dégrafé ses jupons pour que la respiration soit libre et aussi pour que le ventre soit mis à nu en entier.

Dans le cabinet, la femme sera mise sur le fauteuil à spéculum et chez elle en travers du lit, les pieds reposant sur deux chaises, le *siège débordant fortement*, pour donner toute liberté possible à la main exploratrice et conductrice. La femme doit être dans la résolution la plus complète ; on l'engagera à ouvrir la bouche, à respirer librement et à ne faire aucun effort, on l'assurera que l'opération n'est pas douloureuse et qu'elle la sentira d'autant moins qu'elle sera plus immobile.

OPÉRATION

On plaquera d'abord rapidement la terre au milieu

du ventre de façon à *coiffer le fibrome*, il faut prévenir la femme de la sensation de froid que cela procure. La terre doit reposer exclusivement sur la partie supérieure de la tumeur et ne doit toucher ni aux cuisses, ni aux poils du pubis. On sait qu'il y a sur sa partie supérieure une plaque métallique juxtaposée qu'on enfonce légèrement en pressant un peu pour assurer un contact complet. Cette plaque est reliée à un rhéophore qui servira à fermer le circuit.

La partie importante est l'introduction de l'hystéromètre. C'est aussi la partie la plus difficile parce qu'on peut avoir affaire à un canal tortueux, obstrué par le fibrome proéminant et offrant des séries de rétrécissements qu'il faut traverser. Tout le succès de l'intervention, toute son inocuité résident dans la bonne exécution de ce temps opératoire. Tous les médecins savent que l'hystérométrie est la base de la gynécologie. Il faut donc savoir que pour faire une bonne hystérométrie :

« 1° *Il ne faut pas de spéculum* ;

« 2° *Jamais de violence*, mais une extrême douceur et beaucoup de patience.

1° Le spéculum est inutile quand il n'est pas dangereux. Avec le spéculum on n'est jamais sûr que l'hystérométrie est complète. Il gêne et rend impossible l'introduction de la sonde quand le col de l'utérus est derrière le pubis et qu'il faut faire l'hystérométrie, presque *au juger*, le manche de l'instrument devant être porté en bas et appuyé sur la rainure périnéale (Apostoli).

J'ai donné dans la technique générale de la chimicaustic les autres raisons qui militent en faveur de l'abandon du spéculum qui, dans les complications du côté des annexes, peut rompre des adhérences ou des poches qui se vident dans l'intérieur de la cavité péritonéale. Dans le cas spécial, son moindre défaut est de ne laisser qu'un champ limité aux mouvements de l'opérateur qui doit franchir quelquefois les rétrécissements les plus variés et les plus tortueux.

2° L'index dont on est le plus adroit est introduit jusqu'au col, la main en pronation, sur ce doigt on glisse l'hystéromètre engainé dans son manchon isolateur en celluloïde, on l'introduit lentement, on s'arrête à la moindre résistance comme au plus petit signe de sensibilité de la malade. Si elle souffre, on attend que cela soit passé pour recommencer, et on s'assure par de petits mouvements de haut en bas et de latéralité qu'on est bien entré dans l'utérus et qu'on est arrivé au fond de l'organe. J'ai dit que la main devait être en pronation et qu'on devait glisser l'hystéromètre sur la pulpe du doigt. Il existe des cas où le col est tellement haut et pour ainsi dire derrière le pubis, sur le pubis même qu'il serait impossible de pratiquer l'hystérométrie de la façon classique que j'ai indiquée. Il faut avoir recours à un artifice et faire l'hystérométrie sur le dos du doigt la main placée en supination, c'est sur l'ongle qu'on conduit la sonde. Il y a encore des variétés de fibromes ayant entraîné le col tellement haut sur le pubis, que l'hystérométrie n'est possible que dans la position genu-pectorale. J'ai enfin vu, à la clinique du Dr Apostoli, des fibromes qui devaient être soulevés en totalité par un aide et ramenés du côté de l'épigastre pour permettre le dégagement du col et l'introduction de la sonde. L'hystérométrie est souvent faite *au juger*, le col étant *atrophié* ou *inaccessible*.

Il faut aller jusqu'au fond de l'utérus, telle est la règle, mais il arrive qu'il est impossible quelquefois de franchir l'orifice interne du col ou une des parties du conduit utérin. On peut avoir affaire à un spasme ou à une atrésie d'origine diverse. Dans ce cas, il faut commencer la séance, comme si on était au fond, et la plupart du temps, au bout d'une minute, on sent l'hystéromètre glisser et entrer au fond de l'utérus. Quelquefois, ce n'est qu'au bout de la deuxième ou troisième séance qu'on arrive au fond de l'organe.

J'ai insisté beaucoup sur ce temps opératoire, parce que c'est le plus important et le plus difficile de l'opération.

On fixera ensuite solidement le rhéophore sur l'hystéromètre, on s'assurera que le vagin est bien garanti par le manchon en celluloïde qui doit affleurer le col.

On fera poser à plat sur le gâteau de terre glaise recouvert d'une serviette les mains de la femme, les doigts écartés, pour qu'elle exerce elle-même une pression méthodique, pour aider à l'adaptation complète et constante de la terre avec la peau.

C'est alors seulement, et quand toute douleur inhérente au passage de la sonde aura disparu, qu'on commencera le débit du courant.

INTENSITÉ

Débuter lentement, couple par couple, progressivement. Commencer par 30, aller à 50 ou 70 pour n'arriver à 100 milliampères qu'au bout d'une demi-minute à une minute, surtout à la première opération.

S'il y a douleur, résultant du passage du courant, elle tient à deux causes, l'une externe et l'autre interne.

L'externe vient de la peau, qui peut offrir à sa surface un petit bouton, une petite excoriation par où passe le courant, on y remédiera au moyen d'un peu de papier ou de collodion appliqué sur le point entamé. La plaque qui est sur la terre peut l'avoir traversée et brûler la peau. La terre peut être trop sèche et insuffisamment adhérente. On y peut remédier facilement.

L'interne vient de ce que le vagin est insuffisamment protégé ou de ce qu'il existe une affection péri-utérine (salpingite, ovarite, péri ou paramétrite). Dans ce cas, il est indispensable de ne donner à la femme que de petites doses d'électricité. Je veux dire par là qu'il faut commencer par 20 ou 25 milliampères et ne pas dépasser 40 à la première séance. C'est une petite intensité, c'est vrai, mais commandée par l'état maladif des annexes. Le praticien aura toujours fixé dans son esprit ce précepte très important d'Apostoli que toutes les fois qu'il y aura une complication du fibrome du côté des annexes, il doit administrer l'électricité à faible dose, à cause d'une répercussion possible, d'une réaction inflammatoire du côté de ces organes ou de leur périphérie. On débutera donc dans ce cas par 20 ou 30 milliampères. On pourra augmenter, dans les séances suivantes, jusqu'à 60 et même jusqu'à 100 milliampères, à mesure que la douleur s'atténuera et que le retentissement du côté des annexes offrira moins de certitude. Il y a encore un cas où il faudra employer de petites intensités, c'est quand la femme supportera mal l'électricité, qu'elle sera nerveuse, plus ou moins hystérique, avec un utérus sensible. J'ai indiqué, au début de ce chapitre, la faradisation comme méthode préparatoire. Quand on soumet la femme au courant voltaïque, il faut commencer par une faible dose, 30 milliampères, aller à 40 ou 50 dans la première séance. On se guidera sur la tolérance de la malade en se rappelant le précepte d'Apostoli : « L'électricité doit toujours être donnée à dose tolérable. Il ne faut pas faire souffrir, mais on peut aller à la limite de la tolérance sans la dépasser. » C'est avec un peu d'habitude que le médecin apprendra à varier son dosage.

Il est des femmes chez lesquelles on peut aller d'emblée à de hautes intensités, qui sont commandées souvent par l'état anatomique et symptomatique de l'utérus. Dans les formes graves d'hémorrhagie ou de douleurs continuelles, quand on veut aller plus vite et qu'on n'a rien à redouter des complications du côté des annexes, que la femme est manifestement tolérante, on peut, dès la première séance, aller à 100 et 150 milliampères. On peut dépasser cette intensité et j'ai vu le Dr Apostoli, dans quelques cas particulièrement graves d'hémorrhagie, aller jusqu'à 250 et même 300 milliampères. Cette haute intensité, qui paraît colossale et que la peau ne tolérerait pas sans l'artifice de la terre glaise, est bien tolérée par l'utérus. La muqueuse utérine ne manifeste aucune sensibilité à cette cautérisation énergique. S'il y a douleur, cela vient de l'hystéromètre mal placé ou mal tenu et du vagin insuffisamment protégé.

Voilà donc deux indications bien différentes comme intensité résultant des lésions périutérines qui peuvent accompagner le fibrome et aussi de l'état nerveux des malades.

Je ne suis donc pas partisan exclusif des petites intensités dans le traitement des fibromes, pas plus que je recommande systématiquement les hautes intensités. Je ne fais du reste que refléter ici la doctrine d'Apostoli *qui emploie les unes et les autres suivant les besoins et suivant les indications* qui sont nettes et précises. « N'employez jamais les hautes intensités, au début surtout, quand il y a une lésion périutérine. Elles sont indiquées quand les femmes sont tolérantes et quand il y a un état anatomique ou symptomatique grave qui les réclame. Pour me résumer, je répéterai donc, sans me lasser, qu'il faut *que toute chimicaustie intra-utérine soit utérinement tolérable*, que la malade n'accuse aucune douleur vive du côté de sa matrice ; s'il en était autrement, il faudrait baisser l'intensité jusqu'à ce que la tolérance arrive, quitte à remonter ensuite. Tout le tact du médecin consistera à ne pas se laisser imposer par de vaines alarmes, à ne tenir un compte sérieux que de la douleur utérine et non de la crainte d'une femme trop timorée. »

POSITION DE L'HYSTÉROMÈTRE

Tout le temps de l'opération on tiendra l'hystéromètre en platine *in situ*, on évitera toute propulsion en avant, le pouce et l'index de la main conductrice tiendront le manche de l'instrument, la face dorsale prenant un point d'appui sur la cuisse. On aura soin de cautériser les quatre points cardinaux de la cavité utérine en appuyant légèrement l'instrument en haut, en bas, à droite et à gauche.

Quand on se servira de l'hystéromètre en charbon, on l'introduira par un mouvement de vrille, après l'avoir rendu aseptique, et on commencera, si on fait plusieurs cautérisations successives, par le fond de l'utérus, en retirant successivement l'instrument de deux centimètres en deux centimètres, au moyen des crans gradués situés sur le manche. Quand on aura affaire à une grande cavité utérine, on pourra employer mon hystéromètre en charbon qui a 3 à 6 centimètres de long et qui est fait spécialement pour les utérus larges et profonds [1]..

DURÉE DE L'OPÉRATION

Cinq minutes sont généralement suffisantes comme durée, à moins qu'on n'opère avec le charbon et

---

[1] On trouve cet hystéromètre (fig. 39) chez tous les fabricants d'instruments.

qu'on veuille cautériser toute la cavité utérine en deux ou trois cautérisations successives. Dans ce cas, on fera durer chaque opération trois minutes en moyenne, ce qui donnera une somme de six ou neuf minutes pour l'ensemble.

On interrompra la séance comme on l'a commencée, c'est-à-dire doucement, lentement, couple par couple. On retirera la sonde avec beaucoup de précautions. On enlèvera la terre, on essuiera le ventre.

Nouvelle injection antiseptique et, si c'est nécessaire, tampon de gaze iodoformée.

APRÈS L'OPÉRATION

On doit toujours prévenir la malade qu'elle peut perdre un peu de sang, ce qui est dû à l'hystérométrie. La femme ne doit pas marcher après le traitement. Si on opère à domicile, il faut faire coucher la patiente après la séance. Si on opère dans le cabinet, elle doit rester allongée, étendue sur une chaise longue une heure ou deux avant de regagner son domicile pour se mettre immédiatement au lit. Ces préceptes sont bien suivis de la clientèle aisée, mais la clientèle des cliniques suit rarement ces prescriptions sans cependant qu'il survienne d'accidents. Ce n'est pas un exemple à encourager. On doit au contraire recommander le repos le plus complet possible.

On interdira toute relation sexuelle pendant le traitement et à fortiori le soir même de l'opération. Les femmes ont généralement quelques coliques après la séance caractérisées par une douleur sourde continuelle où intermittente offrant le caractère des douleurs utérines, localisées au bas-ventre, aux reins, à la partie supérieure des cuisses, à l'aine. Ces douleurs sont rarement aiguës. La période post-opératoire est souvent plus douloureuse que l'opération elle-même. Quelques femmes ne ressentent rien. Les nerveuses sont généralement plus sensibles au courant électrique. Chez elles, il peut arriver qu'une opération faite, même à petites doses, provoque une crise aiguë de douleurs dans le ventre, qui peut simuler, aux yeux de celui qui n'a pas grande expérience, une attaque vraie de péritonite ; heureusement, il n'en est rien ; plus l'orage est violent et soudain et plus il cède spontanément ou à l'emploi de petits moyens, tels que des cataplasmes laudanisés chauds, ou à une application de faradisation utérine ou vaginale avec le courant de tension, à petites doses, longtemps continué, jusqu'à cessation de toute douleur. Le thermomètre jugera la question de *péritonisme* ou de *péritonite*, ainsi que l'ensemble des phénomènes généraux. Les nausées et les vomissements, s'il en survient, seront calmés par les moyens médicaux ordinaires ou par la voltaïsation des pneumo-gastriques [1].

La nuit même qui suit l'opération, les femmes dorment généralement bien. Elles perdent le soir même ou le lendemain un peu de sang et quelquefois rien. Les jours suivants apparait un écoulement muco-purulent qui tache le linge. Il est nécessaire de recommander les injections antiseptiques à l'acide

[1] Brivois. *Communication à la Société de médecine pratique,* février 1890.

phénique deux ou trois fois par jour. Certaines femmes perdent des lambeaux de la muqueuse utérine et quelques-unes des débris de fibrome se présentant sous formes de lamelles, dans lesquelles on reconnaît distinctement la forme des fibres musculaires. Le plus bel exemple que nous possédons est celui d'une femme de la clinique d'Apostoli, affectée d'un fibrome énorme, hémorrhagique, ayant nécessité des opérations d'une intensité de 250 milliampères, et qui a rendu dans les vingt-quatre heures, à plusieurs reprises, une quantité assez considérable de lamelles, quelques-unes ont 2 à 3 millimètres d'épaisseur.

INTERRUPTION ET RENVERSEMENT DU COURANT

On a préconisé dernièrement, dans le traitement des fibromes, les interruptions de courant comme favorisant la régression des fibromes. Je les proscris absolument par la raison bien simple que les interruptions brusques sont douloureuses et qu'elles condamnent forcément le médecin aux petites intensités. Les électriciens qui ont opéré avec les interruptions de courant ont tous remarqué que les femmes ne pouvaient pas supporter plus de 20 à 25 milliampères sans souffrir beaucoup.

Le Dr Brachet, d'Aix-les-Bains [1], Aimé Martin et Chéron [2] ont les premiers employé, ce mode de traitement, ils reconnaissent qu'il est douloureux. Moritz Benédikt (de Vienne) l'a repris après eux. Les

[1] Onimus. *Archives générales de médecine*, juin 1883.
[2] Aimé Martin. *Annales de gynécologie*, 1879.

partisans des interruptions sont forcément partisans des petites intensités. Ils font une variante à la méthode d'Apostoli qui a employé aussi les interruptions et qui y a renoncé. Il se sert tantôt des petites intensités, tantôt des moyennes et tantôt des grandes, suivant les besoins et suivant les indications nettes et précises que j'ai formulées. Avec les interruptions et les petites intensités les résultats peuvent laisser à désirer sous le rapport de la cessation rapide des hémorrhagies, des douleurs, des symptômes nerveux réflexes.

Apostoli recommande aux médecins de suivre les préceptes qu'il a donnés, et que j'ai retracés, c'est-à-dire d'employer les petites intensités quand il convient et les grandes quand il le faut et de ne jamais interrompre le courant, encore moins le renverser, s'ils ne veulent pas voir les malades fuir à jamais leur cabinet, dégoûtées du traitement, par la douleur qu'il occasionne. Dans les cas d'hémorrhagies graves, de douleurs intolérables, c'est la chimicaustie ou la volta-poncture méthodiquement faite, comme je l'ai indiqué, qui aura raison de ces états. Du reste, les observations de fibromes traitées par les interruptions et les renversements de courants sont trop peu nombreuses pour entrer en parallèle avec les milliers de fibromes traités par la méthode d'Apostoli.

VOLTA-PONCTURE DES FIBROMES

Quand on affaire à un col inaccessible et qu'il est impossible, pour une cause quelconque, de faire l'hystérométrie, ou quand on a affaire à un fibrome saillant dont on veut diminuer le volume plus rapidement, il faut avoir recours à la volta-poncture dont j'ai donné la technique opératoire générale. Les indications de la volta-poncture sont donc doubles ; c'est un procédé de *nécessité* dans le cas d'atrésie utérine ou de déplacement utérin, c'est un procédé de *choix* qui se combine avantageusement avec les chimicaustics intra-utérines et en complète ainsi les effets, que ces dernières seules seraient quelquefois impuissantes à réaliser. Dans le cas particulier, il vaudra mieux ponctionner le col, quand c'est posible, parce que l'opération n'est pas douloureuse et ne nécessite pas l'anesthésie.

En cas d'impossibilité, ponctionner la partie la plus saillante du fibrome dans le vagin parce que la ponction doit toujours être *vaginale*. Nous repoussons d'une façon absolue les ponctions de fibromes qui ne permettent pas à l'eschare de s'éliminer et qui favorisent la septicémie. La voie vaginale est tout indiquée pour l'élimination des produits nécrosés résultant de la volta-poncture.

Le trocart sera fin et la ponction courte d'un demi-centimètre à un centimètre ; j'ai déjà dit plusieurs fois que la ponction n'est pour le médecin qu'un moyen de faire passer le courant, qu'une voie qu'on crée pour que l'électricité rencontre moins de résistance. On se servira de préférence du trocart en acier qui est plus acéré et qui pique mieux. Il faudra préalablement reconnaitre le point à ponctionner, explorer la vessie et le rectum, pour voir si le fibrome n'a pas décollé le péritoine devant lui, et si les organes ne sont pas situés au devant du point qui paraît le plus culminant. Cela fait, il sera prudent d'endormir la malade si on n'opère pas sur le col.

L'antisepsie la plus parfaite du vagin, des instruments et des mains de l'opérateur est de rigueur.

Le doigt conducteur étant introduit et le point de ponction reconnu, on introduira sur ce doigt le manchon conducteur en celluloïde après avoir laissé au trocart la longueur nécessaire à la ponction. Le celluloïde fixé, on poussera le trocart dans la gaine et on ponctionnera jusqu'à ce qu'on sente la résistance vaincue et le trocart enfoncé dans l'axe de l'utérus. Dans certains cas, quand on voudra créer un canal artificiel à travers le col, on pourra se servir du trocart en platine qui termine la sonde utérine. Le Dr Apostoli appelle ce procédé, l'hystérométrie par *effraction*.

On fixe le rhéophore au manche de l'instrument et on finit l'opération comme une chimicaustie ordinaire.

Même lenteur, mêmes soins antiseptiques, encore plus rigoureux si c'est possible, et application d'un tampon de gaze iodoformée.

Si on avait une hémorrhagie consécutive à la volta-poncture, on ferait l'hémostase avec le spéculum de Gemrig largement ouvert (Apostoli).

PÔLES A EMPLOYER

J'ai omis intentionnellement d'indiquer dans la technique opératoire le pôle à employer. Il existe

des indications cliniques et anatomiques précises que
je dois faire connaître.

PÔLE POSITIF

« Le pôle positif arrêtera *sur l'heure* les hémorrhagies, d'une *façon directe* si son action est assez intense
et si l'hémorrhagie est de moyenne intensité. Il
obturera par l'eschare dure et sèche qu'il produit le
calibre des vaisseaux indépendamment de l'effet
général électrolytique. Je n'ai en vue en ce moment
que l'effet local polaire.

On sait que les acides se rendent au pôle positif et
les bases au pôle négatif. L'eschare du pôle positif
sera donc semblable à celles produites par un acide
énergique, elle exercera son action sur la lumière
des vaisseaux pour s'opposer à l'écoulement sanguin.
Le pôle positif sera donc le médicament immédiat
des formes hémorrhagiques des fibromes.

Il peut arriver que l'action immédiate du pôle
positif ne soit pas pratiquement aussi rapide qu'elle
l'est théoriquement. Cela tient à plusieurs causes que
le médecin doit connaître et qu'Apostoli résume
ainsi: « Le courant a été trop faible pour une cause
quelconque et il n'a pas eu une durée suffisante, ou
bien l'hémorrhagie est revenue sous l'influence de la
marche, de la fatigue et surtout du coït. Toutes les
femmes qu'on opère, surtout celles des cliniques, ne
gardent pas le repos nécessaire après l'opération,
leur condition sociale les obligeant à aller et venir
et à travailler. L'effet sera toujours plus certain et
plus rapide chez celles qui garderont le lit.

« Il y a encore des raisons mécaniques qui font attendre l'effet immédiat hémostatique du pôle positif.

« L'hystérométrie plus ou moins bien faite peut provoquer le retour d'une perte antérieure par le traumatisme intra-utérin que peut provoquer l'entrée et la sortie de l'hystéromètre.

« La chute des premières eschares, lorsque le tissu cicatriciel n'est pas encore assez résistant, peut également favoriser un rappel d'effusion sanguine. Il faut se garder de se décourager et surtout de porter un jugement précipité sur l'effet final, car à l'action immédiate du pôle s'ajoute l'effet consécutif de la cicatrice produite par la chimicaustie. Cette cicatrice est éminemment rétractile et elle ferme par un effet plus lointain la lumière des vaisseaux. »

Le pôle positif est donc un décongestionnant et un hémostatique de premier ordre, il conviendra aux formes congestives ou hémorrhagiques des fibromes. (Il est de plus éminemment antiseptique comme Apostoli l'a démontré.) (Académie des sciences, 28 avril 1890.)

<h3 style="text-align:center">PÔLE NÉGATIF</h3>

Le pôle négatif conviendra aux formes torpides anciennes, aux fibromes durs ou indurés, à circulations languissantes s'accompagnant de dysménorrhée. Il est éminemment résolutif. Son eschare est molle, rouge, diffluente. Son premier effet est de donner un coup de fouet à la circulation, son dernier est la formation d'une cicatrice moins rétractile que la première et plus superficielle. Il s'adressera avec succès à toutes les formes de fibromes dans lesquels l'hémorrhagie ne domine pas. Si on le fait entrer sous une forme pénétrante, à l'aide du trocart dans le parenchyme du fibrome, il activera plus rapidement la régression de la tumeur et par cela même deviendra *hémostatique* au bout d'un temps plus ou moins long, grâce à l'atrophie rapide totale qu'il imprimera au fibrome et qui le privera progressivement de sa circulation supplémentaire et aussi grâce à la cicatrice qu'il laisse à sa suite. Je terminerai en résumant en deux mots l'action hémostatique des deux pôles. L'action du positif est immédiate. L'action du négatif est lointaine.

NOMBRE DES OPÉRATIONS

Il est difficile de dire combien on devra faire d'opérations parce qu'il n'y a pas deux tumeurs fibreuses qui se ressemblent par leur volume, leur symptomatologie et leur évolution. C'est au résultat thérapeutique à nous servir de guide. *La cure absolue, la restitution* ad integrum *du fibrome* est et restera sans doute au-dessus des ressources thérapeutiques médicales; le diminuer, voilà quelle doit être l'ambition du médecin; le réduire de la moitié ou du tiers à un stroma plus ferme, plus dense, moins offensif, voilà le but. La lésion anatomique n'est pas tout, puisqu'il y a des fibromes énormes qui ne donnent pas lieu à une grande réaction et qui passeraient inaperçus si ce n'était leur volume; tandis que d'autres plus petits, plus mal situés, ou localisés, donnent lieu à des douleurs insupportables ou à des hémorrhagies épouvantables. Dans ces cas, il faut de toute nécessité faire cesser la douleur, l'hémorrhagie et les désordres occasionnés par la tumeur, tels que la rétention d'urine ou des matières fécales. Conséquemment, le nombre des séances ne finira que quand symptomatiquement la femme se déclarera guérie, quand même la lésion subsisterait. Combien faut-il de séances pour débarrasser la malade de tout malaise? Trente est le maximum de ce que nous avons vu appliquer. La moyenne oscille entre dix à quinze. Vingt à vingt-cinq sont déjà des nombres exceptionnels. Apostoli a vu beaucoup de malades se trouver très bien et suspendre leur traitement entre la cinquième et la dixième opération. Quelques-unes, plus rares, n'ont réclamé qu'une ou deux interventions, qui ont suffi pour leur assurer un bien-être de quelque durée. On ne doit pas oublier qu'on doit recommencer à toute tentative offensive du fibrome.

La régression du fibrome paraît toujours plus lente à la fin qu'au début du traitement.

MOMENT DES OPÉRATIONS

Quel moment choisir pour commencer l'intervention? Cela dépend de la nature du fibrome, de sa position, de sa situation et des symptômes qu'il présente. C'est ainsi que tel fibrome à réaction torpide, sans grandes douleurs et sans hémorrhagies, ne nécessitera l'intervention du médecin que quand celui-ci sera prêt. Il pourra choisir son heure et son moment. Il attendra de préférence l'époque intermenstruelle. Si on a affaire à un fibrome douloureux hémorrhagique, comprimant la vessie, le rectum, il faut agir immédiatement, au besoin en pleine hémorrhagie. L'électricité sera le médicament de choix qui agira presque toujours à coup sûr.

Quel intervalle doit-on mettre entre chaque séance? On ne doit pas répéter les séances trop souvent. Voilà la règle. On doit opérer tous les jours, je serais tenté de dire deux fois par jour, les fibromes hémorrhagiques qui ne cèdent pas à l'application électrique bien coordonnée. Généralement, la réaction du premier jour se calme, pour faire place à un bien-être qui rend inopportune une nouvelle opération avant quelques jours. Chez les malades qui restent alitées, on peut opérer deux fois par semaine. On a intérêt à augmenter le nombre des séances quand c'est possible, à cause du bénéfice qu'en retirent les malades.

SYNTHÈSE DE LA MÉTHODE D'APOSTOLI

J'ai terminé la description de la méthode d'Apostoli, qui comprend un manuel opératoire étendu qui va de la faradisation à la volta-poncture en passant par la chimicaustie intra-utérine. C'est tout cet ensemble qui constitue cette méthode qu'il faut appliquer à la lettre et dans tous ses détails pour obtenir les résultats qu'elle donne à son auteur.

Je vais la résumer en quelques mots pour la fixer dans l'esprit du médecin :

« 1° La méthode d'Apostoli est *précise*, puisque le médecin emploie l'intensité qu'il désire grâce à l'emploi du galvanomètre d'intensité ;

« 2° Elle est *active* par l'emploi des intensités nécessaires à l'arrêt des hémorrhagies;

« 3° Elle est *simple*, car elle se résume, le plus souvent, dans une bonne hystérométrie thérapeutique, qui est à la portée de tout médecin, muni de l'outillage électrique indispensable[1];

« 4° Elle est *dosable* mathématiquement et permet à tous les médecins d'opérer dans des conditions identiques et de mesurer l'intensité du médicament à la nature des effets qu'il veut obtenir;

« 5° Elle est *localisable*, car on a le pouvoir de faire entrer le courant électrique par une porte bien définie, muqueuse ou parenchyme;

« 6° Elle est *soumise* et n'utilise qu'une force qui ne doit jamais être brutale ni instantanée et qui ne doit s'appliquer qu'à doses progressives et réfractées pour ainsi dire;

« 7° Elle est *antiseptique* par elle-même en raison de la haute cautérisation de son pôle actif;

« 8° Elle est le plus souvent tolérable sans anesthésie qui n'est indiquée que dans le cas de volta-poncture;

« 9° Elle ne condamne les femmes à aucun repos forcé et leur permet dans l'intervalle des séances de vivre de la vie commune et de vaquer, au besoin, à un travail fatiguant;

« 10° En dehors de l'action polaire locale, il y a encore une action interpolaire électrolytique sur, laquelle je me suis expliqué au chapitre XV; en

---

[1] D' Brevois. *Outillage électrique indispensable.* (*Arch. de Tocologie*, 20 octobre 1889.)

effet, le courant électrique, qui est la source de toute force et le témoin de toute manifestation vitale, va agir successivement et profondément sur le parenchyme utérin et produire ainsi des effets posthumes de régression, qui étonneront par leur grandeur et leur sûreté. »

RÉSULTATS ANATOMIQUES ET CLINIQUES

« *Anatomiquement* parlant, tout fibrome traité assez longtemps par le courant voltaïque continu subit un retrait manifeste, perçu directement soit par le toucher, le palper ou l'hystérométrie.

« La régression varie du cinquième à la moitié et coïncide avec une accumulation parallèle et simultanée de tissu graisseux sous-cutané abdominal. C'est pour cela qu'il est toujours indispensable de mesurer l'épaisseur de la peau avec le compas avant de commencer le traitement curatif des fibromes. Cette régression non seulement apparaît pendant le traitement, mais elle se continue souvent après, tant la nutrition du fibrome a été atteinte et influencée par le traitement. » (Apostoli.)

Le fibrome devient plus mobile, il subit un désenclavement, acquiert une mobilité plus grande par suite probablement de sa diminution de volume et aussi de la disparition de l'enveloppe de cellulite [1] légère qui entoure si fréquemment le fibrome.

Le fibrome tend à se pédiculiser, c'est-à-dire à se séparer de l'uterus et à chercher sa voie soit du

---

[1] Je donne cette opinion, bien qu'elle soit contestée.

côté du péritoine, soit du côté de la muqueuse utérine. Il y a un phénomène d'expulsion très marqué[1].

Chirurgicalement le fibrome, qui était au début inopérable, le devient par la formation d'un pédicule et par le déchatonnement qui se produit par suite de l'électrolyse.

« *Cliniquement*, les résultats sont encore plus brillants. Ils ont pour témoins le malade et le médecin.

D'un mot on peut les résumer : c'est la suppression 95 fois sur 100 de tous les phénomènes qui constituent le cortège obligatoire du fibrome et que l'on peut classer hiérarchiquement ainsi :

Hémorrhagie ;
Dysménorrhée ;
Aménorrhée.

Troubles nerveux douloureux directs et par compression ou réflexes.

Si anatomiquement nous n'arrivons pas à la régression totale du fibrome, du moins au point de vue symptomatique nous pouvons assister à une véritable résurrection ; la statistique du Dr Apostoli et celle de tous les médecins qui ont expérimenté sa méthode sont là pour l'affirmer. De ce côté-là, les femmes sont et restent totalement guéries pour la plupart. Si j'ajoute cet adverbe, c'est qu'il n'y a rien d'infaillible en médecine.

[1] La Torre. *Fibromes utérins, Archives de Tocologie*, décembre 1888 et janvier 1889.

DES CAUSES GÉNÉRALES D'INSUCCÈS DANS LE TRAITEMENT
DES FIBROMES

Le Dr Apostoli a fait dernièrement une lecture à la société de médecine pratique sur les causes des insuccès dans le traitement électrique des fibromes. Je vais résumer ici le travail de l'inventeur de la méthode électrique intra-utérine.

Si le traitement électrique n'a pas réussi entre toutes les mains, cela tient à plusieurs causes qu'Apostoli range sous trois chefs :

1° Causes liées à l'opérateur;

2° Causes liées à la malade;

3° Causes liées au traitement.

« A. — Du côté de l'opérateur, c'est souvent l'inexpérience gynécologique, l'inhabileté opératoire ou l'ignorance complète des lois physiques qui font échouer la méthode.

« Les médecins peu familiarisés avec le toucher, qui ne connaissent rien de la physique électrique ou qui ont oublié depuis longtemps les notions incomplètes apprises aux facultés, qui sont inhabiles à pratiquer l'hystérométrie, parce que c'est un art peu connu et peu enseigné, qui est plutôt du ressort des gynécologues de profession, ont bien des chances de mal appliquer le traitement électrique qui demande encore quelque habileté et beaucoup d'habitude des manipulations électriques. Il y a pour ainsi dire une période d'études nécessaires par laquelle il faut passer. Les milliampères pour être maniés demandent à être approfondis. L'hystérométrie pour être bien faite demande un peu d'habitude, surtout dans le cas de fibromes où elle est généralement difficile. Il y a un autre point *capital*, c'est de faire un bon diagnostic; on pourrait plus facilement passer sur les deux autres points que sur celui-là, d'autant plus que tous les gynécologues, même les plus instruits peuvent, commettre des erreurs de diagnostic qui entraîneront les plus graves conséquences.

« L'erreur importante, la plus grave de toutes, consiste à prendre un *kyste de l'ovaire* ou une *tumeur de la trompe* pour un fibrome et à lui appliquer intégralement le traitement électrique des fibromes qui est contre-indiqué. Le D<r> Apostoli a réuni quatre cas : deux à Liverpool, un à Glascow et le quatrième à Paris où pareille erreur fut commise et où les malades ont succombé. Il n'y avait pas de fibrome, mais bien un kyste de l'ovaire, dont la suppuration avait entraîné la mort. Je n'insisterai pas sur l'importance du diagnostic, d'autant plus difficile qu'il est compliqué quelquefois de tumeur kystique. Aussi aura-t-on bien peu de succès dans le traitement des tumeurs fibro-cystiques quand on n'aura pas atteint le kyste par la volta-poncture[1].

« B. — Du côté du *médicament,* l'opérateur commet aussi bien des fautes de dosage. Il est fantaisiste souvent, il veut bien faire des applications électriques, mais il ne suit pas la méthode. Il est trop timide ou trop intensif. Il n'a pas présent à la mémoire ce précepte que j'ai répété cent fois : « Donner

---

[1] Voir au chap. XXXVIII, *Cure radicale des tumeurs fibro-cystiques.*

aux femmes toute la dose tolérable » et aller à la limite de la tolérance sans faire souffrir quand on n'a pas à redouter une lésion des annexes. Si la femme est intolérante parce qu'elle est nerveuse, elle saura bien le crier.

« 1° Trop timide ou trop faible, ce qui empêche tout effet thérapeutique rapide et salutaire de se produire, ou expose à une récidive prochaine ;

« 2° Trop élevé et trop intensif, ce qui, dans quelques circonstances, est nuisible et même dangereux, surtout si l'opérateur agit d'une façon brutale et précipitée, dès le début, en n'observant pas toutes les règles formulées à ce sujet ;

« 3° Les séances peuvent de plus être trop *fréquentes* ou *de trop longue durée*, et les congestions réitérées produites par chacune d'elles peuvent engendrer des congestions utérines ou péri-utérines supplémentaires avec toutes leurs conséquences inflammatoires ;

« 4° L'*absence des soins antiseptiques*, qui doivent précéder et suivre l'application, est une faute grave qui peut exposer la malade aux plus graves conséquences, surtout dans le cas où l'on pratique une volta-poncture vaginale qui laisse après elle une perte de substance d'une durée variable ;

« 5° L'*échec du médicament* peut tenir à sa *localisation insuffisante* et *incomplète*, notamment dans les endométrites fongueuses ou hémorrhagiques, liées à la présence des fibromes.

« La cautérisation intra-utérine peut être insuffisante, aussi y a-t-il lieu, dans ce cas, de se servir d'une électrode en charbon qui remplisse plus ou moins totalement la cavité utérine en se moulant exactement sur ses parois ;

« 6° L'emploi des volta-ponctures n'a pas été tenté ou on ne l'a fait qu'à dose trop minime, et l'action dénutritive, sur laquelle on est en droit de compter n'a pu produire un effet efficace.

« 7° La *persévérance* a manqué au médecin et c'est la cause d'insuccès la plus fréquente de toutes. On n'a pas poursuivi l'application du médicament assez longtemps. J'ai été frappé, du reste, dans toutes les applications électriques, du peu de persévérance des médecins, qui n'appliquent pas spécialement l'électricité. Je dois les mettre en garde contre cette vitesse thérapeutique.

« C. — Du côté de la *malade* les causes d'insuccès sont aussi importantes à connaître.

« 1° Il faut d'abord considérer la *nature* du fibrome, son *siège* et sa *situation topographique*, qui sont éminemment variables et sur lesquels le courant produira des effets qui varient à leur tour en efficacité.

« L'effet sera d'autant plus actif que le fibrome sera plus *interstitiel*, et il décroîtra au fur et à mesure qu'il deviendra *sous-péritonéal*. Les tumeurs fibro-cystiques ne sont pas amendées par le courant électrique, pas plus que les fibromes mous à petites géodes.

« Les fibromes *mous* sans petites géodes sont beaucoup plus justiciables d'une régression rapide que les fibromes durs.

« Les effets *anatomiques* ne seront pas en rapport proportionnel avec les effets symptomatiques. Ceux-ci seront toujours plus prononcés que ceux-là. Quoique la régression anatomique soit réelle mais incomplète, alors que l'amélioration symptomatique sera complète.

« On voit le courant électrique échouer dans les tumeurs fibro-kystiques, dans les myomes à petites géodes et dans les tumeurs qui s'accompagnent de production d'ascite, dont la nature maligne est plus ou moins suspecte.

« 2° Une autre cause d'échec dans le traitement des fibromes tient à *une lésion* méconnue des *annexes* qui peut être variable à son tour et qui, dans certaines circonstances, peut être une cause de congestion permanente et d'hémorrhagie utérine, et, dans d'autres, peut provoquer, du côté du péritoine, une inflammation consécutive plus ou moins grave. Les pyo-salpingites ou les tumeurs suppurées de la trompe échappent toujours à l'action du courant continu appliqué à l'utérus, mais sont justiciables d'une volta-poncture, destinée à créer une ouverture artificielle et à faire un drainage vaginal (cautérisation tubulaire de Tripier).

« Toutes les fois qu'à la suite d'une application électrique, le thermomètre s'élève et demeure élevé, on doit s'abstenir et penser à une affection des annexes, ou à une tumeur fibro-cystique quand on ne trouve rien du côté des annexes. Si l'on explore bien la périphérie du fibrome, on trouvera la cause de l'élévation de température dans une affection méconnue des annexes. Le chloroforme est indiqué pour faire une exploration complète.

« 3° La malade doit garder le *repos* une heure ou

deux après le traitement intra-utérin. C'est pour avoir oublié cette règle que des malades ont eu des phlegmons péri-utérins plus ou moins graves. Il faut que le médecin exige ce temps de repos indispensable. »

Voilà les causes des insuccès dans le traitement électrique des fibromes. Il est bon que le médecin médite ce tableau pour ne pas tomber dans l'une des erreurs que j'ai indiquées. Je termine par l'exposé justificatif qu'Apostoli a fait de sa méthode à la séance du 17 avril 1390 de la Société de médecine pratique

J'omets à dessein la discussion qui a eu lieu à la Société de Chirurgie à propos du traitement des fibromes par l'électricité (juin 1889). Les lecteurs de ce livre la trouveront tout entière dans les bulletins de cette Société. Je donne à la fin la lettre du Dr Thomas Keith (de Londres) sur le traitement électrique en général.

CONSIDÉRATIONS TECHNIQUES JUSTIFICATIVES

DE LA

MÉTHODE D'APOSTOLI

M. Apostoli répond aux reproches qui ont été adressés à sa méthode sur les points suivants :

« 1° *Hautes intensités*. — Après avoir rappelé le principe physique de la proportionnalité entre toute action et la masse entrant en mouvement, ainsi que le carré de la vitesse dont cette masse est animée, l'auteur établit que d'une façon générale dans toute lésion utérine simple, il y a toujours tolérance parfaite du courant électrique, que dans toute lésion utérine compliquée d'altérations des annexes, il existe au contraire un manque réel de tolérance, qu'enfin chez une même malade, la tolérance est variable à certaines périodes du traitement, sans qu'aucune explication de ce fait puisse en être actuellement donnée.

Au point de vue spécial de l'application utérine, des intensités dépassant 50 milliampères, l'auteur appuie sa manière de faire sur une série d'expériences encore inédites, faites en collaboration avec Laquerrière et relatives à l'action des courants, sur les bactéries pathogènes, sur celles du charbon entre autres. Ces recherches lui ont, en effet, montré que, tandis qu'un courant de 50 milliampères prolongé pendant 30 minutes ne donnait aucun résultat de destruction de ces bactéries, un courant de 200 milliampères et de 5 minutes seulement les rendait absolument inertes. Rappelant enfin la découverte de Landouzy et Galippe, relative au microbe des fibromes utérins, ainsi que celle des bacill de l'endométrite et du cancer, M. Apostoli conclut que dans tous ces cas, la formule générale de puissance physique $q = \frac{mv^2}{2}$ est applicable, c'est-à-dire qu'il faut des intensités élevées pour produire l'effet antimicrobien galvanique direct.

« 2° *Action intra-utérine*.— Pour l'auteur, la douleur de l'application galvanique chez les femmes est en raison directe du rapprochement du pôle près de la vulve, c'est-à-dire que cette douleur va en décroissant de la vulve au vagin, au col et enfin au corps utérin, à ce premier point de vue, l'action galvanique intra-utérine est déjà préférable.

Au point de vue de l'utilisation maximum du courant, elle est encore seule convenable, car elle supprime autant que possible la diffusion du courant, celui-ci ayant une tendance à passer par les points de moindre résistance, sans tenir compte de la distance géométrique de ces points. Telle est même la raison qui conduit M. Apostoli dans les cas de fibromes denses ou postérieurs à pratiquer la galvano-poncture ; le résultat attendu alors n'étant l'évacuation d'aucun liquide morbide, mais bien simplement une orientation du courant en travers de la tumeur fibreuse.

« 3° *Non-renversement des courants.*— Les expériences microbiologiques en collaboration avec Laquerrière ont encore montré à l'auteur deux faits : 1° que le pôle positif de la pile était seul actif sur les cultures microbiennes ; 2° que, en outre des liquides acides mis en liberté par ce pôle, il s'y produisait aussi un dégagement d'oxygène très marqué. M. Apostoli conclut donc que le pôle positif seul doit être employé, que le renversement des courants annihile l'action antimicrobienne secondaire galvanique, qu'enfin à l'action parasiticide des acides vient, par l'emploi exclusif du pôle positif, s'ajouter celle non moins réelle de l'oxygène naissant, étendant la sphère d'action antiseptique de l'électrode en dehors des points touchés à l'ensemble de la cavité utérine.

15.

« 4° *Action calorifique*. — L'action calorifique du courant galvanique ne peut être niée surtout au pôle positif. D'après les expériences personnelles de l'auteur, avec 250 milliampères, elle atteint de 50° à +60°C. et est proportionnelle au carré de l'intensité et à la résistance d'après la formule $q = i^2 r$. On conçoit qu'avec les hautes intensités cette action calorifique soit réelle sur la régression de la tumeur, en modifiant sa stase veineuse par la dilatation des vaisseaux qui l'irriguent.

« 5° *Action caustique*. — Pour M. Apostoli comme pour tous les auteurs, d'ailleurs, l'action caustique polaire sur la muqueuse utérine ne peut être mise en doute, et dans ces conditions, la thérapeutique électrogynécologique du système Apostoli revient au point de vue des conséquences générales ultérieures, absolument aux traitements par les acides, le chlorure de zinc, les alcalis ou le curage. Au point de vue spécial de l'atrésie du col utérin, la méthode Apostoli ne laisse rien à désirer non plus, puisque, d'une part, la dysménorrhée n'existe jamais et que, d'autre part, plusieurs cas de grossesses ultérieures ont été constatées.

« 6° *Innocuité*. — Depuis huit ans, M. Apostoli a fait plus de 10,000 applications galvaniques pour fibromes, endométrites ou lésions des annexes chez 800 malades environ, et il n'a eu que trois cas de morts tenant, deux à des fautes opératoires et une à une erreur de diagnostic, cas qu'il a déjà publiés et dont les causes sont connues. L'innocuité de la méthode d'Apostoli est donc absolue. »

RÉSUMÉ DU TRAITEMENT ÉLECTRIQUE DES FIBROMES

OPÉRATION { chimicaustie intra-utérine — choix.
{ volta-poncture — nécessité.

ELECTRODE { platine — choix.
{ charbon { du Dr Apostoli dans cavités pe-} du D^r nécessité.
{ { tites et moyennes — }
{ { Brivois dans grandes cavités. }

POLE { *positif* — dans hémorrhagie et congestion — fibromes mous.
{ *négutif* — dans fibromes durs — plus dénutritif.

INTENSITÉ { haute sans lésion péri-utérine — supportable 50 à 300 milliampères.
{ faible avec lésion péri-utérine — 25 à 70 milliampères.

DURÉE. — Cinq à douze minutes. — (Cautériser toute la muqueuse dans hémorrhagie.)

ANTISEPSIE. — Rigoureuse.

ANESTHÉSIE. — INUTILE

NOTA. — Il sera quelquefois indiqué de commencer par une faradisation de tension dans les cas d'utérus sensibles ou irritables.

CHAPITRE XXXVIII

TUMEURS FIBRO-CYSTIQUES

« Tous les opérateurs sont unanimes à reconnaître que les tumeurs fibro-cystiques de l'utérus, quand elles ont atteint un certain développement, sont d'une gravité extrême et les statistiques démontrent que l'intervention opératoire est plus désastreuse dans ces tumeurs que dans toutes les autres affections chirurgicales. » (Le Bec.)

On est effrayé, à juste titre, de ces dangers et l'on a cherché à combattre ces tumeurs, en tournant, pour ainsi dire la partie périlleuse, c'est-à-dire l'acte opératoire [1]. C'est pourquoi il me paraît intéressant et nouveau de donner à mes lecteurs le procédé électrique qui permet d'arriver à la cure radicale des tumeurs fibro-cystiques et des kystes utérins. Je dois à l'obligeance de M. Le Bec, chirurgien de l'hôpital Saint-Joseph, trois observations que je consigne à la fin de ce chapitre, qui est certainement un des plus nouveaux de ce livre, et qui donneront la pratique exacte de la méthode suivie par M. Le Bec.

La méthode électrique permet en premier lieu le

---

[1] Le Bec. *Cure radicale des tumeurs fibro-cystiques.* — Note lue au Congrès de chirurgie (octobre 1889).

diagnostic si difficile et pour ainsi dire impossible de certaines tumeurs fibro-cystiques.

Tous les chirurgiens savent combien le diagnostic du kyste est difficile, si l'on se trouve en présence d'une tumeur fibreuse de forme parfaitement régulière et également dure partout.

« Toutes ces difficultés se trouvent réunies si le kyste est unique et les parois épaisses. Ajoutez qu'il ne proémine pas dans le vagin et que la tumeur fibreuse le couvre dans le ventre. Vous aurez ainsi toutes les conditions qui peuvent rendre le diagnostic du kyste absolument impossible. (Observation I.)

« Dans ces cas, la volta-poncture est une véritable pierre de touche. Si la tumeur réagit peu, malgré des doses d'une intensité de 200 à 250 milliampères, on peut dire que c'est un fibrome pur. Si la tumeur devient douloureuse, si elle grossit, si le ventre se ballonne, si les femmes ont des nausées, quelquefois des vomissements, si la malade souffre, et surtout si elle a *une fièvre* qui dure, vous pouvez affirmer, quand on a affaire à une femme tolérante, et qu'il n'y a pas une affection des annexes en jeu que la tumeur est kystique. Le diagnostic sera corroboré par la sortie du liquide à la chute de l'eschare négative. »

Il faut alors employer le traitement qui a donné des résultats remarquables dans les mains de M. Le Bec. Il n'a fait, du reste, qu'appliquer à ces tumeurs la méthode d'Apostoli ainsi qu'il le déclare lui-même.

TECHNIQUE OPÉRATOIRE

Quand le kyste est près de la paroi vaginale, qu'il

est accessible par le vagin, on suivra les règles que j'ai tracées pour la volta-poncture. Ponctionner en arrière, le plus haut et le plus près possible de l'utérus, en suivant l'axe de cet organe, avec un trocart de la grosseur qu'on jugera nécessaire enfoncé à une profondeur suffisante pour dépasser la paroi kystique. On aura du reste une eschare proportionnelle au trocart employé ; éviter tout battement artériel.

Intensité supportable, la plus haute possible, 50 à 200 milliampères.

Pôle négatif, de préférence.

Durée : cinq minutes.

Antisepsie réalisée par des lavages et tampon de gaze iodoformée. Suites post-opératoires généralement douloureuses — quelques coliques — un peu de fièvre qui cesse rapidement. L'eschare tombe généralement vers le huitième jour, quelquefois le sixième. La malade se sent tout à coup inondée de liquide et l'opérateur est averti, s'il ne le sait pas déjà, de l'ouverture du kyste qu'il doit dilater immédiatement avec une laminaire, jusqu'à ce que l'orifice soit de la grosseur du doigt. Il doit introduire dans cet orifice deux gros drains et faire deux ou trois fois par jour des lavages abondants avec de l'eau phéniquée à 3 p. 100. Se méfier d'une intoxication possible. On peut écouvillonner la cavité avec la glycérine créosotée au 1/10.

S'il y a de l'odeur, on peut placer un crayon d'iodoforme. La suppuration est abondante les premiers jours, liée à des matières gangrenées qui ressemblent à des débris de tissu cellulaire comme dans le phlegmon diffus. C'est la membrane interne du kyste qui est mortifiée et qui s'élimine. Son élimination est le premier acte de la guérison qui s'achève en moyenne en un mois et demi.

Il n'est pas aussi facile de ponctionner quand le kyste est haut ou accessible seulement par le col utérin. On devra dans ce cas dilater la cavité et faire une ponction exploratrice qui n'offre aucun danger et qui éclairera le diagnostic.

Souvent on a ponctionné sans s'en douter un kyste utérin ou une tumeur fibro-cystique. Dans le cas où l'ouverture de ponction est insuffisante, surtout si on a fait une volta-poncture positive, on agrandira l'orifice toujours visible de la ponction électrique — on lavera — on drainera. En un mot on suivra la technique opératoire décrite plus haut.

Le résultat définitif est très remarquable puisque c'est la guérison. La tumeur a beaucoup diminué, le kyste a tout à fait disparu et avec lui tous les symptômes douloureux ressentis par la malade. C'est la guérison définitive et complète grâce à une méthode facile et inoffensive.

OBSERVATION I. — *Tumeur fibro-cystique. Galvano-poncture. Drainage.* Guérison (Résumée).

Marie Char., quarante-huit ans. Bonne santé jusqu'à trente-huit ans. Pertes à cet âge accompagnées de grandes douleurs. Le ventre contient une tumeur remontant jusqu'à l'ombilic, large de 15 centimètres, peu douloureuse, ovoïde, régulière. Consistance n'est pas uniformément dure. Col énorme, culs-de-sac libres. Par le toucher on ne sent nulle part la tumeur. Hystérométrie très difficile. On ne pénètre qu'à 6 centimètres. La tumeur paraît formée aux dépens de la paroi postérieure et du fond de la matrice. La malade a subi le traitement électrique 16 fois — de juillet 1888 à mai 1889. Intensité 200 à 250 m. a. Durée 5',12 galvano-caustiques positives platine, 3 galvano-ponctures négatives du col.

Le 28 mai 1889, l'hystéromètre touche la tumeur et pénètre tout à coup à 22 centimètres. Très effrayé, je pensai avoir ouvert le péritoine. Pas la moindre douleur de la part de la malade. Ce n'est qu'au bout de deux jours que le ventre devient douloureux, la malade entre à l'hôpital Saint-Joseph.

Au bout de dix jours, la malade avait l'air de faire de la septicémie : face terreuse. Pouls à 120. T. ax. 39° et 40°. Ventre dur, peu sensible, pas volumineux. Tout d'un coup la nuit elle perd par le vagin un flot de pus verdâtre et infect ; le lendemain, introduction d'une sonde par le col, elle entre en droite ligne à plus de 25 centimètres. Je reconnais avoir ouvert un kyste inclus dans une tumeur fibreuse. Je place un gros drain. Écoulement immédiat de deux litres de pus infect. Lavages antiseptiques au sublimé dans la poche trois fois par jour. Stomatite mercurielle au bout de 12 jours. Lavages à l'acide phénique à 3 p. 100. Trois jours plus tard, il tomba une masse de tissu sphacélé ressemblant au tissu cellulaire des phlegmons. A partir de ce moment, le pus diminue. Sortie de la malade le 7 août.

Palpation : Tumeur petite s'élevant à 3 centimètres au-dessus du pubis. L'utérus est englobé dans cette masse, hystérométrie 10 C. La cavité kystique est fermée.

Observation II. — *Tumeur fibro-cystique. Galvano-poncture négative*. Drainage. Guérison (Résumée).

Marthe. Land...., trente-huit ans, entre à l'hôpital Saint-Joseph en avril 1888. Pertes abondantes depuis près de deux ans, souffre beaucoup. Examen, col volumineux repoussé en haut. Cul-de-sac postérieur, rempli par une tumeur développée dans la lèvre postérieure du col, *volume d'une tête d'enfant*. Hystéromètre dirigé en haut et à gauche pénètre à 11 centimètres.

Traitement d'Apostoli, 3 galvano-caustiques intra-utérines

et deux galvano-ponctures négatives dans la tumeur. La malade se met à perdre un liquide purulent assez abondant, mais peu odorant. Drainage, injection antiseptique. Cavité de 12 à 15 centimètres de profondeur. Au bout d'un mois, elle n'a plus que 4 centimètres et l'écoulement est nul. De temps en temps, un crayon d'iodoforme.

En juin 1888, tumeur du *volume d'un œuf*. Utérus dirigé à gauche d'une profondeur de 7 centimètres.

En septembre et octobre, la malade souffre un peu, on sent dans le cul-de-sac postérieur une petite tumeur sensible. Cinq galvano-ponctures négatives, et la malade se déclare guérie.

OBSERVATION III. — *Tumeur fibro-cystique. Galvano-ponctures. Drainage. Guérison* (Résumée).

Hélène Lec…, quarante-deux ans, mariée, sans enfants, bonne santé habituelle, entre à Saint-Joseph le 25 juillet 1889, a été traitée par un confrère électricien très autorisé, en juin 1889, qui lui fit cinq séances. A la cinquième, elle perdit un liquide jaunâtre, filant, inodore, pendant plusieurs jours. La tumeur parut diminuer, mais le liquide ayant cessé de couler, la tumeur se remit à augmenter, en même temps frissons, fièvre, sans grandes douleurs de ventre.

Examen. Tumeur très dure, régulière, remontant à deux travers de doigt au-dessous de l'ombilic.

Toucher. Le cul-de-sac postérieur est rempli par une tumeur rénitente. Le col est repoussé sous le pubis et à gauche.

Au speculum on voit trois cicatrices dans le cul-de-sac postérieur ; j'introduis un hystéromètre dans l'une d'elles, il pénètre à 10 centimètres de profondeur en faisant couler un pus très odorant. Tige de laminaire pour dilater l'orifice.

Le lendemain, gros drain par lequel coule plus d'un litre d'un pus vert et infect. Sortie de volumineuses masses de tissu sphacélé. Lavage au sublimé, crayon d'iodoforme, 2 fois par jour lavages à l'eau phéniquée, au bout de 15 jours je place une petite sonde.

Le 18 septembre, retrait de la sonde. Cavité fermée, col revenu à sa place. Tumeur et utérus réunis forment une masse du volume du poing environ. L'utérus a 6 centimètres de profondeur. La malade ne ressent plus rien et est guérie.

RÉSUMÉ DU TRAITEMENT ÉLECTRIQUE DES KYSTES ET TUMEURS FIBRO-CYSTIQUES

OPÉRATION. — Volta-poncture.

LIEU DE PONCTION { cul-de-sac postérieur ou latéral — règle. cavité utérine — exception.

ELECTRODE. — *Trocart acier* { proportionnel à la grandeur de l'eschare, et enfoncé à la profondeur voulue.

POLE { *négatif* — choix. *positif* — nécessité.

INTENSITÉ { haute de 50 à 250 milliampères. sans lésion péri-utérine. faible 25 à 50 milliampères avec lésion des annexes.

DURÉE. — Cinq à huit minutes.

ANESTHÉSIE { utile avec hautes intensités. inutile avec petites.

ANTISEPSIE. — Rigoureuse avant et pendant l'opération, — plus rigoureuse encore après.

CHAPITRE XXXIX

POLYPES UTÉRINS

Je ne m'occuperai pas ici de disserter sur la nature des polypes, — qu'ils soient fibreux, — muqueux, — papillaires, ou fibrineux, — cet ouvrage étant spécialement thérapeutique, la nature du polype importe peu au traitement si ce n'est que les polypes fibrineux sont d'un diagnostic et d'un traitement plus difficiles.

Les polypes de l'utérus sont tous indiqués pour être traités par l'électricité.

Dans le cours du traitement des tumeurs fibreuses il arrive souvent que des polypes soient rendus par le vagin, sans qu'on ait soupçonné leur existence. La cautérisation complète de la muqueuse utérine et son renouvellement intégral font détacher le polype de sa base d'implantation.

La méthode opératoire diffère suivant que le polype est accessible par son pédicule et sorti de la cavité du col, ou qu'il est inaccessible.

Quand le polype se présente hors du col, on applique l'électrode en charbon sur son pédicule et on fait passer un courant assez fort, 150 milliampères par exemple pendant cinq minutes en ayant soin d'imprimer à l'électrode un mouvement de rotation le plus complet possible autour du pédicule. Sous l'influence du courant électrique, on voit le polype rougir prendre une teinte lie de vin, — très foncée, qui indique qu'il est frappé dans sa vitalité. — Il tombe généralement au bout de trois à quatre jours, quand le pédicule est mince et que l'intensité du courant a été suffisante.

Il faut bien se garder de borner à ce résultat l'intervention électrique. La muqueuse qui porte le polype est toujours malade, et il faut avoir soin de faire encore deux ou trois chimicausties complémentaires pour bien la guérir et pour cautériser convenablement la surface d'implantation.

Si la méthode électrique est appliquée aussi rigoureusement que je l'indique, il n'est pas rare de voir, comme pour l'urèthre du reste, plusieurs autres polypes de différentes grosseurs se détacher, et confirmer cette idée étiologique que le polype n'est qu'un prolongement de muqueuse utérine, ce que les anciens médecins avaient déjà remarqué et qu'ils avaient nommé *diathèse polypeuse.*

Quand le polype est inaccessible, et qu'on ne fait que soupçonner son existence, il faut encore faire de la chimicaustie intra-utérine, quand cela ne servirait qu'à guérir les hémorrhagies concomittantes[1], mais l'électrolyse fait mieux encore. Elle aide souvent et accélère l'effort naturel des polypes qui, par leur évolution même, ont une tendance à se libérer de la paroi utérine, dans laquelle ils sont nés, ou ont été primitivement enclavés, pour se porter au dehors et

_____

[1] Voir le ch. *Métrorrhagies.*

chercher à se libérer de la muqueuse par l'allonge-
ment de leur pédicule. La chimicaustie assez longtemps appliqué, est d'un grand secours pour l'utérus
qu'elle aide dans son accouchement, ou sa délivrance
spontanée. Sous cette influence, le col deviendra mou,
s'effacera et s'ouvrira ; le polype tombera peu à peu
dans le vagin en se pédiculisant progressivement.
Tel cas qui, au début, était d'un diagnostic difficile
ou douteux, s'éclairera donc souvent, par la suite,
sous l'influence de ce traitement. C'est encore le
meilleur auxiliaire de la chirurgie.

« *A.* — En transformant un grand nombre de polypes fibreux primitivement interstitiels en sous-mu-
queux, plus ou moins pédiculisés justiciables, par
conséquent, d'une intervention chirurgicale.

« *B.* — En permettant au chirurgien de choisir son
heure et le moment le plus favorable pour son intervention ; en transformant, en un mot, une opération
dite à tort de nécessité, en une opération de choix.

« Ainsi, si une femme se présente à nous, dit le
Dʳ Apostoli dans un état d'hémorrhagie profuse, se
compliquant de phénomènes graves, d'anémie aiguë,
je conseille de ne faire aucune intervention chirurgicale immédiate, même si elle s'adresse à un polype
facilement accessible, — arrêtez d'abord l'hémorrhagie, — restaurez la femme par un traitement électrique approprié, et l'extraction ultérieure sera plus
sûre, et plus bénigne de toute façon, soit pendant
l'opération en évitant un surcroît d'hémorrhagie,
soit ultérieurement, en rendant la convalescence plus
rapide et plus complète. »

Le Dʳ La Torre, de Rome, rapporte les observations

de huit polypes, la plupart inaccessibles, traités électriquement, les uns, à la clinique du Dr Apostoli, les
autres par le Dr Holland (at the Hospital of women),
par le professeur Chiarra à la clinique gynécologique
de Florence, par le Dr Mori, compatriote du D^r La
Torre, qui donne lui-même une observation person-
nelle.

Chez tous ces malades le courant continu a été employé autant que possible à une haute intensité de
100 à 150 et même quelquefois 200 milliampères;
l'électrode employée de préférence était l'électrode
en charbon, successivement appliquée dans toutes les
parties du canal utérin, pendant trois à cinq minutes en
moyenne. — Le pôle actif était le pôle positif.

Le D^r La Torre fait suivre ces observations des
réflexions suivantes, qui sont conformes à la technique que j'ai décrite. « Toujours l'action hémostatique du pôle positif a été couronnée de succès, à condition qu'on n'hésite pas à employer, quand c'est
nécessaire, des courants variant de 150 à 300 milliampères. L'intolérance ne se manifeste pas, même
à ces hautes intensités, à cause du peu de grandeur de
l'électrode, qui agit sur une petite surface et a une
plus grande densité (loi de Faraday). L'électrode,
en charbon de cornue, a 2 centimètres de long ; elle
est portée, sur le fond de l'utérus, ou sur le pédicule
d'implantation du polype ; on varie sa position pour
cautériser toute la cavité utérine. » Le Dr Apostoli considère dans le traitement des polypes deux phases
distinctes l'une *préventive*, l'autre *curative*.

« La période *curative* est celle du début ; elle est
destinée à arrêter l'hémorrhagie, à restaurer la femme

et à solliciter l'utérus dans son travail d'expulsion pour préparer l'action chirurgicale.

« Ce traitement électrique *hémostatique* et *ocitocique* initial est timide, dira-t-on, et répond mal aux conquêtes de la chirurgie moderne.

« Oui, j'accorde qu'un chirurgien expérimenté peut passer quelquefois outre, et ne pas s'accommoder des temporisations que je conseille, mais, avant tout, ce traitement répond à l'intérêt général de la malade et du médecin : *de la malade* d'abord, en lui assurant, quoi qu'il arrive, une immunité absolue, en lui évitant une opération quelquefois grave et lui permettant de se guérir sans interrompre jusqu'à un certain point ses occupations habituelles, *du médecin* ensuite, en permettant aux plus humbles et aux plus timorés de pratiquer eux-mêmes une intervention électrique que *tous* pourront faire facilement et sans danger.

« Une fois l'accouchement du polype terminé et sa section opérée, il ne faut pas négliger le traitement complémentaire ou *préventif*. On pourrait objecter que l'involution utérine se fera d'elle-même, et c'est vrai dans beaucoup de cas, mais que de récidives, que de convalescences laborieuses et longues, que nous pourrions éviter.

« Tout *polype* s'accompagne fatalement d'une *endométrite concomitante* qu'il faut soigner et guérir pour considérer la guérison comme un fait durable et accompli. Je considère donc comme un devoir, après l'action *curative* proprement dite, de faire un traitement électrique complémentaire, au moyen de chimicausties intra-utérines, qui ne sont autre chose qu'une sorte de *raclage chimique*, ou même une sorte de cautérisation potentielle intra-utérine, destinée à assainir la cavité et à renouveler la muqueuse intra-utérine (méthode préconisée par les Drs Dumont-pallier et Polaillon[1], et employée par le professeur Richet).

RÉSUMÉ DU TRAITEMENT ÉLECTRIQUE DES POLYPES UTÉRINS

OPÉRATION. — *Chimicaustie* { intra utérine-préventive.
{ du pédicule — curative.

ELECTRODE. — Charbon, exclusif.

POLE { *positif* — règle.
{ *négatif* — exception.

INTENSITÉ. — Haute, — 100 à 200 milliampères.

DURÉE. — Cinq à douze minutes, suivant qu'on fait deux ou trois cautérisations successives.

ANESTHÉSIE. — Inutile.

ANTISEPSIE. — Rigoureuse.

NOTA. — Le traitement se compose de deux parties : une curative, celle du début pour faire tomber le polype, la deuxième préventive intra-utérine pour guérir la muqueuse utérine toujours malade.

[1] Dumontpallier, *Mémoire à l'Académie de médecine sur un mode spécial de traitement de l'endométrite par les caustiques.* Polaillon. *Mémoire à l'Académie.*

CHAPITRE XL

LÉSIONS DE FORME ET DE SITUATION DE L'UTÉRUS [1]

Contre ces lésions on a tout essayé. Le traitement chirurgical qui est dangereux, parce qu'il s'accompagne d'opérations quelquefois graves, comme l'hystéropexie, a donné des résultats variables. Les traitements médicaux n'ont jamais donné que des résultats médiocres. Les pessaires sont les pis-aller de la médecine. Je vais donner la technique électrique de ces affections.

En face d'un cas d'hystéropathie, on a à remplir des indications électriques multiples :

Contre la lésion utérine ;

Contre les troubles généraux de circulation, congestion, etc. ;

Contre les affections des centres nerveux coïncidentes ou consécutives. Les phénomènes généraux seront très rapidement amendés par la franklinisation sous forme de bains électriques; on pourra même employer les bains faradiques, quoiqu'ils soient moins actifs. Si on ne faisait que cette médication électrique générale, on ne ferait que de la médecine symptomatique, qui a certainement sa valeur, mais

[1] Voir l'ouvrage de Tripier sur ce sujet (Baillière, édit.).

16

qui doit céder le pas à la méditation locale *utérine*.

Agir sur les phénomènes généraux, sur les hyperesthésies, les analgésies variées, les paralysies et les algies diverses est déjà une médication efficace et qui compte des succès. Les bains frankliniens ou faradiques d'un quart d'heure, demi-heure, et plus, la révulsion au moyen de l'étincelle, la pointe de feu électrique comme complément, quand le système nerveux sera calmé, donnera de bons résultats.

Mais la vraie médication est la médication de la lésion. Dans l'*abaissement*, la faradisation employée méthodiquement donne des résultats satisfaisants. Je n'ai pas la prétention, pas plus que Tripier, à qui j'emprunte les grandes lignes de cet article, de guérir par la faradisation les *chutes de l'utérus* ni les abaissements très marqués. Cependant on peut essayer ce traitement avant de tenter une opération plus ou moins sérieuse. Les indications à remplir sont : diminuer le poids de l'utérus, rendre quelque tonicité à ses attaches, faire recouvrer leur tonicité perdue aux faisceaux musculaires du vagin.

Pour remplir la première de ces indications, on choisira le procédé qui convient le mieux à l'*engorgement*.

On fera une faradisation utérine exclusive.

L'électrode employée pourra être bipolaire. On l'introduira sur le doigt indicateur aseptique jusqu'au fond de la cavité utérine, après s'être assuré qu'elle est aseptique et l'avoir trempée dans une solution d'éther iodoformé.

Le courant sera celui de quantité.

L'intensité sera progressivement augmentée de zéro

à la tension maximum qu'on pourra obtenir en se
guidant sur les sensations accusées par la malade et
en augmentant progressivement, mais très douce-

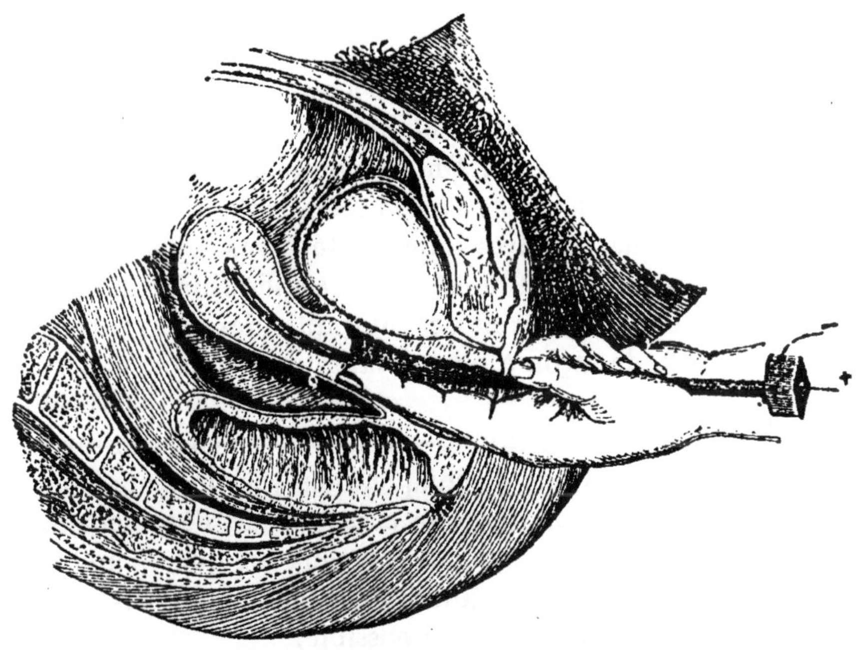

Fig. 60. — Electrode bipolaire en position.

ment, par l'engainement progressif de la bobine. Il
est rare qu'on puisse atteindre le maximum marqué
sur l'instrument à la première séance. On note le
chiffre atteint pour tâcher d'arriver un peu plus loin
à la prochaine opération.

Durée. — La durée est variable. Il faut atteindre
la contraction musculaire. Jamais, ou tout au moins
exceptionnellement, les contractions ne se montrent

au début de la faradisation. Il faut faire durer la séance trois minutes, une fois la contraction obtenue. Dans les cas anciens, la durée totale de la faradisation peut être de dix minutes, les contractions étant très difficiles à obtenir, et demandant quelquefois cinq à huit minutes de faradisation. Une fois qu'on a obtenu la contraction, on peut être assuré que, les séances suivantes, elles viennent plus tôt, en moyenne au bout d'une minute. On les soutient alors pendant deux à trois minutes avec la même intensité.

Une question très importante à résoudre avec le courant de quantité est celle des intermittentes ; il est nécessaire d'avoir des intermittentes peu rapides, 30 à 50, de façon à ne pas fatiguer le muscle utérin.

Moment des séances. — Il faut commencer la série des électrisations de chaque mois vers le cinquième ou sixième jour après la cessation de l'écoulement menstruel et ne commencer plus tôt que quand il y a urgence. Les continuer jusqu'à l'époque suivante, tous les jours autant que possible.

En général, l'utérus est plus inerte à l'approche des règles et plus sensible, sans pour cela se contracter plus énergiquement pendant les règles. Immédiatement après, on trouve la contractilité tantôt moindre, tantôt plus grande, la sensibilité tantôt normale, tantôt plus vive, très rarement diminuée.

On a donc tous les mois de quinze à vingt jours à consacrer au traitement électrique. Le premier mois, les séances seront quotidiennes. Les mois suivants, les séances seront moins fréquentes, tous les deux ou trois jours, en les espaçant davantage.

FARADISATION ABDOMINO-UTÉRINE

La malade étant couchée comme pour l'examen au spéculum, on pousse l'électrode unipolaire utérine aseptique jusqu'au fond de la cavité utérine et on a soin d'attacher à cette électrode le réophore *négatif*.

Le pôle positif est relié à l'électrode bifurquée appliquée des deux côtés de la ligne blanche au-dessus du pubis. Le courant de quantité sera exclusivement employé.

Même technique que précédemment pour l'intensité, la durée, le nombre et le moment des applications.

FARADISATION SACRO-UTÉRINE

Même position que précédemment, une plaque métallique ou une électrode en charbon recouverte de peau de chamois mouillée, mise en communication avec le réophore positif, est glissée sous l'articulation sacro-vertébrale. Le réophore négatif aboutit à un excitateur utérin. Peut s'employer aussi dans les cas d'*antéversion*, d'antéflexion. Procédé inférieur à la faradisation *utérine* ou recto-utérine. Utile dans les *engorgements simples*.

En obstétrique, on peut y avoir recours pour arrêter les hémorrhagies et pour les prévenir en favorisant le retrait de l'utérus.

Même technique que précédemment.

16.

FARADISATION LOMBO-SUSPUBIENNE

Chez les vierges, où il n'est pas facile d'introduire une électrode dans l'utérus, on place une électrode en charbon assez large, séparée de la peau par une rondelle d'agaric humide, sur la région lombo-sacrée. Une autre électrode semblable est appliquée au-dessus du pubis. L'électrode lombaire est positive, l'électrode suspubienne négative.

L'opération se fait la femme assise.

Même technique que précédemment.

FARADISATION CERVICO-UTÉRINE

Electrode bipolaire, poussée seulement jusqu'à ce que le deuxième pôle *positif* soit entré dans la cavité du col, l'autre étant au niveau de l'orifice utérin. Procédé douloureux, même technique que précédemment. Courant de quantité.

ANTÉVERSION ET ANTÉFLEXION

Dans les antéversions et les antéflexions, les courants doivent être localisés à la face postérieure de l'utérus pour en opérer le raccourcissement. Ils produisent ainsi un redressement mécanique de l'organe, qui, bien que passager, ne disparait pas complètement et laisse une amélioration persistante. Celle-ci, s'accentuant de plus en plus, finit par conduire à la guérison s'il ne survient pas des complications dont je parlerai plus loin.

TECHNIQUE OPÉRATOIRE

FARADISATION RECTO-UTÉRINE

La femme étant couchée comme pour l'examen au spéculum, le siège débordant un peu le fauteuil ou le bord du lit, on engage l'excitateur utérin courbe, puis l'excitateur rectal dont je donne la figure. Il n'est pas très facile de placer l'excitateur rectal. Une fois qu'il a franchi l'anus, on le pousse en avant, en bas et un peu à gauche. Quand l'olive est arrivée dans la concavité du sacrum, on tourne la sonde de façon à ce que sa concavité regarde en haut; l'olive est alors en face de la paroi postérieure de l'utérus.

L'excitateur utérin est mis en communication avec le réophore *négatif*, le rectal avec le positif.

On a soin de faire basculer l'excitateur rectal de façon à appuyer de plus en plus sur la face postérieure de l'utérus.

La malade doit comprimer la région hypogastrique. Courant de quantité et même technique que plus haut.

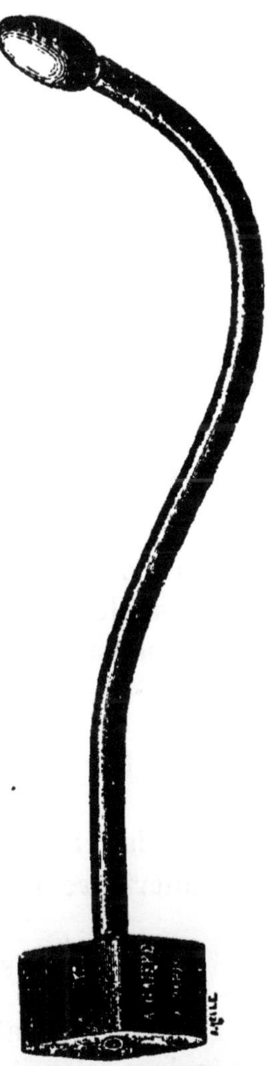

Fig. 61. — Excitateur rectal du D⊃r⊂ Tripier.

FARADISATION ABDOMINO-RECTALE

La faradisation recto-utérine est impossible chez les vierges, où elle est très difficile ; il faut recourir chez elles à un autre procédé beaucoup moins efficace.

L'excitateur rectal est négatif.

L'excitateur abdominal est bifurqué et appliqué des deux côtés de la ligne blanche au-dessus du pubis.

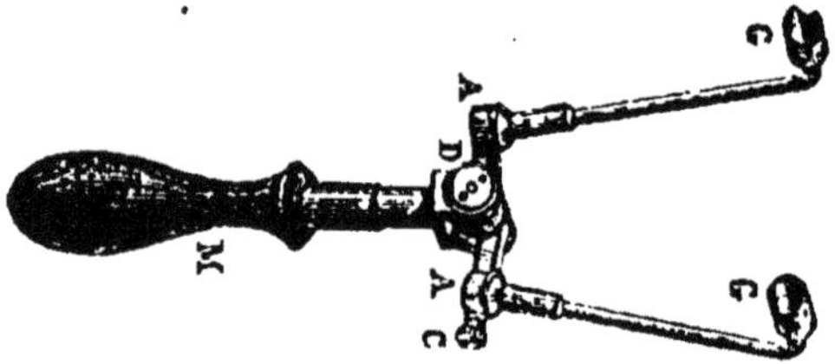

Fig. 62. — Excitateur abdominal bifurqué.

Un morceau d'amadou mouillé protège la peau. Courant de quantité ; même technique pour le reste que plus haut.

RÉTROVERSION ET RÉTROFLEXION

Dans la rétroversion et la rétroflexion, c'est la partie antérieure de l'utérus qu'il faut faradiser.

FARADISATION VÉSICO-UTÉRINE

La malade étant couchée comme pour l'examen au spéculum, l'excitateur utérin aseptique est engagé jusqu'à la limite du corps et du col négatif.

L'excitateur vésical est facile à introduire ; il faut le glisser jusqu'au fond de la vessie — positif. — Courant de quantité et même technique que plus haut.

FARADISATION VÉSICO-ABDOMINALE

Chez les vierges, et quand il y a impossibilité d'entrer dans l'utérus, on pourrait essayer d'agir sur la paroi antérieure au moyen de l'excitateur vésical positif, le circuit serait fermé par une électrode bifurquée sur les deux régions iliaques.

S'il existe une déviation latérale compliquant les lésions primitives, on appuie davantage vers le bord gauche de l'utérus, par exemple quand il y a une latéro-version droite, et réciproquement.

FARADISATION BI-INGUINO-UTÉRINE

Quand on veut agir sur les ligaments ronds allongés, on fait une faradisation bi-inguino-utérine.

L'excitateur utérin négatif étant mis en place, et engagé aussi profondément que possible, on applique deux électrodes mouillées *positives* des deux côtés du pubis, sur l'épanouissement cutané des deux ligaments ronds à leur sortie du canal inguinal. — Courant de quantité et même technique pour le reste.

FARADISATION BI-INGUINO-VAGINALE

Les deux électrodes positives étant comme précédemment, on introduit un spéculum plein dans le vagin qu'on relie au réophore négatif.

J'ai déjà décrit la faradisation vaginale avec l'électrode bipolaire ; je n'y reviendrai pas. Je dirai seulement qu'elle est assez douloureuse.

PROCÉDÉ DE L'AUTEUR

Dans toutes ces faradisations compliquées, il est quelquefois très difficile de tenir les deux électrodes et de faire marcher l'appareil faradique. Il serait plus simple de se servir, dans beaucoup de cas, d'une électrode bipolaire utérine. Conduit par des idées théoriques, j'ai fait construire une électrode bipolaire spéciale, dont les points de contact n'occupent qu'une partie de l'électrode, de façon qu'on puisse localiser sur un point, par exemple, la face antérieure de l'utérus, tout le courant. C'est le même principe qui a présidé à la confection des électrodes des Dr Boudet de Paris et Apostoli, que j'ai appliqué pour la fabrication de la mienne. J'en donné ici la figure, qui fera mieux comprendre la disposition adoptée.

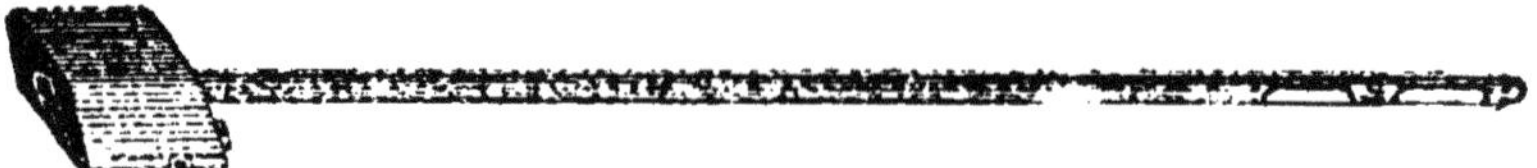

Fig. 63. — Electrode bipolaire utérine du Dr Bardois.

Cette électrode réunit les avantages suivants :

1° Suppression du pôle vésical ou rectal ;

2° Concentration dans l'utérus de toute l'action électrique ;

3° Opération plus facile, qui n'exige plus le concours d'un aide ni celui de la malade pour tenir les tampons ;

4° Opération moins désagréable, plus facile, mieux tolérée et moins douloureuse par la suppression de l'électrode vésicale et rectale ;

5° Electrode absolument aseptique, puisqu'on peut la plonger dans l'eau bouillante avant de s'en servir.

Avec cette électrode, on peut faradiser n'importe quel segment de l'utérus, puisque les points de contact n'occupent qu'une partie de l'électrode, correspondante au trou latéral qui représente le pôle négatif. On introduira cette électrode comme pour une faradisation utérine ordinaire en ayant soin de tourner l'électrode du côté qu'on veut faradiser, suivant la lésion ; c'est ainsi qu'on fera une faradisation antérieure dans le cas de rétroflexion et une faradisation postérieure de l'utérus dans le cas contraire.

Je n'ai pas encore assez d'expérience pratique pour publier les résultats que cette méthode peut donner ; je la recommande simplem   aux médecins qui seraient désireux de l'expérimenter.

RÉSULTATS DU TRAITEMENT ÉLECTRIQUE

CONTRE-INDICATIONS

Dans les engorgements simples et les abaissements, les résultats sont purement palliatifs. Il y a deux sortes d'abaissements, les réductibles et les irréductibles. Contre les premiers, nous pouvons quelque chose et rien contre les seconds. Une fois l'utérus réduit, on faradise les parois vaginales, les ligaments ronds, on redonne de la tonicité aux faisceaux musculaires du vagin, et on arrive souvent à un bon résultat. Il faut en tout cas, dans toute application électrique, de la patience et de la persévérance. Tripier, qui est l'inventeur de la méthode, indique ainsi le traitement complet :

« Dans les cas de version sans flexion : — le premier mois, une séance par jour ; le deuxième mois, trois séances par semaine ; le troisième mois, deux séances par semaine. On doit avoir obtenu le résultat désiré en procédant de la sorte. Ce qui fait en tout pour le traitement quinze séances le premier mois ; sept à huit le deuxième et cinq à six le troisième. Dans les cas de flexion, le traitement est plus long, mais il n'est pas nécessaire que les séances soient aussi fréquentes. La réparation du tissu utérin au niveau du point fléchi est la condition nécessaire de la guérison. Il est inutile de chercher à aller vite. On peut espacer davantage les séances. La fièvre à l'état aigu est une contre-indication absolue au courant de quantité. — On les remplacera pendant cette période, s'il y a des douleurs, par le courant de tension. Quand les femmes arrivent avec des pessaires, des ceintures et autres instruments détestables, il faut leur faire quitter immédiatement. Dans le cas d'abaissements irréductibles, il vaut mieux conseiller une opération chirurgicale. Je ne vois dans toutes ces lésions de forme et de situation de l'utérus que deux remèdes : l'électricité ou l'opération chirurgicale. — Les autres remèdes sont illusoires et souvent dangereux, quand la femme a une affection méconnue des annexes. Dans ces cas, les pessaires sont dangereux parce qu'ils occasionnent des inflammations aiguës dues au contact irritant de voisinage. Les femmes souffrent horriblement, tous les gynécologues ont pu le constater. — Je n'autoriserais la ceinture hypogastrique caoutchoutée, que dans les cas d'utérus plus ou moins immobilisé par des adhérences. Si, après une première séance de faradisation, l'absence de bandage constitue une privation, ce sentiment disparaît après les trois ou quatre premières.

La position horizontale est préférable à la station assise, mais ce n'est pas une condition du traitement. Il faut au contraire après la faradisation engager les femmes à marcher, le bénéfice qu'elles retirent de la réaction par la marche consécutive à la réaction électrique est très favorable. Si la fatigue arrivait, les inconvénients qui en résulteraient disparaîtraient à la séance suivante (Tripier). »

En cas de complications d'aménorrhée, de dysménorrhée, de métrite ou d'endométrite, de périmétrite, je renvoie aux articles qui traitent de ces matières. Il serait indiqué de traiter ces affections concomitantes suivant la technique que j'ai donnée.

Quand la déviation utérine ne guérit pas anatomiquement et qu'on la constate avec le doigt, les femmes ne s'en aperçoivent plus, parce qu'elles en sont guéries symptomatiquement. Elle ne reste que comme témoin de l'ancienneté de l'affection et comme cause occasionnelle d'une nouvelle poussée. Il est utile de recommander aux femmes qui en sont atteintes de revenir subir une ou deux faradisations tous les trois mois au moins. Beaucoup le négligeront et le médecin ne les reverra que deux ou trois ans après, à l'occasion d'une leucorrhée, d'une pesanteur dans le bassin. Trois ou quatre séances les remettront en bon état (Tripier).

RÉSUMÉ DU TRAITEMENT ÉLECTRIQUE DES LÉSIONS DE FORME
ET DE SITUATION DE L'UTÉRUS

OPÉRATION *Faradisation*
- utérine exclusive
- vaginale
- abdomino-vaginale
- sacro-utérine
- vesico-utérine
- lombo-sus-pubienne
- cervico-utérine
- recto-utérine
- abdomino-rectale — antéversion et antefléxion
- vésico-utérine — rétroversion rétroflexion.
- vésico-abdominale
- bi-inguino-utérine — ligaments ronds

Curative et palliative

ELECTRODE
- utérine — simple. / bipolaire.
- vaginale — simple. / bipolaire.
- rectale.
- vesicale.
- uréthrale.

COURANT — quantité, — choix, — intermittences rares. tension — nécessité.

INTENSITÉ. — 0 au maximum.

DURÉE. — Trois à dix minutes.

ANTISEPSIE. — Constante.

CHAPITRE XLI

MALADIES DES OVAIRES ET DES TROMPES

DOULEUR OVARIENNE

Je n'ai en vue dans ce chapitre que la douleur ovarienne *essentielle*, sans lésion de l'ovaire, ou de sa périphérie.

Chez les femmes nerveuses, cette douleur existe sans lésion. Les femmes l'accusent souvent spontanément d'un côté ou de l'autre au niveau de l'ovaire. Elle est toujours réveillée et exaspérée par la pression. C'est un sympôme clinique toujours recherché chez les femmes nerveuses, présentant des symptômes étranges. La pression sur l'ovaire décèle la nature de la maladie, surtout si elle s'accompagne de douleur à la pression de l'épigastre (épigastralgie) et à la pression sur le sommet de la tête (épicranie). Cette trilogie confirme le diagnostic de nervosisme et éclaire souvent la pathologie des affections nerveuses si complexes.

Le traitement électrique de cette affection consiste dans l'emploi presque exclusif du courant faradique de tension.

Il y a deux procédés de faradisation utérine : le procédé de Tripier et celui du Dr Apostoli.

Le procédé de Tripier est *utéro-sus-pubien* ; il consiste à introduire dans l'utérus une sonde à un seul pôle (électrode intra-utérine unipolaire de Tripier) et à fermer le circuit sur le ventre au-dessus du pubis, près de la ligne blanche, par une électrode bifurquée en charbon de cornue recouverte de peau de chamois imbibée d'eau.

Le second procédé est celui du Dr Apostoli ; il est entièrement *utérin*. On fait une faradisation double bipolaire au moyen de l'électrode[1] de ce nom que l'on applique comme l'électrode unipolaire de Tripier dans l'utérus. Ce procédé simplifie la méthode de Tripier, qui n'en reste pas moins l'inventeur de la médication électrique gynécologique.

Cette électrode qui est très commode réunit les avantages suivants :

« 1° De pouvoir se passer du pôle cutané ;

« 2° De concentrer dans l'utérus l'action entière électrique ;

« 3° De faciliter le manuel opératoire puisqu'on n'a besoin de personne pour tenir le tampon ;

« 4° De diminuer de beaucoup la douleur, puisque le courant ne traverse pas la peau ;

« 5° De rendre l'application électrique beaucoup plus forte et beaucoup plus efficace, puisqu'on peut augmenter l'intensité du courant en occasionnant moins de douleur. » (Apostoli.)

[1] Apostoli. — Communication à l'Académie de médecine, 20 février 1883 ; — Communication à la Société de médecine de Paris, 28 février 1883.

TECHNIQUE OPÉRATOIRE

L'antisepsie la plus rigoureuse est de rigueur pour faire une faradisation utérine. — Lavage du vagin à l'eau de sublimé — lavage des mains — asepsie de l'électrode bipolaire qui sera trempée dans l'éther iodoformé. Le doigt conducteur est introduit jusqu'au col et l'autre main glisse le long de ce doigt l'électrode qui est enfoncée doucement, sans brusquerie, sans violence et sans faire souffrir la patiente, jusqu'au fond de l'utérus.

DOSAGE ÉLECTRIQUE

L'électrode étant placée comme il est dit, le dosage est éminemment variable puisque la douleur peut affecter tous les degrés et que la sensibilité et la réceptibilité hystérique du sujet sont essentiellement différentes.

L'indication électrique capitale est de ne pas trop faire souffrir la malade. Il ne faut pas oublier qu'on a affaire à une hystérique dont la sensibilité est très exagérée, dont les moindres réactions sont douloureusement ressenties. On débutera par *zéro* pour aller progressivement, doucement, en reculant au besoin, jusqu'à la tension maximum si on peut y arriver. Il faut savoir que la malade ne doit souffrir que modérément.

Le dosage électrique est variable avec chaque cas ; il m'est impossible de donner une formule identique qui s'applique à tous les cas. Il faut à chaque malade, pour ainsi dire, un traitement personnel comme dosage. Je puis cependant formuler des conclusions générales qui serviront à guider le praticien. La plupart des hystériques supportent bien le courant de tension même au maximum, c'est-à-dire quand la bobine inductrice est engainée totalement. Elles n'ont pas l'air de réagir. Il faut leur [appliquer d'emblée la dose maximum. Chez quelques-unes plus rares, la réaction est assez vive et elles ne supportent que 1/2 ou 3/4 de la tension maximum. Il faut s'arrêter et gagner le plus qu'on peut en intensité, diminuer et varier l'intensité pour les habituer et les rendre tolérantes. Notez l'intensité à laquelle vous êtes arrivé pour tâcher à la séance suivante de ne plus tâtonner, d'arriver presque d'emblée à l'intensité de la veille et pousser au maximum. Il est enfin une autre variété d'hystériques qui à côté de cette sensibilité très vive de l'ovaire ont de l'anesthésie complète pour le courant de tension qui est, non seulement toléré, mais n'est même pas senti. C'est à ce point qu'on se demande si l'appareil marche bien et s'il n'y a pas d'interruption dans le circuit. Il ne faudra pas que le médecin se laisse démonter pour si peu. Les débutants pourraient seuls croire que le courant ne passe pas. Il est un moyen que je vais indiquer, que j'ai vu souvent pratiquer au Dr Apostoli, que j'ai expérimenté moi-même et qui donne toujours le même résultat. Il faut, dans le cas où il y a de l'anesthésie au courant de tension, changer la bobine à fil fin et la remplacer par la bobine au gros fil, — autrement dit — remplacer le courant de *tension* par le courant de *quantité*. Ce dernier est d'autant plus péniblement supporté que la malade est plus hystérique et vous assistez au curieux phénomène suivant : chez telle malade, où, après une première application du courant de tension trop bien supportée, l'effet avait été insuffisant, si vous appliquez un courant de quantité même à faible dose, il est immédiatement mal toléré, à ce point que les malades arrivent promptement à être en imminence de crise de nerfs. C'est, dans ces cas, le secret de la médication électrique, le calme n'arrive que si on a provoqué artificiellement une menace de crise de nerfs par une « *brusquerie voulue — intentionnelle du courant faradique* » (Apostoli). Le tact du médecin consistera à s'arrêter soit brusquement, soit en diminuant progressivement et la malade qui était en imminence de crise verra la détente se produire. On pourra terminer la séance comme on a commencé par le courant de tension.

DURÉE DES SÉANCES

Combien doit durer la faradisation ? Il faut savoir faradiser ni trop ni trop peu. C'est la doctrine du juste milieu qui forme la base de la durée de l'application électrique. — Pour atteindre ce juste milieu, il faut prendre pour guide la douleur ovarienne et suivre toutes les fluctuations que va lui imprimer l'opération. On se guidera par la palpation, et par les réponses des malades.

Il faut continuer la séance, surtout la première, jusqu'à ce qu'on ait un résultat marqué ; il faut persévérer jusqu'à effet produit, c'est-à-dire jusqu'à ce que la douleur soit supprimée ou tout au moins considérablement atténuée, dès la première séance. Il faut y mettre le temps nécessaire, car on doit arriver à un résultat dès la première application. Dix minutes sont généralement suffisantes; mais il faut savoir que certaines femmes réclament des séances de trente minutes sans discontinuité. A côté de ce type extrême, la moyenne est de *cinq à dix minutes*. Quand on applique le courant de quantité, une demi-minute à une minute d'application suffit.

NOMBRE DE SÉANCES

Il est important de recommencer la séance dès le lendemain, quand même la douleur serait totalement disparue. Souvent le soulagement éprouvé n'est pas durable et il faut en continuer l'effet. La douleur disparaît vite, facilement, mais revient quelquefois de même. Il est bon d'en être averti. Au besoin, on électriserait deux fois par jour. Il faut frapper rapidement et juste pour avoir raison d'une maladie aussi fugace.

Dans bien des cas le traitement durera trois jours; dans d'autres, il faudra vingt ou vingt-cinq séances. La moyenne est en général d'une semaine — en espaçant les séances. Les deux premiers jours, une séance. Ensuite tous les deux jours, — deux fois par semaine. — Il faut tenir la malade en observation, parce que la persistance de la diathèse expose toujours à des retours offensifs de la maladie. Le même médicament à la même dose aura toujours le même effet.

MOMENT DE L'INTERVENTION

Il faut soigner immédiatement toute malade atteinte de douleur ovarienne. Cette règle souffre les exceptions suivantes nécessitées par des complications inflammatoires utérines ou circum utérines et particulièrement des annexes. Il vaut mieux s'abstenir pendant les périodes menstruelles; même dans ce cas, il n'en résulterait aucune perturbation fâcheuse.

Pour nous résumer, nous dirons en terminant: Il faut faradiser lentement, progressivement, sans aucun à-coup, en débutant par zéro, sans jamais se hâter. Il faut appliquer à l'utérus une intensité électrique telle que, perçue d'une façon tolérable par la malade, elle ne provoque jamais la douleur, qui est le vrai critérium qui doit limiter le dosage faradique. Il faut néanmoins tâcher d'atteindre le maximum d'intensité. Apostoli conseille de varier le courant et de remplacer, pendant une minute ou deux, le courant de tension par le courant de quantité dans les cas d'anesthésie cités plus haut.

Dans la *grossesse* et la *virginité*, il est impossible d'appliquer le traitement intra-utérin. Le médecin doit-il rester désarmé en face de douleurs ovariennes intenses ? Chez les femmes grosses on ne peut franchir le col sans s'exposer à l'avortement. Chez les vierges, il est difficile, à cause de la membrane hymen, d'introduire l'électrode dans l'utérus. Il ne faut pas croire que, même en pareil cas, l'inaction soit obligatoire. Il faut, au contraire, toujours intervenir, mais d'une façon plus éloignée, moins radicale, mais aussi souveraine. Je veux parler de la *faradisation vaginale*. On introduira dans le vagin l'électrode bipolaire vaginale que j'ai décrite plus haut, avec les mêmes précautions antiseptiques que je recommande dans toute application électrique; on la promènera doucement jusqu'à ce qu'elle atteigne le col de l'utérus ou un des culs-de-sac; il faudra alors la tenir immobilisée et appliquée *in situ*, en prenant bien soin que son extrémité appuie sur une paroi vaginale pour assurer le contact avec les pôles et la fermeture du circuit. On évitera de porter l'électrode en arrière pour que la diffusion du courant n'aille pas influencer les nerfs du plexus sacré et répondre douloureusement dans les cuisses et les jambes par l'intermédiaire des sciatiques. Tripier recommande de faradiser surtout la partie antérieure de l'utérus, à cause de cette répercussion douloureuse.

En opérant comme je l'indique, on se rapprochera le plus possible de la faradisation intra utérine. L'efficacité ne sera peut-être pas aussi grande, mais elle se fera sentir d'une façon très appréciable. Il faut aussi dire, pour ne rien laisser passer sous silence, qu'en dehors de la virginité et de la grossesse, il est encore des cas, rares il est vrai, où l'on ne doit pratiquer que la *faradisation vaginale double;* c'est ainsi, par exemple, que c'est obligatoire, toutes les fois que l'introduction de la sonde utérine est *difficile, impossible* ou *périlleuse,* telle que dans l'*atrésie de l'orifice interne ou externe,* dans la *métrite aiguë* et dans la *périmétrite aiguë;* il est encore bon d'ajouter que chez certaines femmes impressionnables, très nerveuses, il est bon de leur faire une séance de *faradisation vaginale préparatoire*, pour mieux les disposer physiquement et mentalement au traitement intra-utérin ultérieur.

Je dois ajouter que la *faradisation vaginale*, appliquée aux femmes grosses, n'en a jamais fait avorter aucune, comme quelques auteurs le prétendent. Tripier, Apostoli, et beaucoup d'autres électriciens, se sont élevés contre cette manière de voir et ont protesté contre cette interprétation erronée. Ils ont pratiqué la faradisation des centaines de fois chez des femmes arrivées à tous les degrés de la grossesse, sans jamais provoquer aucun accident. La contraction utérine faible que peut produire la faradisation avec le courant de tension est insuffisante à occasionner l'avortement ou l'accouchement prématuré, si elle ne s'accompagne pas du décollement ou de la perforation des membranes.

RÉSUMÉ DU TRAITEMENT ÉLECTRIQUE
DANS LA DOULEUR OVARIENNE

OPÉRATION. — *Faradisation* { vaginale, — nécessité } curative.
{ utérine, — choix. }

ELECTRODE { vaginale bipolaire } choix.
{ utérine bipolaire }
{ utérine unipolaire nécessité. }

COURANT { *tension* — choix.
{ *quantité* exception.
{ *tension* et *quantité* alternatives. — exception.

INTENSITÉ. — Haute, supportable, — de zéro au maximum.

DURÉE. — Cinq minutes à une demi-heure proportionnelle à l'effet curatif.

ANTISEPSIE. — Plus rigoureuse dans faradisation utérine.

CHAPITRE XLII

AMÉNORRHÉE

Ou appelle aménorrhée l'absence d'hémorrhagie périodiqne. Dans le traitement électrique de cette affection, il faut distinguer, si l'aménorrhée est occasionnée par une lésion locale de l'utérus, ce qui est rare, ou par des troubles de la nutrition ou des maladies générales, ce qui est plus fréquent. La chlorose complique souvent cette affection chez les jeunes filles. La tuberculose est aussi une cause fréquente, ainsi que les maladies aiguës consomptives. L'obésité s'accompagne souvent d'aménorrhée. La syphilis, d'après Fournier, pourrait l'occasionner.

Qùand l'aménorrhée est liée à un état général, le traitement électrique doit s'adresser à cet état et se composer de bains *électriques frankliniens* ou *faradiques*, de révulsion électrique sur la région lombaire.

Ce traitement général suffit souvent à amener le résultat désiré, c'est-à-dire l'apparition du sang.

Quand l'aménorrhée est intermittente, on combinera avec avantage le traitement électrique général, avec le traitement utérin local, sous forme d'une chimicaustie intra-utérine négative, faite au moment présumé de l'époque. La technique opératoire ne diffère pas d'une chimicaustie ordinaire, si ce n'est que le pôle positif sera sur le ventre et constitué par le gâteau de terre glaise et le pôle négatif dans l'utérus sous forme de l'hystéromètre en platine. L'intensité du courant sera assez haute, supportable de 60 à 150 milliampères. La durée sera de cinq minutes. Les soins antiseptiques, les mêmes que pour toute application voltaïque intra-utérine.

Souvent, à la fin même de la séance, on verra le sang arriver, sans coliques, sans malaise, et continuer pendant le temps périodique habituel.

Il faudra quelquefois répéter la séance plusieurs fois pour atteindre le but thérapeutique. Ne pas négliger d'examiner attentivement l'état des annexes en cas d'insuccès.

Si l'aménorrhée s'accompagnait d'atrophie ovarique, il n'y aurait aucun résultat favorable à espérer.

Chez les vierges, où l'application utérine voltaïque n'est pas commode, on pourra se servir de la faradisation[1] vaginale, ou lombo-sus-pubienne. Les séances seront longues de cinq à dix minutes, avec le courant de quantité, bobine à gros fil, intensité moyenne.

On pourra faire de la faradisation utérine avec l'électrode bipolaire toutes les fois qu'il sera possible.

[1] Duchenne (de Boulogne). *Électrisation localisée*, p. 92, Édit. 1872.

On se contentera de la vaginale [1] quand il sera impossible de faire autrement.

Enfin la faradisation lombo-sus-pubienne rendra des services dans quelques cas spéciaux.

La technique de ces différentes faradisations a été indiquée plusieurs fois, je n'y insisterai pas davantage.

Dans l'intervalle des époques menstruelles, les bains électriques avec la machine franklinienne, rendront les plus grands services, et sont tout indiqués dans cette affection, générale le plus souvent. Les Drs Vigouroux et Apostoli en ont retiré le plus grand bénéfice et moi-même je les ai prescrits souvent. On sait, d'après les expériences de Grandeau que la végétation des plantes soustraites à l'action de l'électricité atmosphérique devient languissante. On doit donc penser ce que peut donner le bain franklinien et le rôle important qu'il est appelé à jouer comme modificateur de la nutrition.

Quand on ne possède pas de machine franklinienne, ce qui est la règle chez les médecins qui ne s'occupent pas spécialement d'électricité, on peut avoir recours au bain faradique ou voltaïque dont je vais donner la technique rapide.

Bain voltaïque.—La patiente étant suspendue, sans la toucher dans une baignoire métallique, prend dans ses mains un large rouleau répondant à l'une des électrodes d'un courant peu intense. L'autre électrode venant s'attacher à la baignoire, l'eau du bain, un peu salée, forme le circuit sur toute la partie du corps immergé.

---

[1] De Sinety. *Gynécologie*, édit. 1879, p. 563.

Bain faradique. (Procédé usuel.) — La patiente suspendue dans une baignoire métallique, tient dans ses mains un excitateur, l'autre rhéophore aboutit à la baignoire.

J'ai modifié un peu ce procédé par trop général, et dans le cas local je conseille d'employer une électrode vaginale. que la femme peut introduire elle-même dans le vagin, assez profondément pour atteindre le col de l'utérus. L'électrode bifurquée sus-pubienne peut également être employée. Chez les vierges on donnera la préférence à ce mode d'application.

Tous ces procédés sont compliqués et nécessitent un appareil instrumental énorme.

BAIN FARADIQUE PRATIQUE

On place un pôle à la nuque, le positif de préférence, et l'autre dans une cuvette, remplie d'eau salée tiède, dans laquelle trempent les pieds de la malade. Dix à quinze minutes de faradisation suffisent. Ce traitement est très employé à l'étranger, en Amérique particulièrement, où les jeunes filles, mal réglées, prennent des bains faradiques, comme en France on prend des bains de pieds plus ou moins sinapisés. C'est un remède populaire. Les bains électriques sont toniques et calmants. Ils donnent le calme et le sommeil aux jeunes filles ou aux jeunes femmes nerveuses, hystériques. Le bain calmant par excellence est le bain franklinien.

RÉSUMÉ DU TRAITEMENT ÉLECTRIQUE DE L'AMÉNORRHÉE

TRAITEMENT GÉNÉRAL. — *Bains électriques* { frankliniens. / faradiques. / voltaïques.

TRAITEMENT LOCAL { faradisation. / voltaïsation.

1° FARADISATION — { *vaginale*, — nécessité / *utérine*, — choix / lombo sus-pubienne chez les vierges. } palliative et curative.

ELECTRODE { bipolaire { *vaginale*, — nécessité. / *utérine*, — choix. / unipolaire en charbon bifurquée.

COURANT. — *Quantité* exclusif.

INTENSITÉ — Supportable de *zéro* au *maximum*.

DURÉE. — Trois à cinq minutes.

2° VOLTAÏSATION

OPÉRATION. — *Chimicaustie* intra-utérine, — curative,

ELECTRODE { *platine*, — règle. / *charbon*, — exception.

POLE. — *Négatif* exclusif.

INTENSITÉ { assez haute — 60 à 150 milliampères. / faible — si lésion des annexes 30 à 50 milliampères.

DURÉE. — Cinq minutes.

ANTISEPSIE. — Rigoureuse.

CHAPITRE XLIII

DYSMÉNORRHÉE

Je fais abstraction des théories qui règnent en médecine pour expliquer les diverses formes de dyménorrhée et leur étiologie différente. On les a classées en dyménorrhée *mécanique, spasmodique, congestive, inflammatoire* et *membraneuse.*

Au point de vue de la dyménorrhée mécanique, nous croyons qu'elle est fort rare et nous avons souvent vu des femmes offrant une atrésie des orifices sans présenter aucune dysménorrhée. Il faut se rappeler que l'orifice de la trompe présente un calibre pouvant laisser passer une soie de sanglier.

Dans tous les cas de dysménorrhée, sans lésion locale de rétrécissement, ou d'obturation d'un des orifices, on devra employer l'électricité franklinienne surtout si la dysménorrhée est prémenstruelle. Les bains électriques donnés pendant vingt à trente minutes, avec étincelles sur la région lombaire, le long de la colonne vertébrale, donneront de bons résultats. La faradisation, sous forme de bain faradique, telle que je l'ai indiquée au chapitre précédent, peut aussi être employée. On peut faire également de la faradisation locale, utérine ou vaginale, surtout si la dysménorrhée dépend d'une affection ovarique ou périovarique ; chez les filles vierges on emploiera la faradisation lombo-sus-pubienne. Les séances seront de cinq à dix minutes, les courants médiocrement intenses avec la bobine à gros fil. Elle offrira, dans ce cas, presque toujours le type prémenstruel, mais la médication électrique de choix, et celle qui donnera les meilleurs résultats est la chimicaustie intra-utérine, pratiquée suivant la manière ordinaire.

On appliquera comme l'électrode, l'hystéromètre de platine.

Le pôle actif sera toujours le *négatif* à moins d'indications hémorrhagiques et congestives, dans ces cas seulement, c'est au pôle positif qu'on aura recours.

L'intensité du courant sera directement proportionnelle à la tolérance de la patiente, et inversement proportionnelle en cas de lésion des annexes ou d'affection circum-utérine aiguë, 30 à 50 milliampères dans un cas — 60 à 200 milliampères dans l'autre. Les séances seront de cinq minutes en moyenne, à moins que la dysménorrhée ne s'accompagne d'endométrite plus ou moins fongueuse et qu'il faille cautériser toute la cavité utérine. Dans ce cas, la durée sera de dix minutes en deux ou trois applications successives.

Le nombre des séances sera peu élevé. Une séance suffira dans un cas de dyménorrhée mécanique tenant à une atrésie des orifices. Il faudra plusieurs séances dans la dysménorrhée membraneuse liée à l'endométrite ou résultant d'une tumeur intra-utérine ou interstitielle. Le traitement d'une affection concomitante amenant la dysménorrhée est indiqué pour guérir celle-ci.

On peut dire que la chimicaustie intra-utérine, telle que je l'indique suffira dans presque tous les cas. On peut, pendant les périodes intermenstruelles faire de la faradisation ou de la franklinisation et combiner, suivant des indications spéciales, ces divers modes du traitement électrique, qui, dans l'application intra-utérine, aura une double action :

1° Une action locale polaire ;

2° Une action générale interpolaire ou de rayonnement. Dans les cas où la dysménorrhée est liée à une atrésie du canal ou des orifices, à un corps étranger, tumeur, etc. ; l'action locale négative produira un effet direct de cautérisation qui se traduira par une dilatation du canal ou des orifices. Cette même action locale de l'électricité guérira les endométrites de toutes espèces qui occasionnent la dysménorrhée.

L'action interpolaire générale sera aussi manifeste sur tous les systèmes du petit bassin (nerfs, vaisseaux, glandes, etc.) et sur toutes les inflammations des organes qui y sont contenus. Je n'insiste pas davantage sur cette action électrolytique, que j'ai définie et donnée tout au long au chapitre xv.

Il sera facile au médecin de la constater s'il applique l'électricité judicieusement et à la dose nécessaire.

Si le résultat ne couronnait ses efforts, il devrait s'en prendre non à la méthode électrique, mais à l'opération.

RÉSUMÉ DU TRAITEMENT ÉLECTRIQUE DE LA DYSMÉNORRHÉE

ÉTAT GÉNÉRAL. — *Bains électriques.* { faradiques. / frankliniens. / voltaïques.

ÉTAT LOCAL | faradisation. / voltaïsation.

1° FARADISATION { utérine, — règle { palliative dans états inflammatoires. / vaginale, — exception { curative dans état névralgique. / lombo sus-pubienne chez vierges.

ELECTROLE { *bipolaire* { utérine. / vaginale. / *unipolaire* chez les vierges

COURANT { *tension*, — règle — exclusif dans l'état aigu. / *quantité* exception. / *tension* et quantité alternatifs, — rares.

INTENSITÉ. — De *zéro* au *maximum*, — supportable.

DURÉE. — Cinq minutes à une demi-heure proportionnelle à effet sédatif.

ANTISEPSIE. — Règle dans les applications vaginales et utérines.

2° VOLTAÏSATION. — *Chimicaustie* intra-utérine, — curative.

ELECTRODE { *Platine*, — choix. / *Charbon*, — nécessité (hémorrhagie, fongosités de la muqueuse, etc.).

POLE { *positif*, — formes congestives, — hémorrhagiques septiques. / *négatif*, — autres formes.

INTENSITÉ { haute — sans lésions periphérique 60 à 150 milliampères, / faible avec lésion periphérique 30 à 60 milliampères. } supportable.

DURÉE { Cinq minutes — habituelle. / Dix minutes cautérisation totale de la muqueuse.

ANESTHÉSIE. — Inutile.

ANTISEPSIE. — Rigoureuse.

CHAPITRE XLIV

MÉNORRHAGIES ET MÉTRORRHAGIES

Tripier donne la préférence au courant faradique, mais au lieu de faire de longues séances, il emploie des courants de quantité, d'une intensité plus rapidement croissante, et donne aux applications une durée de deux ou trois minutes seulement, répétées aussi souvent que possible, plusieurs séances par jour au besoin. Le vrai traitement des ménorrhagies et des métrorrhagies est le traitement de la cause qui les produit. Elles sont toujours le résultat d'une lésion, soit de la nutrition générale, soit de l'utérus ou de ses annexes. On voit donc que la médication électrique sera différente suivant les cas. Si les hémorrhagies tiennent à un vice de la nutrition générale, c'est le courant franklinien qu'il faut employer, concurremment avec le bain faradique, s'il y a atonie générale. Chez les hémophiliques, par exemple, on emploiera les bains électriques généraux combinés avec les bains faradiques que j'ai décrits à propos de l'*aménorrhée*[1], et qui consistent à faire passer un courant faradique dans de l'eau légèrement salée, — bonne conductrice du courant

[1] Voir le chapitre *Aménorrhée.*

— un pôle à la nuque, l'autre à l'extrémité opposée communiquant seulement à l'eau salée.

Dans les métrorrhagies liées à une tumeur fibreuse, à une métrite quelconque, à un polype, etc.; c'est à la cause qu'il faudra s'adresser et je renvoie au chapitre spécial concernant ces maladies. Dans les affections des annexes on fera la thérapeutique spéciale de ces affections pour guérir les hémorrhagies qui y sont liées. Disons cependant que, comme la plupart du temps il y a endométrite concomitante, le traitement le plus souvent et le plus rationnellement employé sera la chimicaustie intra-utérine qui cautérisera la muqueuse par son action polaire, et qui décongestionnera les tissus par son action interpolaire. Il faudra exclusivement se servir du *pôle positif* comme agent actif et donner la préférence à l'électrode en charbon pour bien cautériser toute la muqueuse utérine. On donnera au courant toute l'intensité qu'on pourra, sauf les indications spéciales relatives à l'inflammation des annexes et à l'état nerveux, hystériforme des malades. C'est ainsi qu'on commencera par un courant de 50 milliampères pour aller à 100 et 250 milliampères, proportionnellement à la perte et à l'ancienneté de la lésion. L'électrode en charbon sera portée jusqu'au fond de l'utérus et retirée progressivement, toutes les trois minutes, d'une longueur proportionnelle, pour cautériser un autre segment de la muqueuse, et ainsi de suite, jusqu'à cautérisation complète et totale de la muqueuse utérine. On se servira de l'électrode en charbon la plus grosse possible, de façon à ce qu'elle soit en contact avec toute la surface interne de la muqueuse. Les électrodes dont on se sert habituellement sont de différents diamètres et de différentes longueurs, elles vont du nº 1 au nº 12, elles ont, celles du Dr Apostoli, 2 centimètres de longueur, les miennes, 5 centimètres, et des crans marqués sur le manche reproduisent cette longueur, de sorte qu'on n'a qu'à retirer l'électrode d'un cran à l'autre, en marquant avec l'ongle la nouvelle division, pour être sûr d'avoir retiré le charbon d'une longueur égale. Il est nécessaire souvent d'imprimer un léger mouvement de rotation à l'électrode pour lui permettre de se détacher plus facilement de l'eschare positive. Les séances seront faites très rapprochées si l'hémorrhagie ne cède pas à la première application. On peut au besoin en faire deux par jour. La femme doit garder le lit. L'antisepsie la plus grande est de rigueur.

RÉSUMÉ DU TRAITEMENT ÉLECTRIQUE DES HÉMORRHAGIES UTÉRINES

TRAITEMENT PALLIATIF. — *Faradisation.*

TRAITEMENT CURATIF. — *Voltaïsation.*

1º FARADISATION { *utérine, exclusive.*
{ *lombo sus-pubienne chez vierges.*

ELECTRODE { *bipolaire utérine, règle.*
{ — *vaginale, exception.*

COURANT { *quantité* — exclusif — règle.
{ *tension* — exception rare — pour douleur.

INTENSITÉ. — *Zéro* au *maximum.*

DURÉE. — Trois à cinq minutes arriver à la contraction du muscle

ANTISEPSIE. — Règle.

Traitement curatif.

2º VOLTAÏSATION. — Chimicaustie intra-utérine.

ELECTRODE { *charbon,* choix.
{ *platine,* nécessité.

POLE. — *Positif* exclusif.

INTENSITÉ { haute, règle, de 60 à 250 milliampères.
{ faible, exception, quand lésion circum-utérine.

DURÉE. — Cinq à douze minutes.

ANESTHÉSIE. — Quelquefois nécessaire.

ANTISEPSIE. — Rigoureuse.

RÉSUMÉ DU TRAITEMENT ÉLECTRIQUE DES TROUBLES DE LA MENSTRUATION

TRAITEMENT DE NÉCESSITÉ. — *Faradisation.*

OPÉRATION. — *Faradisation* { utérine, — choix
{ vaginale, — nécessité } palliative.
{ lombo-sus-pubienne }

ELECTRODE. — *Bipolaire* { utérine, choix.
{ vaginale, nécessité.
{ unipolaire, exception.

COURANT { tension, — dans douleur, — exception.
{ quantité, — règle.
{ tension et quantité alternatifs, — souvent.

INTENSITÉ. — *Zéro* au *maximum.*

DURÉE { tension, — de cinq minutes à une demi-heure.
{ quantité, trois à cinq minutes, — intermittences rares.

ANTISEPSIE. — Plus rigoureuse dans faradisation utérine.

Traitement de choix. — *Voltaïsation.*

OPÉRATION. — *Chimicaustie,* intra-utérine.

ELECTRODE { *Platine* —dysménorrhée-aménorrhée
{ Charbon du D' Apostoli pour petites
{ et moyennes cavités.
{ Charbon du Dr Brivois pour grandes
{ cavités. } hémorrhagie

POLE { *positif,* — hémorrhagie } dysménorrhée.
{ *négatif,* — aménorrhée }

INTENSITÉ { moyenne, dans aménorrhée et dysménorrhée 50 à
{ 120 milliampères.
{ haute, dans hémorrhagie, — 100 à 250 milliam-
{ pères.

DURÉE. — Cinq ou dix minutes quand on cautérise toute la muqueuse.

ANESTHÉSIE. — Rare.

ANTISEPSIE. — Rigoureuse.

CHAPITRE XLV

OVARITE

L'ovarite aiguë ou oophorite est une maladie rare. Cornil dit n'en avoir jamais vu plus de deux ou trois cas dans toutes ses autopsies pendant plusieurs années. Cette affection seule, primitive, non compliquée est d'un diagnostic difficile mais qu'on peut faire néanmoins. Quand je suivais le service du regretté Dr Gallard, médecin à cette époque à la Pitié, il insistait beaucoup, dans le diagnostic de l'ovarite aiguë, sur ce symptôme que le doigt appliqué et faisant pression developpait une moins forte douleur que quand il était retiré. C'était au moment où on retirait le doigt que la douleur était la plus vive. Elle était exquise suivant son expression. Il est néanmoins certain que l'ovarite est une maladie très rare, elle se complique, la plupart du temps, de salpingite, de péritonite, de paramétrite.

L'ovarite chronique compliquée de salpingite est commune, nous en parlerons en même temps que nous décrirons le traitement électrique de la salpingite. Il est important pour le traitement de l'ovarite de faire bien le diagnostic et de voir s'il n'y a aucune autre complication, du côté des trompes ou du péritoine, sans quoi le traitement électrique ne donnerait pas le résultat qu'on en attend. Dans les cas simples, une chimicaustie positive avec une intensité de 25 à 50 milliampères donnera le résultat désiré. Disparition de la douleur, résolution de la zone inflammatoire périovarique. Il est nécessaire de faire deux ou trois séances. Je n'insiste pas sur l'antisepsie ni sur le repos consécutif. Pour les cas compliqués de salpingite, ce qui est la règle, je renvoie au traitement de la salpingite ou mieux de l'ovaro-salpingite.

CHAPITRE XLVI

KYSTES DE L'OVAIRE

Tripier a employé la méthode de cautérisation tubulaire pour le traitement des grands kystes. Il ponctionnait le kyste, faisait passer un courant voltaïque négatif au point ponctionné, et établissait ainsi une fistule permanente pour le lavage et le drainage de la poche. Semeleder rapporte plusieurs cas traités de cette façon. Nous croyons qu'on pourrait se servir de la méthode de Tripier, mais seulement par la voie vaginale. Nous possédons un certain nombre d'observations[1] de volta-poncture, dans le cas de petits kystes de l'ovaire et de la trompe qui ont été guéris par une seule opération. Il y a une différence capitale entre un petit kyste et un grand au point de vue électrique. Généralement les grands kystes sont une contre-indication pour le traitement électrique. Le traitement chirurgical donne des résultats brillants et une mortalité peu élevée. L'essentiel est de bien faire le diagnostic et d'adresser les grands kystes aux chirurgiens compétents. Nous sommes cependant disposés à encou-

[1] Ces observations ont été prises à la Clinique du D' Apostoli.

rager les tentatives électriques de ponction vaginale dans les petits kystes, soit ovariques, soit para-ovariques, dans les kystes utérins et dans les tumeurs fibro-cystiques.

CHAPITRE XLVII

SALPINGITES

Il est nécessaire de faire une distinction entre la salpingite et la périmétrite. Ces deux états sont souvent connexes et se confondent volontiers dans la pratique.

Dans certains cas, il est d'une extrême difficulté de déterminer si la trompe et l'ovaire sont enclavés dans l'exsudat, et s'il y a salpingite ou ovarite en même temps qu'il existe une périmétrite. Si la trompe et l'ovaire sont seuls malades, on sent distinctement dans le vagin la trompe enflée, grosse, et souvent sinueuse. L'ovarite est aussi bien diagnostiquée, mais s'ils sont compris dans un exsudat, le toucher rectal seul permet quelquefois le diagnostic de cet état. Il ne faut jamais le négliger. La symptomatologie dans les deux cas est la même, et souvent le processus inflammatoire qui a déterminé les deux affections est le même aussi. C'est l'extension du principe morbifique, qui existait dans la cavité utérine et qui, se propageant par la trompe jusqu'à l'ovaire et le péritoine, a déterminé l'inflammation des ces organes.

La salpingite est donc rarement simple, elle est compliquée le plus souvent, de périmétrite et d'ovarite

On considère maintenant toutes les affections de l'utérus, de ses annexes, et même celles de la périphérie utérine, comme le résultat d'une infection généralisée, — autrefois c'était le contraire. Nous pouvons cependant bien admettre qu'il y a des inflammations des organes du petit bassin sans infection primitive, et qu'on peut avoir une pelvi-péritonite sans *germes* — *inflammatoire, traumatique.* — Si ces cas sont rares, ils ne sont pas impossibles. J'ai donc divisé le traitement électrique en deux parties bien distinctes. Dans l'une on trouvera les indications et la thérapeutique électrique des salpingites avec ou sans exsudat, dans l'autre le traitement des exsudats et des périmétrites.

Pour bien comprendre l'action électrique dans les salpingites, je crois utile de donner quelques détails anatomiques que j'emprunte au livre du professeur Cornil[1].

Suivant la nature de l'exsudat pathologique qui remplit la cavité de la trompe, et suivant la cause de la maladie on peut établir cinq variétés principales de salpingites;

1° L'*hydrosalpinx*, ou épanchement liquide dans la cavité de la trompe ;

2° La salpingite catarrhale végétante ;

3° La pyosalpingite (pyosalpinx) dont la salpingite blennorrhagique n'est qu'une variété ;

4° L'hématosalpingite (hématosalpinx) ou épanchement de sang dans la cavité ;

5° La salpingite tuberculeuse ;

[1] Cornil. *Leçons sur l'anatomie pathologique des salpingites.* Alexandre, 1889.

HYDROSALPINX. — La trompe est plus ou moins dilatée par l'épanchement dans sa cavité d'un liquide clair, transparent, aqueux, — elle a une forme variable, renflée à son centre, ou à son extrémité, ovoïde ou sinueuse, un volume variable entre le doigt et celui d'un intestin grêle ou plus gros encore. Cette hydropisie est liée à une oblitération antérieure des orifices externe et interne de la trompe.

SALPINGITE CATARRHALE VÉGÉTANTE. — Dans la variété catarrhale, la trompe est augmentée de volume ; elle acquiert celui du petit doigt ou du pouce, rarement plus ; son trajet, est généralement sinueux et bosselé, il existe presque toujours des adhérences entre la trompe et l'ovaire. La surface de la trompe est grise, ou gris rosé, plus ou moins congestionnée. Quand on en pratique une section longitudinale, on constate un épaisissement notable de sa paroi fibro-musculaire et de sa muqueuse. Celle-ci est grise, mollasse, la cavité de la trompe est agrandie et elle est comblée par des végétations irrégulières, grises, tomenteuses, molles, visibles à l'œil nu. Ces lésions peuvent être compliquées d'hémorrhagie.

PYOSALPINGITE. — **SALPINGITE PURULENTE.** — Dans cette variété, la trompe est distendue par du pus, par une chute, et une desquammation épithéliale en même temps que par une diapédèse abondante des globules blancs. On trouve aussi des lésions de l'épithélium cylindrique qui s'aplatit vers le sommet des végétations, et l'hypertrophie du tissu conjonctif produite par l'infiltration d'éléments nouveaux. La tunique musculaire peut être énormément distendue au point d'admettre un contenu, de 1,200 grammes[1].

SALPINGITE BLENNORRHAGIQUE. — La trompe est grosse, distendue par du pus et du muco-pus avec desquamation [épithéliale très prononcée, et une congestion de la muqueuse infiltrée. Nœggerath y a trouvé des microbes semblables à ceux de la blennorrhagie. Westermark et Orthmann y ont rencontré de véritables gonocoques.

SALPINGITE HÉMORRHAGIQUE. — HÉMATOSALPINX. — Les villosités sont aplaties, atrophiées, et l'épithélium qui les recouvre est également aplati. — La paroi du conduit est anémiée.

SALPINGITE TUBERCULEUSE[2]. — La trompe est épaissie irrégulièrement. Les tubercules se reconnaissent généralement à l'œil nu, par l'accroissement de volume de l'organe, par les granulations semi-transparentes ou jaunes qui existent à sa surface et dans sa paroi musculaire et par l'opacité, l'état caséeux du liquide qu'elle contient. Dans l'épaisseur, et à la surface interne des végétations et des villosités on trouve souvent des cellules géantes, avec des noyaux multiples ovoïdes affectant souvent la forme de bâtonnets repliés, sinueux, ou arborisés.

[1] Lucas-Championnière. Communication à la Société anatomique 1889.

[2] Horteloup et Routier. Communication à la Société de Chirurgie, 12 octobre 1887.

TECHNIQUE OPÉRATOIRE

Le traitement électrique des salpingites comprend plusieurs modes opératoires que je vais détailler successivement. On peut dire qu'il n'y a pas de méthode générale et uniforme de traitement et que chaque cas clinique demande une discussion raisonnée avant l'application thérapeutique. Souvent, on est obligé de se conformer à une indication spéciale, palliative, avant d'aborder la méthode curative. On va généralement du faible au fort. Comme l'électricité est un médicament dosable et pondérable à la volonté du médecin, on l'emploie suivant les besoins et on le plie aux exigences de la thérapeutique du moment. C'est le temps opportuniste de la méthode, que je préconise chez les nerveuses, et en général chez toutes les femmes douées d'un utérus irritable ; on se trouvera bien d'une faradisation au début du traitement, pour vaincre la susceptibilité douloureuse de la patiente et l'habituer au médicament. Dans ce cas, c'est au courant *de tension* qu'il faut avoir recours.

Des deux autres formes du traitement électrique (chimicaustic ou volta-poncture), il y a lieu de distinguer dans leur application. Il est évident que si, comme cela arrive le plus habituellement, l'inflammation des annexes correspond à un certain degré de métrite chronique, il vaut mieux commencer par faire de la chimicaustic intra-utérine, pour guérir déjà l'utérus, et là encore les résultats cliniques démontrent l'efficacité du traitement.

Nous avons remarqué, en effet, que certaines

formes de salpingites récentes, *catarrhales*, liées à un état puerpéral, avec un utérus gros, en subinvolution souvent, sont presque toujours justifiables de la chimicaustie intra-utérine, tandis que les affections de la trompe dépendant d'une blennorrhagie ou liées à un état inflammatoire récent ou ancien, avec exsudat périphérique, et formant une tumeur plus ou moins adhérente se trouvent bien d'une volta-puncture d'emblée. C'est une simple esquisse des différentes applications que nous allons aborder.

MOMENT DE L'INTERVENTION

D'une façon générale la méthode électrique est applicable dans tous les cas aigus ou chroniques. L'état aigu n'est pas une contre-indication à condition que l'utérus et le péritoine ne soient pas enflammés, et que les salpingites ne soient pas compliquées de métrite ou de pelvi-péritonite aiguë. Dans ces cas, ce n'est plus la salpingite qui domine la scène, c'est l'inflammation de l'utérus ou du péritoine, qui réclame tous les soins et toute l'attention du médecin. Les trompes et l'ovaire ne sont qu'à l'état des comparses dans la grande scène inflammatoire, mais dès que la résolution commence, et que les exsudats sont en train de s'organiser en néomembranes, en brides qui vont enserrer et étrangler la trompe et l'ovaire, l'électricité, judicieusement appliquée, favorisera la résolution des engorgements, et la résorption des exsudats.

Dans toutes les affections tubaires, chroniques, c'est l'électricité sous ses diverses formes, faradisation, chimicaustic intra-utérine, volta-poncture au lieu d'élection, qui donnera les résultats les plus favorables. Il n'y a pas de médicament qui amènera aussi vite la résolution; d'autre part, il n'y a pas d'opération qui donnera la même somme de guérisons avec la même somme d'innocuité.

FARADISATION [1]

CHOIX DU COURANT — TECHNIQUE OPÉRATOIRE

On aura recours à la faradisation comme méthode de début pour vaincre la susceptibilité douloureuse ou habituer la malade à l'électricité.

Deux cas peuvent se présenter, qui réclament un traitement faradique différent : l'état aigü ou *subaigu* et l'état *chronique*.

Dans le premier cas, on fera de la faradisation vaginale et dans le deuxième de la faradisation utérine, ce que je pourrais exprimer d'une autre façon en disant qu'on fera de la faradisation vaginale quand on ne pourra pas en faire d'autre. La faradisation vaginale sera donc un moyen d'attente, qui permettra d'arriver plus sûrement et plus vite à appliquer les courants voltaïques qui sont les vrais facteurs de la thérapeutique électrique; avec le courant induit on fera de la médecine symptomatique et avec l'autre on fera de la médecine curative. Je prie le médecin de ne pas confondre cette théra-

[1] Apostoli. *Sur quelques applications nouvelles du courant faradique.— British journal* 1888, 12 mai.

peutique avec l'expectation gardée généralement en face de l'état aigu.

Je n'ignore pas la difficulté inhérente à ce mode d'application de l'électricité dans l'état aigu, je reconnais que c'est une opération délicate, mais qui n'arrêtera jamais *l'électricien* sachant manier son *médicament*.

La faradisation soulagera la malade, diminuera ou supprimera la douleur, favorisera même la résolution de l'inflammation.

Il faut faradiser sans faire souffrir la patiente, telle est la maxime qu'il faut avoir présente à l'esprit.

FARADISATION VAGINALE

Choix de l'électrode. — Elle s'opérera avec l'électrode bipolaire vaginale dont l'application est beaucoup moins douloureuse à cause de la suppression du pôle cutané, que l'électrode unipolaire de Tripier.

Choix du courant. — Le courant employé sera le courant de *tension* (fil fin et long) et non le courant de *quantité* (fil gros et court), que je proscris absolument.

Lieu d'élection. — On applique l'électrode vaginale jusque sur la partie enflammée.

Intensité. — On ne donne au courant qu'une tension tolérable pour ne pas exciter la malade et la faire souffrir davantage.

Durée. — Il faut avoir la patience de faire des séances avant tout sédatives, c'est-à-dire, longues et avec peu de tension. Leur durée variera avec les réponses de la malade qu'on aura soin d'interroger et qui seront continuées souvent pendant dix à vingt-cinq minutes.

Nombre des séances. — On pourra renouveler la séance une ou deux fois par jour suivant l'effet sédatif obtenu, jusqu'à ce que la maladie s'atténue et entre dans la période subaiguë.

Antisepsie. — Il faut, pour employer cette méthode, de la douceur, de la patience et faire une bonne antisepsie.

L'antisepsie consistera dans des injections vaginales préalables antiseptiques, par le lavage préalable des mains de l'opérateur avec la même solution et par le soin qu'on apportera à avoir une électrode antiseptique qu'on aura eu soin de tremper dans l'eau bouillante et d'enduire de vaseline phéniquée.

Dans l'état subaigu et l'état chronique on pourra faire une faradisation utérine dans le même but que la précédente, c'est-à-dire pour diminuer ou supprimer la douleur et rendre la malade tolérante à l'électricité.

Choix de l'électrode. — On se servira également de l'électrode bi-polaire utérine pour les mêmes raisons que je viens d'énoncer,

Courant. — C'est également au courant de *tension* qu'on aura recours.

Lieu d'élection. — On appliquera l'électrode utérine jusque dans le fond de la cavité utérine à moins que son application ne soit douloureuse. Dans ce cas, on se bornerait à l'introduire dans la cavité cervicale.

Intensité. — On tâchera d'arriver au maximum dès la première séance, mais il faudra savoir s'arrêter et diminuer l'intensité devant la réaction douloureuse.

Durée. — Séances sédatives toujours un peu longues, huit à dix et même quinze minutes. On s'éclairera des réponses des malades qui annonceront au médecin le degré de sédation amené par le courant.

Nombre. — Une séance par jour suffit la plupart du temps. Ce traitement n'est pas continué longtemps, deux à trois séances ; il ne doit servir que de prélude à la cure radicale par le courant voltaïque sous forme de chimicaustic ou de volta-poncture.

Antisepsie. — L'antisepsie doit encore être plus rigoureuse que dans l'application vaginale. L'électrode sera plongée dans l'eau bouillante, trempée dans la solution phéniquée jusqu'au moment de l'opération et plongée de nouveau dans l'éther iodoformé avant l'application.

Le vagin sera nettoyé ainsi que les mains de l'opérateur. L'opération doit être aseptique.

ACTION DU COURANT FARADIQUE

Son action sédative se manifestera souvent dès la première séance si on a soin de l'employer progressivement et de n'arriver que petit à petit à la tension maximum. Une fois qu'on aura atteint ce maximum, pour s'assurer de l'effet produit on fera passer très rapidement le courant de la tension la plus faible à la plus forte.

C'est l'adjuvant, souvent indispensable, du début du traitement. Vaincre la susceptibilité douloureuse du vagin et de l'utérus, afin de pouvoir appliquer le traitement curateur par le courant voltaïque.

On pourra toujours reprendre la faradisation,
même pendant le cours des séances de chimicaustie
si la malade est prise d'une recrudescence soudaine
de douleurs, ce qui arrive quelquefois chez les nerveuses et les hystériques. Son inocuité est absolue.

CHIMICAUSTIE INTRA-UTÉRINE

TECHNIQUE OPÉRATOIRE SPÉCIALE

Je ne m'étendrai pas longuement sur ce mode
d'application de l'électricité que j'ai décrit tout au
long au chapitre XII. Je vais seulement en dire les
diverses phases et les variantes.

Il faut que l'opérateur, après s'être assuré du bon
fonctionnement de sa pile et de son galvanomètre,
fasse l'antisepsie la plus rigoureuse du vagin et du
col utérin au moyen d'irrigations au sublimé, à la
créoline, à l'acide phénique, au naphtol. Il est indispensable que les mains soient aseptiques et que la
sonde utérine en platine ait été flambée, ou que
l'électrode en charbon, quand on l'emploie, ait été
passée à l'eau bouillante et trempée dans l'éther
iodoformé.

Après ces précautions on introduira la sonde munie
de son manchon isolateur en *celluloïde* dans l'utérus.
On la reliera à la pile et on commencera l'opération
après l'application préalable du gâteau de terre
glaise sur le ventre. Ce dernier formera l'électrode
cutanée.

INTENSITÉ

Dans une chimicaustie intra-utérine, s'adressant à une affection tubaire, il est important de ne commencer que par de *faibles intensités* à cause de la répercussion possible sur la trompe malade. Il faut se rappeler, surtout dans ce cas, que l'application électrique doit être tolérable et qu'on ne doit arriver aux doses voulues, que lentement, méthodiquement, à doses *réfractées*, en s'éclairant des réponses des malades. C'est ainsi que l'on commencera par 20 ou 30 milliampères pour aller, si la femme est connue ou essayée par le courant faradique, à des intensités de 100 ou 150 milliampères, et même plus si on le juge nécessaire.

POLES

On emploiera à l'intérieur le pôle positif qui est *hémostatique* et *décongestionnant* dans toutes les formes subaiguës, congestives et hémorrhagiques ; le pôle négatif dans les forces anciennes, chroniques, quand l'utérus est induré et la femme en aménorrhée. Ne jamais employer ce pôle dans les formes récentes. Se souvenir que le positif, d'après Apostoli, est plus antiseptique.

DURÉE

Cinq minutes seront suffisantes en général comme application, à moins qu'il ne s'agisse de cas particuliers comme l'hémorrhagie liée à la salpingite, où il faut cautériser toute la cavité utérine avec l'élec-

trode en charbon. Il faudra alors dix ou douze minutes en deux ou trois cautérisations successives.
C'est dans ce cas qu'on se trouvera bien de mon
électrode en charbon qui a une longueur de 3 à 6
centimètres. Ici les *hautes* intensités sont indispensables, 200 milliampères au besoin. On cessera l'application d'une manière progressive, couple par
couple, « pour éviter tout choc et toute contraction
douloureuse de l'utérus ou de la paroi abdominale ».
Nous proscrirons d'une façon absolue les interruptions et les renversements de courant qui offriraient
les plus grands dangers à cause du retentissement
sur les trompes malades.

Nouveau lavage antiseptique après le retrait de la
sonde et application d'un tampon de gaze iodoformée. Si on opère au domicile de la malade, repos
au lit. Si on opère dans son cabinet, deux heures de
repos avant de partir.

On changera le tampon tous les deux jours après
lavage préalable.

On interdira le coït.

On fera une séance deux fois par semaine ; tous
les deux jours dans les formes hémorrhagiques.

INDICATIONS ET TECHNIQUE DE LA VOLTA-PONCTURE
VAGINALE

Le vrai traitement des salpingites est la volta-
poncture vaginale, telle que je l'ai décrite en général au chapitre XIII. Le Dr Apostoli, à qui l'on doit
cette méthode, distingue deux indications cliniques
dans son emploi.

INDICATIONS [1]

« C'est une opération de nécessité quand on se trouve en présence d'une ovaro-salpingite, insuffisamment améliorée par la chimicaustie intra-utérine. Il est nécessaire de faire pénétrer le courant *par effraction* dans la partie du vagin la plus rapprochée de la tumeur pour le concentrer tout entier dans la tumeur. *Théoriquement*, cette application du courant voltaïque, dit Apostoli, faite de cette façon et bien exécutée, doit être très efficace et, pratiquement, il ne reste à ce sujet aucun doute dans mon esprit si j'en crois la réponse de toutes les patientes que j'ai soumises à ce genre de traitement et qui déclarent que de tous les genres de traitements électriques auxquels elles ont été soumises, c'est la ponction électrique qui leur a fait le plus de bien. Une seule volta-ponction est plus efficace que beaucoup de chimicausties intra-utérines. » C'est un traitement qu'il faudra employer *d'emblée* dans l'hydro-salpingite [2] et dans la pyosalpingite quand elle ne sera pas trop volumineuse, rapprochée de la paroi vaginale et qu'on pourra la traiter antiseptiquement par la voie vaginale.

TECHNIQUE OPÉRATOIRE DE LA VOLTA-PONCTURE VAGINALE

Il est nécessaire, souvent, d'endormir les malades

[1] Apostoli. *Traitement de l'ovaro-salpingite par l'électricité.* Mémoire à l'asssociation gynécologique américaine — Meeting at Newfort (27 juin 1889). Journal of the American médical-Association.

[2] *Note sur un cas d'hydro-salpingite par le traitement électrique.* Soc. de Méd., Paris, 11 février 1888.

parce que la volta-poncture vaginale est généralement douloureuse et qu'il faut éviter tout ce qui
pourrait faire remuer la malade et la blesser par
contre-coup. On profitera même du sommeil anesthésique pour faire un examen plus approfondi et
pour corroborer son diagnostic. Si la femme est
bien connue, peu sensible, peu nerveuse, on peut ne
pas l'anesthésier. Si on doit recourir à de hautes
intensités, il faut toujours chloorformer la patiente[1].

MOMENT DE LA PONCTION

On choisira de préférence le milieu de l'époque
intermenstruelle.

TROCART

Le trocart dont on se servira sera fin, de 1 centimètre au plus de longueur, il sera en acier parce que
ce métal, bien qu'attaqué par les acides, est plus
acéré et pénètre mieux au milieu des tissus. Son
prix, qui est minime, permet de le remplacer quand
il est oxydé.

CELLULOIDE

L'isolateur en celluloïde sera plus long que celui
qui sert à la chimicaustie, il faut qu'il déborde le
vagin d'au moins 2 à 3 centimètres.

Deux cas peuvent se présen'er : ou bien on a
affaire à une trompe indurée, grosse, remplie plus ou

[1] Apostoli. *De la galvano-poncture, vaginale négative.* (Soc.
de Méd., oct. 1886.)

moins de liquide, mais sans adhérence, comme dans beaucoup de salpingites catarrhales post-puerpérales, ou bien on aura affaire à une tumeur avec adhérences. Dans le premier cas, la maladie est récente, l'ovaire n'est pas encore intéressé. La trompe est semblable à un intestin, plus ou moins vide, gros, mollasse, quelquefois bosselé, affectant souvent la forme d'un boudin, fuyant quelquefois sous le doigt et difficile à fixer. Il faut une certaine patience et quelque habitude pour bien déterminer le point d'élection qui devra toujours être rapproché le plus possible de l'utérus, près du sillon qu'on sent généralement, et le plus haut possible. C'est pourquoi il est nécessaire d'avoir un manchon en celluloïde assez long pour servir de conducteur. Le doigt préalablement introduit reconnait l'endroit de la ponction ; on introduit avec l'autre main le manchon conducteur et on le fixe bien avec le doigt conducteur situé dans le vagin. Par des mouvements de *haut en bas* et de *latéralité*, on s'assure que le bout du conducteur est bien sur le point d'élection, puis on introduit le trocart, préalablement fixé au manche par la vis, suivant la profondeur qu'on veut donner, et on enfonce doucement jusqu'à ce qu'on sente une résistance nette. Dans le cas de ponction dans la cloison recto-vaginale, on fera exécuter au manche un mouvement d'abaissement, de façon à glisser entre les plans de cette cloison et parallèlement à elle pour ne pas blesser le rectum.

Dans le cas de tumeur avec adhérences, après l'avoir délimitée autant que possible par les touchers vaginal et rectal, quand la trompe forme avec l'ovaire un paquet unique entouré ou non d'exsudats, qu'il est impossible de dissocier par le toucher, et que cette tumeur est rapprochée de la paroi vaginale, où elle fait saillie souvent, que ce soit la trompe ou l'ovaire qui soit proéminent, on ponctionne au centre de la masse et dans la partie la plus saillante.

PROFONDEUR DE LA PONCTION

Un demi-centimètre est la profondeur nécessaire pour qu'il y ait contact. Les ponctions *courtes* et *fines* sont les meilleures. Il n'est pas nécessaire de les faire plus longues parce qu'on ne recherche dans la ponction qu'un contact, qu'un passage pour l'électricité. On n'évacue rien avec un trocart filiforme et plein. S'il y a évacuation, elle est consécutive à la chute de l'eschare. Ce n'est pas l'effet cherché. Les ponctions seront longues de 1 centimètre ou de 2 centimètres dans certains cas bien déterminés, quand on emploiera la méthode *tubulaire* de Tripier pour évacuer une poche purulente de salpingite. C'est le seul cas où les ponctions étendues seront recommandées. Il faut avoir soin de ménager une porte de sortie au sphacèle consécutif.

CHOIX DU POLE

Le pôle positif sera le médicament le plus certain des formes aiguës, congestives ou hémorrhagiques. Son effet est immédiat quand rien ne vient contrarier son action. C'est le pôle acide. Il faut avoir soin quand on l'emploie de faire exécuter un mouvement de torsion au trocart pour pouvoir le détacher de l'eschare dure et sèche au milieu de [laquelle il est fixé. Il conviendra dans les cas où la trompe seule est malade et dans tous les cas aigus.

Le pôle négatif basique, qui donne une eschare rouge, mollasse, diffluente, conviendra aux tumeurs plus ou moins dures, entourées d'un exsudat ancien de néo-membranes organisées. Il est indiqué dans les formes chroniques. Il est éminemment résolutif.

INTENSITÉ

Variable suivant que la femme est ou non endormie. Si elle est sous le chloroforme, on emploie l'intensité qu'on juge nécessaire et dont l'étendue variera entre 50 et 200 milliampères suivant le degré d'ancienneté et l'étendue des lésions. Si la femme n'est pas endormie, il faut lui donner toute l'intensité qu'elle peut supporter. On peut quelquefois aller de 20 à 50 milliampères.

DURÉE

Elle sera en moyenne de cinq minutes, mais elle pourra aller jusqu'à dix si les besoins le réclament.

ANTISEPSIE

On terminera la séance comme on a commencé par une injection antiseptique et par l'emploi d'un tampon de gaze iodoformée que l'on renouvellera tous les deux jours après injection préalable.

NOMBRE DES OPÉRATIONS

Souvent une seule volta-poncture suffit, surtout si la salpingite ou l'ovarite est unique. Dans le cas où elle est bilatérale, la ponction d'un côté n'influence que le côté où elle s'adresse. La tumeur droite n'est pas influencée par une volta-poncture gauche et réciproquement. Il faut dans ce cas au moins deux opérations. On les espacera le temps qu'il faut à l'eschare pour se détacher et pour guérir, c'est-à-dire une douzaine de jours en général. On se rendra compte de la cicatrisat on par le doigt et par le spéculum. Si la maladie est ancienne et qu'il y ait beaucoup d'adhérences, des exsudats d'ancienne périmétrite ou péritonite, englobant la trompe et l'ovaire, et remplissant les culs-de-sac, plusieurs opérations seront nécessaires. Il ne faudra pas se décourager et avoir présent à l'esprit cet axiome : qu'à une maladie chronique il faut un traitement chronique. Ce sera, du reste, la seule ressource de la thérapeutique actuelle, quand la chirurgie refusera son concours, par suite d'impossibilité opératoire résultant d'adhérences trop nombreuses et trop intimes avec tous les organes du petit bassin. Dans certains cas, il faudra combiner les diverses opérations électriques, telles que la chimicaustie et la faradisation, suivant l'état de sensibilité et de tolérance des organes malades, et suivant qu'on aura affaire à une métrite ou à une endométrite concomitante. Souvent une seule opération suffit dans les cas simples et uniques ; deux ou trois sont la moyenne habituelle. Le maximum des opérations que j'ai relevées à la clinique du Dr Apostoli est de huit volta-ponctures espacées pendant plusieurs années. Pour cette opération, le spéculum serait plus embarrassant qu'utile ; c'est pourquoi je n'en ai point parlé.

EFFETS GÉNÉRAUX DE LA VOLTA-PONCTURE

Les suites de l'opération sont généralement douloureuses. Les femmes souffrent un temps variable et différent suivant chaque opérée. Quelques-unes non endormies pour l'opération, n'éprouvent jamais qu'une douleur très supportable et ne ressentent plus rien une heure après. Beaucoup souffrent davantage immédiatement après. Quelques-unes qui n'avaient que des douleurs modérées avant l'opération voient leur mal s'augmenter. La maladie qui paraissait sommeiller reprend une activité plus grande. Il semble que l'électricité lui ait donné un coup de fouet. C'est le cas général. Les femmes souffrent des reins, du ventre, du périnée et de l'anus. Les douleurs de reins sont communes ; les femmes les comparent à des brûlures, à des tiraillements avec irradiations douloureuses dans les deux fosses iliaques et quelquefois en ceinture. Elles sont continuelles, plus rarement intermittentes, elles le deviennent toujours pour finir.

Les douleurs abdominales occupent rarement la totalité du ventre, elles sont localisées au bas-ventre, dans les deux fosses iliaques, avec prédominance du côté opéré. Ce sont des douleurs sourdes, continuelles au début, et prenant le type intermittent à la fin, quelquefois avec des élancements douloureux qui arrachent un cri à la malade et qui ont beaucoup de ressemblance avec la *colique salpingienne*. Les douleurs périnéales et anales sont souvent assez violentes: les malades les comparent à des cuissons, à des brûlures. Elles s'exaspèrent pendant la défécation qui survient quelquefois après l'opération. Elles sont exagérées par le mouvement et même par le changement de position. Les opérées n'ont généralement pas de fièvre. S'il en survenait, il faudrait penser à une inflammation de voisinage, à une affection purulente ou à une septicémie locale. Le péritonisme simulant une péritonite est encore assez commun chez les hystériques. Chez ces dernières, même en dehors du chloroforme, on voit souvent, pendant la séance même, survenir des nausées, du hoquet, rarement des vomissements. Cet état peut survenir également après la séance.

Il faut donc attendre quelque temps avant que les malades ressentent l'amélioration promise. Elles ont souvent une période post-opératoire plus douloureuse qu'avant l'opération, qui s'accompagne de réaction douloureuse assez vive sans que la température s'élève, quand on n'opère pas des cas aigus ou subaigus. Dans ces cas la température augmente un peu pour tomber dès le lendemain ou les jours suivants.

Chez quelques femmes le mieux se déclare de suite, une heure après l'opération. D'autres fois, le bien-être ne s'établit que le lendemain ou même quelques jours après.

Dès que la détente arrive, les femmes ne souffrent plus, les maux de reins disparaissent les premiers ainsi que les douleurs abdominales. Les douleurs anales persistent quelquefois encore quelque temps, surtout quand les annexes hypertrophiées sont prolabées et ont des rapports plus intimes avec le rectum. Elles finissent toujours par s'amender pour ne plus se produire en dernier lieu qu'au moment de la défécation sous forme de cuisson qui s'éteint rapidement. La marche devient possible, facile même, les malades se sentent plus légères, plus alertes. Elles ne sont plus courbées, elles se tiennent droites, elles peuvent rester debout, travailler. C'est une véritable résurrection; ces femmes, qui pour la plupart étaient des infirmes à tous les points de vue, toujours souffrant, toujours peinant, sont rendues à la vie commune, complètement guéries au point de vue symptomatique.

Au point de vue anatomique, les lésions disparaissent dans leur presque totalité, ou bien il reste un empâtement, un reliquat de l'ancienne affection. Dans les cas jeunes, récents, quand on a affaire à des trompes grosses, dures, à contenu catarrhal ou aqueux, sans pus et sans adhérences, la tumeur disparaît totalement. Dans certains cas où la trompe et l'ovaire sont malades et ne forment plus qu'un paquet adhérent plus ou moins recouvert d'exsudats, la tumeur disparaît aussi totalement. Nous avons vu à la clinique du Dr Apostoli une malade, dont nous avons, du reste, l'observation, qui présentait une tumeur de la grosseur d'une mandarine et qui a disparu dans des proportions telles qu'à la place il ne reste plus qu'un petit tubercule gros comme une lentille qui est la cicatrice résultant de la volta-poncture. La tumeur ne diminue pas toujours dans ces proportions, il reste souvent des reliquats gros comme une noisette, comme une noix, indolores même au toucher profond. — La disparition de la tumeur est en rapport avec son volume et son ancienneté. On pourra espérer, dans certains cas le retour *ad integrum*, et le Dr Apostoli possède des observations de femmes atteintes de tubo-ovarites et traitées par la méthode électrique, qui sont devenues enceintes et ont accouché. C'est la démonstration physiologique de la guérison radicale de l'affection.

De toutes les salpingites c'est la salpingite catarrhale qui guérit le plus facilement. Une simple chimicaustic intra-utérine suffit pour la guérir.

Les hydro-salpinx guériront plutôt par la volta-poncture ainsi que certaines variétés microbiennes telles que la salpingite blennorrhagique. Je laisse intentionnellement de côté la variéte tuberculeuse qui donnera le plus de souci au médecin et qui le fera passer par des phases d'amélioration simulant la guérison et par des périodes de recrudescence liées au degré d'évolution et à l'âge du tubercule, même dans ces cas, nous avons noté des périodes de rémission tellement nettes, que les malades bénéficieront toujours de la méthode électrique. Dans les affections suppurées des annexes on pourra employer la volta-poncture toutes les fois que la tumeur sera proche de la paroi vaginale et qu'on pourra espérer, après la chute de l'eschare, pouvoir établir un drainage vaginal suffisant. Les résultats que nous avons vu obtenir chez des malades refusant de se laisser pratiquer la castration sont très encourageants.

EFFETS LOCAUX DE LA VOLTA-PONCTURE

L'opération finie, il reste une eschare à surveiller, différente suivant le pôle employé. Rouge, molle, diffluente, l'eschare négative s'éliminera en peu de temps, de deux à six jours. Dure et sèche, l'eschare positive mettra huit à douze jours à s'éliminer; mais en même temps que l'élimination, se produira la cicatrisation sous-jacente qui marchera de pair et comme c'est à un cautère ou à un exutoire traité antiseptiquement que nous avons affaire, il restera dans les deux cas une cicatrice après la guérison. Il faut traiter antiseptiquement cet exutoire. Le tampon iodoformé doit être retiré tous les deux jours, plus souvent s'il est nécessaire, et s'il est sali. On doit faire un pansement antiseptique qui consistera dans le cas particulier à laver le vagin avec de l'eau additionnée d'une substance antiseptique, sublimé, acide phénique, créoline, naphtol. Une fois le tampon retiré, on détergera attentivement toute la surface avec un doigt, en ayant soin de glisser légèrement sur l'eschare et on placera un nouveau tampon. Ces pansements seront faits jusqu'à cicatrisation complète pendant une douzaine de jours, tous les deux jours le plus souvent, jusqu'à ce que l'eschare tombée soit remplacée par un tissu de cicatrice. On le constatera au doigt d'une façon manifeste et on pourra le voir, si on veut avec le spéculum. Il est très intéressant de suivre les différentes phases par lesquelles passera cette eschare avant de tomber et avant que la surface sous-jacente soit guérie.

Le premier effet de la volta-poncture est un effet d'élimination très appréciable au toucher et très net dans les tubo-ovarites. La surface de la tumeur qui était ronde, plus rarement bosselée, diffuse bien souvent, mal limitée, prend nettement au toucher le caractère d'une tumeur plus ramassée, mieux limitée avec un sommet proéminent comme le mamelon sur le sein. En même temps on sent que le centre de la tumeur se ramollit, et forme un contraste net avec les parties périphériques. Il y a là comme un phénomène d'expulsion, comme une poussée d'élimination. Les jours suivants on constate, en même temps qu'un ramollissement général de la tumeur, une diminution de son volume, dans les proportions que j'ai indiquées plus haut. On ne sent plus dans les cas les plus favorables qu'un petit tubercule acuminé qui est le reliquat de l'opération. En même temps les douleurs si vives au toucher diminuent et disparaissent complètement. Le surlendemain même à un toucher ordinaire on ne réveille aucune sensibilité, quand avant, la canule même de l'injecteur était douloureusement ressentie. Il faudrait un toucher profond, dont il est bon de s'abstenir, pour réveiller la douleur. Cette dernière peut du reste persister, en s'amoindrissant, pendant quelques jours. Elle finit par disparaître et en même temps que la résolution de la tumeur, on constate la disparition complète de la douleur même à un toucher profond.

RÉFLEXIONS SUR LE TRAITEMENT ÉLECTRIQUE DES SALPINGITES

J'ai beaucoup insisté, au chapitre xv, sur l'action électrolytique et antiseptique du courant continu, et aussi sur ses effets locaux. Je n'y reviendrais pas si je ne voulais répondre à une objection qu'on a faite et qui consiste à dire que la volta-poncture guérit surtout par la ponction. Ce n'est pas l'effet cherché par l'opérateur qui n'évacue rien par la ponction. C'est un moyen pour l'électricien d'avoir un point de contact avec les tissus et de faire pénétrer plus facilement l'électricité par la fissure faite à la muqueuse par la pointe du trocart. C'est même pour cette raison que la ponction n'a pas besoin d'être profonde. Il n'y a aucune évacuation dans les salpingites catarrhales. Quand l'évacuation se fait, comme dans les hydro ou les pyo-salpingites, elle n'est jamais primitive, mais toujours secondaire et subordonnée à la chute de l'eschare. Ce n'est pas parce que la trompe se vide que la salpingite est guérie : on voit fréquemment des femmes attteintes de salpingites vider le contenu de leur trompe sans être guéries de leur salpingite. Dans le cas de volta-poncture, en dehors de l'effet général électrolytique et antiseptique du courant, il y a encore l'effet local qui est considérable. C'est l'action résolutive de l'exutoire ou du cautère placé sur l'organe même enflammé, ou sur les reliquats de l'inflammation. L'application du cautère en thérapeutique est trop vulgaire et trop connue pour qu'on mette en doute son efficacité. Les effets de révulsion, de résolution, de dérivation et de substitution viennent

compléter l'effet trophique et antiseptique du courant.
On peut discuter l'action thérapeutique du courant
continu, mais on ne peut nier sa réalité enregistrée
par le galvanomètre.

RÉSUMÉ DU TRAITEMENT ÉLECTRIQUE DES SALPINGITES

Salpingite aiguë.

OPÉRATION. — *Faradisation* { vaginale, nécessité } palliative.
{ utérine, choix }

ELECTRODE. — *Bipolaire* { vaginale.
{ utérine.
COURANT. — *Tension*, exclusif.
INTENSITÉ. — Supportable.
DURÉE. — Cinq minutes à une demi-heure, proportionnelle à
l'effet sédatif.
ANTISEPSIE. — Très rigoureuse.

Salpingite subaiguë et chronique.

OPÉRATION { Chimicaustie in- { de choix dans catarrhales }
tra-utérine { post puerpérale de néces- } Curative.
{ sité dans les autres. }
Volta poncture | Choix.
LIEU DE LA PONCTION. — Point proéminent le plus rapproché de la
paroi vaginale.
ELECTRODE { platine.
{ charbon dans hémorrhagies
{ trocart acier — filiforme
POLE { *positif*, — règle.
{ *négatif*, — exception
INTENSITÉ { faible { dans chimicaustie { sans anesthésie 20 à
{ — volta-poncture { 60 milliampères.
{ haute dans opération avec anesthésie, 50 à 200 mil-
{ liampères.
DURÉE. — Cinq à dix minutes.
ANESTHÉSIE. — Indispensable souvent pour le diagnostic et l'o-
pération
ANTISEPSIE. — Très rigoureuse.

CHAPITRE XLVIII

DES INFAMMATIONS CIRCUM-UTÉRINES
DE LA PÉRIMÉTRITE

Au début, la péritonite limitée à la région pelvienne, et intéressant l'utérus et ses annexes, est constituée par une exsudation séreuse, dont le produit transparent d'abord, se trouble consécutivement et par l'augmentation du nombre des éléments figurés. Les néo-membranes vasculaires du début font place aux *fausses membranes* plus ou moins fibreuses qui finissent par présenter la disposition histologique des fibromes à lames parallèles et à cellules aplaties. L'exsudat ainsi formé peut englober la trompe et l'ovaire et causer une salpingo-ovarite consécutive, qui n'arrivera pas si le traitement électrique est appliqué dès le début dans toute sa rigueur. Cet exsudat conserve la forme de l'exsudation séreuse primitive qui lui a donné naissance. Il est en forme de croissant avec deux ailerons très allongés et produit une saillie plus ou moins volumineuse dans le cul-de-sac postérieur séparé de l'utérus par un sillon plus ou moins profond.

Le traitement électrique des périmétrites est différent, suivant qu'on a affaire à une affection aiguë ou chronique. Nous les décrirons en leur temps et en nous appesantissant sur les diverses précautions spéciales qu'elles comportent. Nous savons que cette question des périmétrites est très discutée, très controversée, que son traitement est très varié. Le traitement électrique des phlegmasies péri-utérines (périmétrite et paramétrite) est un traitement nouveau, créé de toutes pièces par le docteur Apostoli, à qui nous laissons la parole et qui dira mieux que nous les règles qui doivent présider à son application.

« ÉTAT AIGU. — S'il est un préjugé enraciné parmi les médecins, et qui trouve un écho dans le public, c'est l'expectation thérapeutique que commande l'état aigu. Etant donnée, en effet, une femme atteinte de périmétrite, cet état inflammatoire devient souvent un vrai *noli me tangere*, auquel on se garde de toucher autrement qu'à distance, et pour lequel on prescrit le plus souvent, et uniquement, des applications émollientes sur le ventre.

« Je m'élève contre cette abstention stérile du médecin qui ne prévient rien, ne guérit rien et reste, les bras croisés et désarmés, devant un ennemi qui évolue tout à son aise.

« Quoique la conduite opératoire soit délicate, il faut intervenir pour deux raisons : la première pour soulager la patiente, et la seconde pour tâcher faire avorter l'inflammation. »

TECHNIQUE OPÉRATOIRE[1]

« Il faut faradiser toute femme atteinte d'inflam-

[1] Congrès de Copenhague. — Communication du Dr Apostoli, 1884.

mation même aiguë dans les conditions opératoires suivantes :

« *a*. — Proscrire absolument ici toute faradisation douloureuse et, notamment, celle de quantité, engendrée par la bobine à fil gros et court ;

« *b*. — Adopter, dans ce cas-là, l'usage de la bobine à fil long et fin, qui engendre un courant de tension qui est calmant par excellence ;

« *c*. — Faire, au début, une simple application vaginale, à l'aide d'une grosse électrode bipolaire, dont l'extrémité est appliquée contre la région enflammée ;

« *d*. — N'appliquer qu'un courant très tolérable, pour ne pas faire souffrir la malade, pour ne pas l'exciter inutilement, ce qui ferait totalement échouer le but poursuivi ;

« *e*. — Tout le secret de la médication consiste, au début à faire avant tout des séances sédatives, pour servir, de prologue à une médication plus active ultérieure. Le traitement ne sera hyposthénisant qu'à la double condition d'être peu intense et d'être longtemps continué ;

« *f*. — La durée de chaque séance devra être de cinq, dix, quinze, vingt, vingt-cinq minutes, au besoin, et ne devra prendre fin que lorsque la malade déclarera elle-même, spontanément, qu'elle est améliorée, qu'elle souffre un peu moins ;

« *g*. — Ce traitement ne réussira, je le répète, qu'à la condition d'être exécuté sans violence et avec la plus extrême douceur ;

« *h*. — On pourra renouveler la séance de une à

deux fois par jour, au besoin, jusqu'à ce que la fièvre diminue, la douleur s'atténue et que la malade entre dens la période dite subaiguë.

« *j*. — Toute faradisation devra être précédée et suivie d'une injection vaginale antiseptique au van Swieten, et l'on apportera les soins les plus scrupuleux dans la conservation de la propreté des sondes.

« ÉTAT SUBAIGU. — Dès que le cathétérisme utérin est possible, sans danger, et sans provoquer de grandes douleurs, l'état subaigu commence pour moi et réclame un complément de traitement. Il faut alors faire une médication intra-utérine, progressivement intense, dans laquelle on pourra combiner avantageusement les électrisations faradiqueset voltaïques.

« *a*. — Je dis d'abord faradiques, parce qu'il faudra continuer, dans l'utérus, ce qu'on a commencé à faire dans le vagin et exécuter, à l'aide d'une sonde appropriée une faradisation utérine [1].

« Il va sans dire qu'il faudra encore pour cette faradisation un surcroît de précaution dans l'introduction et la fixation de la sonde, avec toute la douceur possible.

« Le courant sera toujours celui de tension, et on augmentera son intensité par l'engaînement progressif de la bobine, avec une lenteur extrême, sans aucune brusquerie, et jusqu'à la limite de la tolérance

[1] *Sur la faradisation double ou bi-polaire*. Communication faite à la Société de médecine de Paris, le 28 avril 1883 et le 23 février 1884. (Voir l'*Union médicale* 28 octobre et du 1er novembre 1884, ainsi que l'*American Journal of Obstetrics*, septembre 1884.)

individuelle. On répétera ces séances tous les jours, et dès qu'un mieux se manifestera, dès qu'on sentira l'inflammation jugulée, ce qui est une question de sens clinique ; il faudra agir plus énergiquement encore et, dans ce but, réclamer l'appui du courant voltaïque.

CHIMICAUSTIE INTRA-UTÉRINE

« Le courant voltaïque à doses modérées, progressivement croissantes, sera alors une deuxième étape qu'il faudra traverser, pour marcher plus rapidement vers la guérison. Ici, c'est l'action purement chimique, dynamique et trophique qui interviendra, pour activer plus rapidement la résorption des exsudats.

« Il faudra, au début, tâter la susceptibilité du sujet, en faisant des séances courtes et peu intenses de 20 à 40 milliampères et de trois à quatre minutes ; puis on augmentera progressivement la quantité et la durée, et c'est la malade qui sera le meilleur juge de notre conduite opératoire par la tolérance avec laquelle elle acceptera ce nouveau traitement intra-utérin.

« On se conformera encore plus scrupuleusement ici à toutes les règles que j'ai formulées ailleurs à propos de la chimicaustie intra-utérine.

On n'oubliera pas le maintien d'une parfaite antisepsie. On renouvellera les séances d'une à deux fois par semaine, suivant la tolérance du sujet.

« On prescrira absolument le repos au lit après chaque opération. On donnera la préférence, au début, aux applications polaires, positives, qui sont moins

congestionnantes que les négatives, Ces dernières qui
sont plus dérivatives trouveront leur indication aussitôt
que possible, dès que, par la tolérance du sujet aux
positives, on jugera opportun de commencer leur
emploi.

« Le médecin ne doit pas oublier que, dans cette
situation voisine de l'état aigu, il a en mains un médicament, qui, à côté d'un très grand bien, peut faire
un très grand mal, s'il est manié d'une façon trop
brutale ou inexpérimentée.

« En résumé, l'état aigu et subaigu constituent deux
étapes difficiles à franchir, mais pour lesquelles nous
pouvons et nous devons précipiter avantageusement
l'arrivée prochaine de l'état chronique, ou la fin de
l'état subaigu.

« ÉTAT CHRONIQUE. — Si une indécision relative,
jointe à beaucoup de timidité, sont permises dans
l'état aigu et au début de l'état subaigu, dans l'état
chronique, au contraire, il faut savoir intervenir, et
c'est ici que je recommande expressément une médication vraiment héroïque, je veux parler de l'association judicieuse de la chimicaustie intra-utérine à
plus haute dose et de la volta-poncture, chimique,
vaginale, négative et monopolaire. Pour que la zone
enflammée péri-utérine soit directement intéressée
par le passage du courant, pour qu'il exerce tout son
effet, pour que rien ne se perde de son action dérivative
et substitutive, il y a un moyen par excellence, c'est
de le faire pénétrer par effraction dans le point malade.

« Ce point sera alors plus directement baigné par

toute l'irrigation électrique et la désintégration s'emparera plus facilement des exsudats inflammatoires, et conduira à leur résorption.

« La volta-poncture est, au-dessus de tout ce que je pourrais dire, une ressource toute puissante que je ne saurais trop vous recommander. »

TECHNIQUE OPÉRATOIRE SPÉCIALE

J'ai déjà tracé la technique générale de la volta-poncture, je vais indiquer la méthode opératoire spéciale à la périmétrite chronique, quand l'utérus est entouré d'exsudats plus ou moins considérables et plus ou moins denses, de cellulite particlle ou totale.

MOMENT DE LA PONCTION ÉLECTRIQUE

Le moment importe peu, mais il est préférable de ne pas opérer au moment des règles, et d'attendre qu'elles soient bien passées. Le moment le plus propice est donc, à moins d'urgence, le milieu de l'époque intermenstruelle.

LIEU DE LA PONCTION. — TROCART

Suivant le Dr Apostoli deux considérations doivent guider le médecin dans les volta-ponctures :

1° Attaquer l'exsudat dans son point central et culminant ;

2° Se rapprocher autant que possible de la face postérieure de l'utérus. » La plupart du temps l'exsudat est postérieur avec deux ailerons latéraux s'étendant plus ou moins loin.

Le doigt aseptique étant introduit, on reconnaît attentivement le point central et culminant de l'exsudat, on explore attentivement la région pour sentir tout battement artériel, qu'il faut absolument éviter. Une fois qu'on est bien fixé sur l'endroit de la ponction, on introduit alors le manchon de celluloïde qu'on place sur l'endroit choisi. Par des mouvements latéraux, on s'assure qu'on est bien sur le point central et culminant et qu'on est le plus près possible de la face postérieure ou latérale de l'utérus. Le trocart, qui a été préalablement fixé au manchon de celluloïde, pour mesurer la longueur dont il doit le dépasser dans la ponction, est alors introduit et enfoncé dans la muqueuse à un demi centimètre en général. On pique l'exsudat horizontalement, puis on enfonce à la profondeur voulue en faisant basculer en même temps le trocart pour diriger sa pointe vers l'axe de l'utérus, afin d'éviter, autant que possible, d'entrer dans le péritoine ou de blesser un organe voisin.

PÔLE A EMPLOYER

Dans les vieux exsudats, durs, où les membranes sont organisées en tissu lamineux dépourvu de vaisseaux, c'est au pôle négatif qu'il faut s'adresser. D'une façon générale, il faut s'adresser à ce pôle comme plus congestionnant, pour ramener de la vitalité dans ces tissus qui sont dépourvus de vaisseaux, pour donner un coup de fouet et amener la formation de vaisseaux qui aideront à la résorption de l'exsudat.

Si la périmétrite est récente, subinflammatoire, chez des femmes qu'on connaît peu et dont on n'a pas beaucoup tâté la susceptibilité électrique, il sera préférable, au début de sa pratique électrothérapique de faire des volta-ponctures positives qui, si elles ne sont pas aussi résolutives que les négatives, laissent une moins grande perte de substance à leur suite et permettent aux adhérences de se former et de s'établir solidement surtout si l'exsudat est à quelque distance de la paroi vaginale. C'est un précepte pratique que j'adresse surtout aux médecins qui ont peu ou pas employé l'électricité. Il faut commencer par une volta-poncture positive, mais efficace peut-être, et moins résolutive que la négative, mais qui n'occasionnera pas des pertes de substance d'une réparation difficile, quelquefois des inflammations résultant d'une plaie mal pansée, qu'on ne peut pas surveiller. Avec les positives, aucun danger et pas de déboires. Je n'en dirai pas autant des négatives qu'il faut réserver pour la fin de sa carrière, quand on aura déjà fait beaucoup de volta-ponctures et que sa réputation d'électricien sera bien assise.

INTENSITÉ

Si la malade n'est pas endormie, on doit appliquer le courant à dose aussi haute qu'elle pourra le supporter, mais si elle est anesthésiée, une haute dose est de rigueur et variera suivant l'urgence des cas et l'étendue des lésions entre 50 et 200 milliampères.

DURÉE

La durée sera en moyenne de cinq minutes, mais elle pourra aller à dix si les besoins le réclament, c'est-à-dire si vous avez affaire à des exsudats, durs, anciens, volumineux et douloureux. On terminera l'opération comme on a commencé, doucement, couple par couple, on retirera le trocart par un léger mouvement de rotation si c'est une positive, et on procédera au lavage obligatoire.

ANTISEPSIE

Je n'ai pas besoin d'insister sur la nécessité d'une antisepsie rigoureuse qui doit précéder et suivre la ponction électrique. Lavage avec un liquide antiseptique et tampon de gaze iodoformée qu'on retirera tous les deux jours au moins, et qu'on remplacera en faisant un lavage préalable antiseptique.

NOMBRE DES SÉANCES

Le nombre des séances est aussi variable que l'étendue des lésions à combattre. Un petit exsudat exigera une ou deux séances pour rendre assez de mobilité à l'utérus. Une cellulite totale pourra en exiger huit ou dix. Le traitement ne doit être continué que s'il est constant que les volta-ponctures précédentes ont produit un effet appréciable, et s'il en était autrement, rechercher attentivement si une faute n'a pas été commise, surtout dans l'antisepsie. Ne pas rapprocher trop les séances pour permettre aux produits mortifiés de s'éliminer et ne faire une nouvelle ponction que quand l'orifice de la dernière est fermé.

SUITES OPÉRATOIRES

Elles sont généralement simples, néanmoins il faut savoir que les femmes ont souvent une réaction post-opératoire qui pourrait en imposer aux électriciens peu habitués à manier l'électricité. Immédiatement après la ponction électrique, les femmes souffrent davantage des reins, du bas-ventre, et du pé rinée, elles ont quelques coliques sourdes le soir même et la malade est condamnée à garder le lit un jour ou deux. C'est seulement le lendemain ou le surlendemain, que la détente arrive. Chez quelques-unes, plus rarement, c'est deux heures après ou le soir même que le mieux se manifeste. Il est prudent de faire garder le lit après une volta-poncture. Il est des cas cependant où les femmes ont si peu de réaction, qu'elles ont continué à aller et venir et à vaquer à leurs occupations. C'est donc plus par mesure de prudence que par nécessité qu'on imposera le lit.

L'eschare produite par la volta-poncture se détachera, la *négative*, de quatre à huit jours en moyenne après la ponction, la positive, de huit à douze jours après, et laissera une perte de substance tubulaire dont la grandeur correspondra à la grandeur même de l'eschare et la profondeur à la pénétration du trocart. Elle formera donc un véritable trou, *un puits*, comme dit le Dr Tripier, qui sera foré au sein même de l'exsudat, et qui constituera un exutoire d'une

durée variable, car il se refermera d'autant plus
vite qu'il sera plus petit et *positif* et inversement
s'il est grand, profond et *négatif*. La durée moyenne
de la perméabilité de cette ouverture dans les cas
de ponctions négatives, les plus longues à guérir,
sera de quinze à trente jours, pendant lesquels on
fera des lavages et on placera des tampons iodo-
formés tous les deux jours.

SYNTHÈSE DU TRAITEMENT ÉLECTRIQUE

Pour synthétiser ce traitement, qui peut paraître
compliqué et qui est certainement difficile à bien
appliquer au moment opportun, je répéterai en les
résumant les préceptes d'Apostoli :

« 1° Au début d'une périmétrite aiguë l'électricité,
sous forme de courants faradiques de tension, peut
calmer la douleur et est un sédatif de premier ordre
qui peut abréger cette première période inflammatoire ; 2° le courant continu est une ressource puissante que l'on devra utiliser de deux façons : sous la
forme de chimicaustie intra-utérine, pour aider à la
résolution de l'état subaigu, et sous la forme de volta-
poncture vaginale, positive ou négative, suivant le
cas, pour combattre avec succès l'état chronique à
toutes ses périodes et à tous ses degrés.

« La restitution *ad integrum*, complète et définitive, n'est pas la règle et le médecin ne doit pas se
faire d'illusion sous ce rapport. Il a seulement en
main un moyen puissant, de diminuer le volume de
de l'exsudat, de rendre de la mobilité à l'utérus et de
faire cesser les douleurs, c'est une thérapeutique qui

soulage rapidement si elle ne guérit pas radicalement. »

RÉSUMÉ DU TRAITEMENT ÉLECTRIQUE DE LA PÉRIMÉTRITE

Périmétrite aiguë.

OPÉRATION. — *Faradisation* { vaginale, — opération de nécessité. / utérine dès qu'il est possible, — opération de choix. } palliative.

ELECTRODE { vaginale bipolaire. / utérine, —

COURANT. — Tension exclusivement.

INTENSITÉ. — Supportable.

DURÉE. — Cinq minutes à une demi-heure, — proportionnelle à l'effet sédatif ressenti.

ANTISEPSIE. — Constante et rigoureuse.

PÉRIMÉTRITE SUBAIGUE ET CHRONIQUE

OPÉRATION { chimicaustie intra-utérine — nécessité / volta-poncture — choix. } curative.

ELECTRODE { platine, pour chimicaustie. / trocart acier filiforme — un demi-centimètre de profondeur.

POLE { *positif*, — au début. — formes récentes. / *négatif* comme plus dénutritif, — à la fin, — formes anciennes.

INTENSITÉ { chimicaustie moyenne, — 40 à 100 milliampères. / volta-poncture { supportable dans cas récents, 20 à 80 milliampères. / haute dans cas anciens, 50 à 200 milliampères.

DURÉE. — Cinq à huit minutes.

ANESTHÉSIE { *indispensable* dans galvano-poncture à haute intensité. / *inutile* dans chimicaustie.

ANTISEPSIE. — Rigoureuse. — Tampon dans ponction électrique.

CHAPITRE XLIX

PARAMÉTRITE

(PHLEGMON DU LIGAMENT LARGE)

Pas plus que pour la périmétrite, je n'entrerai dans les discussions d'école, sur les paramétrites. Souvent la périmétrite et la paramétrite se trouvent réunies, compliquées de salpingite, ou d'ovaro-salpingite Même dans le cas où elles se montrent isolément, le diagnostic est difficile. L'induration en plastron, localisée à un côté, se continuant avec l'utérus, sans sillon, souvent adhérente au bord inférieur de la branche horizontale du pubis, intéressant peu les culs-de-sac, ne se rencontre guère que dans le phlegmon.

Le traitement électrique comprendra le traitement de l'état aigu et chronique.

État aigu. Je ne répéterai pas en détail les règles qui président à l'administration de l'électricité dans l'état aigu[1]. Il ne faut jamais faire souffrir la patiente et il faut employer l'électricité induite. La faradisation avec le courant de tension sera le traitement de choix. La bobine au fil long et fin est celle qui engendre le courant calmant par excellence.

[1] Voir au chap. *Périmétrite.*

Commencer par une application vaginale avec l'électrode bipolaire vaginale gros modèle, appliquée sur la région enflammée ; il sera nécessaire d'appliquer cette électrode avec beaucoup de douceur et de soin pour que le précepte « ne pas faire souffrir » soit maintenu dans toute sa rigueur.

N'appliquer qu'un courant très tolérable, sans la moindre souffrance de la part de la malade, sans même la moindre appréhension.

Il faut que la patiente ne sente pour ainsi-dire pas votre intervention. Moins le traitement sera intense et plus la durée sera longue. Cinq à quinze minutes. Il faut à tout prix obtenir l'effet hyposthénisant, que la patiente indiquera elle-même.

Une ou deux séances par jour, suivant l'effet produit.

La faradisation doit être absolument antiseptique, précédée et suivie d'une injection chaude antiseptique avec des mains, et des instruments antiseptiques.

État subaigu. — La fièvre un peu tombée, on aura avantage à faire une application intra-utérine de faradisation d'abord, si la femme réagit, ou mieux voltaïque pour détruire la septicémie locale, souvent cause de la paramétrite.

Le courant faradique intra-utérin sera appliqué suivant les règles antiseptiques décrites plus haut. Il sera donné avec la même prudence que précédemment.

J'en arrive au courant voltaïque intra-utérin qui est un antiseptique excellent.

Mêmes précautions de lavage vaginal avec la solution au sublimé. — L'introduction de l'électrode aseptique sera faite suivant les règles décrites souvent, avec douceur, sans violence, et sans souffrance pour la femme.

Ce sera la deuxième étape du traitement. Le courant voltaïque agira surtout par son action chimique, dynamique, trophique, et antiseptique. Il doit intervenir pour conjurer une suppuration menaçante. Les séances seront courtes, — peu intenses, — de 25 à 40 milliampères. C'est ici que les petites intensités sont recommandées.

La durée des séances sera de trois à quatre minutes. On pourra toujours augmenter l'intensité et la durée suivant la tolérance du sujet et sa réaction. La malade tracera pour cela la conduite du médecin qu suivra exactement les indications qu'il en recevra. Il jugera d'après la tolérance de la malade à quelle intensité il peut aller. Les séances n'excéderont pas cinq minutes.

On les renouvellera deux fois par semaine.

Le repos au lit est obligatoire. Le médecin ne peut guère opérer qu'au domicile des malades.

Le pôle actif employé sera toujours, le pôle *positif* qui est décongestionnant et antiseptique.

L'électricité sous ces deux formes peut rendre les plus grands services, et faire avorter une paramétrite en train de se collecter en foyer purulent. C'est un médicament puissant, qui agit par son action polaire locale antiseptique et par son action interpolaire électrolytique ou trophique.

En tout cas, si la résolution n'arrive pas, le courant voltaïque précipite la solution du problème, il abrège la période souvent fort longue pendant laquelle on attend que le pus soit collecté pour en faire l'évacuation. Dans ce cas, le courant est un moyen de diagnostic certain.

Toutes les fois qu'après les séances, qui seront mal supportées, même avec un courant à faible dose, la femme aura de la réaction continue, qu'on verra arriver de petits frissons, que la température s'élèvera, et restera élevée, vous pourrez annoncer à coup sûr la terminaison de la maladie par la suppuration.

Dans ce cas encore, l'électricité vous servira à évacuer le pus comme elle vous a servi à asseoir le diagnostic et le pronostic.

L'évacuation du pus par le vagin, est la solution la plus favorable qu'on puisse souhaiter dans le phlegmon du ligament large.

La plupart des auteurs recommandent pour l'ouverture du phlegmon, le procédé de Récamier, — c'est-à-dire celui qui consiste à faire contracter des adhérences au moyen de caustiques aux parois de la poche purulente avec la membrane, peau, ou muqueuse, par où doit être faite l'évacuation. La volta-poncture n'est qu'une modification de ce procédé. Elle rendra de grands services en permettant de faire cheminer plus sûrement le pus à l'extérieur, dans le point le plus rapproché possible du vagin, grâce à une perte de substance tubulaire. C'est donc un moyen sûr pour ouvrir une collection profonde purulente déjà formée. C'est aussi un moyen simple, de créer un vrai drainage vaginal dont on peut modifier la grandeur et la durée à volonté et qu'on peut asssocier avec un traitement topique, local, antiseptique.

TECHNIQUE DE LA VOLTA-PONCTURE VAGINALE

Sitôt le point fluctuant déterminé dans le vagin, *proche de la paroi vaginale*, on procède à la volta-poncture vaginale dont j'ai déjà donné la technique.

L'antisepsie sera réalisée au moyen de lavages du vagin, des instruments et des mains de l'opérateur avec un liquide antiseptique.

L'anesthésie sera le plus souvent indispensable pour bien fixer le diagnostic, et le lieu de la ponction.

LIEU DE LA PONCTION

Il faut ponctionner au point le plus culminant et le plus rapproché de la paroi vaginale. On explore attentivement la région, pour sentir tout battement artériel qu'il faudra éviter. On introduit sur le doigt indicateur le manchon en celluloïde qu'on fixe bien au point voulu et on introduit ensuite le trocart acéré préalablement fixé sur le manche de façon à ne dépasser l'isolateur que de la longueur voulue pour faire une ponction de un centimètre à un centimètre et demi. J'ai répété souvent que les plus courtes ponctions étaient les meilleures. Ici il faut cependant la faire d'une certaine longueur parce qu'elle doit être évacuatrice. — On a du reste, rien à redouter puisqu'on plonge dans une poche. Une ponction de un centimètre et demi sera suffisante pour intéresser toute la paroi vaginale ; on poussera le trocart directement devant soi, sans avoir besoin de relever le manche, ni sans faire aucune autre manœuvre. La grosseur du trocart sera proportionnelle à la grandeur de l'eschare qu'on voudra former et de la fistule consécutive.

INTENSITÉ OPÉRATOIRE

Quand on fait une ponction évacuatrice le pôle employé de préférence est le *négatif*. Il donnera lieu à un eschare d'autant plus étendue que le trocart sera plus gros. Il y a avantage, au début, d'avoir une fistule suffisante pour l'écoulement du pus. Ce n'est qu'exceptionnellement qu'on emploiera le pôle positif, — quand la fluctuation sera obscure et qu'on craindra d'avoir une trop grande eschare. Il ne s'agit pas ici d'un traitement résolutif, mais bien d'une évacuation.

Si la malade n'est pas endormie, ce qui est l'exception, on doit appliquer le courant à dose aussi haute qu'elle pourra la supporter, mais si elle est anesthésiée, une assez haute intensité est de rigueur et variera suivant les besoins, la profondeur, et la grandeur de l'eschare qu'on veut réaliser, entre 50 et 150 milliampères. Il ne faut pas oublier, qu'elle doit intéresser toute la paroi vaginale, mais comme dans tous les cas de cautérisation chimique le courant cautérise de dedans en dehors, à l'inverse des caustiques ordinaires, dont l'effet se fait de dehors en dedans; on sera toujours sûr avec l'intensité que j'ai indiquée plus haut d'intéresser toute la paroi vaginale.

DURÉE

Elle sera de cinq minutes en moyenne, elle pourra aller jusqu'à dix minutes, ce sera le maximum.

NOMBRE

Une seule volta-poncture suffira généralement dans les cas d'évacuation du pus. On poura toujours en faire une seconde si la fistule était insuffisante et ne permettait pas un drainage assez complet de la cavité, ce qui se manifesterait par une odeur fétide du pus, dont l'écoulement est incomplet. On sera autorisé à faire dans la poche des lavages, des raclages, des écouvillonnages antiseptiques suivant les besoins. On peut y placer un drain, si c'est nécessaire.

ANTISEPSIE RIGOUREUSE

Il faut laver le vagin après l'opération avec l'eau au sublimé et appliquer un tampon de gaze iodoformée que l'on renouvellera tous les jours ou tous les deux jours si c'est nécessaire.

SUITES OPÉRATOIRES

L'eschare produite par la volta-poncture négative se détachera du troisième au cinquième jour en moyenne, quelquefois le surlendemain, la fistule sera formée.

L'eschare positive est plus longue à se détacher. A

la place de l'eschare, il y aura une perte de substance d'une étendue variable dont la grandeur correspondra à la grandeur même de l'eschare. C'est donc un orifice plus ou moins grand qui sera le résultat de l'opération. Il restera plus ou moins longtemps suivant les besoins, on pourrait même l'agrandir, s'il était insuffisant, le dilater au moyen d'une nouvelle volta-poncture ou d'une tige de laminaire. Généralement la perméabilité de cette ouverture persistera de douze à vingt jours.

SYNTHÈSE DU TRAITEMENT ÉLECTRIQUE

J'ai décrit ici la ponction évacuatrice la plus communément employée dans les cas de phelgmon du ligament large.

Il y a des cas cependant, au début d'une affection de ce genre, quand la paramétrite est petite, limitée, où on se trouvera bien de faire une volta-poncture résolutive. Une petite paramétrite sera jugulée par ce moyen. On devra bien entendu toujours employer le pôle décongestionnant, c'est-à-dire le *positif*. Voici à cet égard comme l'on procède. Quand la faradisation a calmé la douleur ou qu'on ne l'a pas employée à cause du peu d'intensité de la réaction douloureuse, que la chimicaustie intra-utérine n'aura amené aucune sédation, que le processus pathologique est limité, sans grands phénomènes inflammamatoires, on fera une volta-poncture positive au point d'élection en suivant les règles que j'ai données bien des fois. Une seule opération sera nécessaire et amena le plus souvent la résolution, ou hâtera, comme je l'ai dit, l'évolution suppurative. Nous avons donc dans la volta-poncture, soit une ressource puissante pour tâcher de faire avorter une inflammation soit un moyen sûr pour ouvrir une collection profonde purulente déjà formée. Le pus a toujours une tendance à se diriger vers l'endroit où il rencontre le moins de résistance. Une volta-poncture qui produira une perte de substance dans le vagin créera une voie plus facile pour l'acheminement du pus de ce côté, qui est l'endroit le plus favorable pour l'ouverture des collections purulentes circum-utérines.

RÉSUMÉ DU TRAITEMENT ÉLECTRIQUE DE LA PARAMÉTRITE

PARAMÉTRIE AIGUE

OPÉRATION { *faradisation* vaginale. nécessité } palliative.
           {   —   utérine, choix   }

ÉLECTRODE. — Vaginale bi-polaire.

COURANT. — Tension exclusif.

INTENSITÉ. — Supportable.

DURÉE. — Cinq minutes à une demi-heure, proportionnelle à effet sédatif.

ANTISEPSIE. — Plus rigoureuse dans faradisation utérine.

PARAMÉTRITE SUBAIGUE ET CHRONIQUE

OPÉRATION { Chimicaustie intra-utérine nécessité } curative.
           { volta-poncture, — choix   }

ÉLECTRODE { platine.
          { trocart acier, — grosseur proportionnelle à l'eschare.

POLE { *positif*, — nécessité.
      { *négatif*, — choix.

INTENSITÉ { haute, — choix, — 0 à 150 milliampères.
          { faible, — nécessité, 20 à 40 milliampères.

DURÉE. — Cinq minutes.

ANESTHÉSIE. — Nécessaire souvent dans volta-poncture seulement.

ANTISEPSIE. — Rigoureuse, — tampon iodoformé après ponction.

CHAPITRE L[1]

DE L'HÉMATOCÈLE PÉRI-UTÉRINE

Nous n'entrerons pas dans les discussions d'école à propos de cette affection. Les avis sont très partagés (*medici çertant*). Nous appellerons hématocèle péri-utérine, « toute collection sanguine située dans l'excavation pelvienne soit en dedans, soit en dehors du péritoine et formant tumeur en s'enkystant[2] ». Qu'elle soit intra ou extra-péritonéale, peu nous importe dans le cas de la médication électrique.

L'hématocèle péri-utérine est le plus souvent *rétro-utérine* mais elle peut siéger latéralement et même tout à fait en avant entre la vessie et l'utérus, on peut la désigner sous le nom de *anté-utérine*.

Par le toucher, on constate l'existence d'une tumeur située la plupart du temps en arrière de l'utérus, qu'elle refoule en haut et en avant, si bien que le doigt a de la peine à atteindre l'extrémité du col, appliqué lui-même contre la face postérieure du pubis. Cette tumeur de forme arrondie, globuleuse, sensible au toucher, est élastique, fluctuante dans

[1] Poncet. *De l'hématocèle péri-utérine.* Th. agrégation 1868.
[2] De Sinety. *Manuel pratique de gynécologie.*

certains cas, plus indurée et offrant une consistance pâteuse quand elle est ancienne.

Le traitement électrique sous la forme enseignée par Tripier c'est-à-dire la *volta-poncture tubulaire* était tout indiquée pour cette affection. Elle permet en effet l'évacuation de la poche, la modification par l'action polaire locale et l'action interpolaire, ainsi que les lavages détersifs consécutifs.

Voici les indications qui doivent présider à la volta-poncture dans le cas d'hématocèle péri-utérine.

TECHNIQUE OPÉRATOIRE

Les règles sont les mêmes que celles qui s'appliquent à toute volta-poncture vaginale. Le plus souvent anesthésie préalable parce que la ponction est toujours douloureuse. Antisepsie parfaite avant l'opération, réalisée par le flambage du trocart, par son séjour préalable dans l'eau phéniquée. Ce trocart sera un des trocarts en acier, moyenne grosseur, de 2 centimètres de long. Les doigts étant aseptiques et la femme lavée soigneusement, on introduit le doigt indicateur de la main droite jusque sur la tumeur. Le manchon en celluloïde est introduit le long de ce doigt sur le point culminant et fluctuant de la tumeur et bien fixé avec la main droite, pendant qu'avec la gauche on enfonce le trocart dans le manchon réglé préalablement de façon qu'il dépasse de 1 à 2 centimètres l'orifice de l'isolateur (Apostoli). On peut ici faire une ponction longue, il est nécessaire qu'elle intéresse toute la paroi vaginale pour faire une perte de substance. Il est bien entendu qu'on évitera la vessie en avant et le rectum en arrière et qu'on sentira bien tout battement artériel pour l'éviter.

CHOIX DU PÔLE

L'opération sera toujours négative c'est-à-dire qu'on utilisera les propriétés de l'eschare basique, molle, diffluente, non rétractile, qui, à la suite d'une perte de substance variable donnera lieu à une fistule qui se maintiendra quelques jours. L'autre pôle sera formé par le gâteau de terre glaise appliqué sur le ventre.

INTENSITÉ

Il faut autant que possible avoir recours à une intensité élevée, 100 à 200 milliampères. Cela sera d'autant plus facile que la femme sera la plupart du temps endormie.

DURÉE

Elle devra se régler comme la dose et l'intensité sur l'étendue de la perte de substance à produire et l'action interpolaire électrolytique qu'il faut provoquer. Cinq à dix minutes seront en général une moyenne suffisante.

MOMENT DE L'OPÉRATION

Le plus tôt est le mieux. Toute hématocèle doit être

ponctionnée aussitôt que diagnostiquée. Il faut savoir se presser pour ne pas aggraver le pronostic.

NOMBRE DES APPLICATIONS

Une seule volta-poncture est en général suffisante.

La fistule cherchée sera créée dès le première séance, on serait toujours autorisé à en faire une seconde, si l'orifice de la première se comblait ou était insuffisant.

L'opération finie, il faut de nouveau laver le vagin et placer un tampon de gaze iodoformée.

S'il survenait une hémorrhagie, on dilaterait le vagin au moyen du speculum de *Gemrig* maintenu en place dans la position de la dilatation forcée du vagin. Ce moyen suffit à arrêter l'hémorrhagie (Apostoli).

Dès que la fistule sera établie, il faudra la laver soigneusement une ou deux fois par jour avec des solutions antiseptiques détersives, mettre un gros drain pour assurer l'écoulement des liquides, faire le raclage et l'écouvillonnage de la poche et en badigeonner l'intérieur avec une solution de créosote glycérinée au 8ᵉ, au besoin on dilaterait avec la laminaire s'il était nécessaire. Pour mieux faire comprendre la technique opératoire de cette application électrique, je donne le résumé d'une observation d'hématocèle retro-utérine traitée par la volta-poncture négative par MM. Doleris et Apostoli et rapportée au Congrès de Grenoble de 1885.

11 *juin* 1885. — Le diagnostic d'hématocèle rétro-utérine s'imposant, on pratique au centre de la tumeur, dans

le vagin, un *galvano-poncture négative*, à une profondeur de 2 centimètres environ. Cette opération se fait avec un trocart en *platine* du calibre de l'hystéromètre ordinaire.

Durée de l'opération : 5 minutes.

Intensité du courant : 100 milliampères.

La sortie du trocart est suivie de l'expulsion de petits caillots noirâtres. L'écoulement sanguin par l'utérus continue après comme avant l'opération.

13 *juin*. — On constate que l'escarre de la galvano-poncture est tombée et a fait place à une large ouverture béante, dans laquelle le petit doigt peut entrer sans difficulté. L'hémorrhagie est double et simultanée ; elle se fait maintenant par l'utérus et par l'orifice de ponction. Le *catéthérisme de la poche, pratiqué à travers la ponction* donne 10 *centimètres*, longueur égale à celle de l'utérus lui-même. Une petite odeur fétide commence à se manifester et on prescrit des injections phéniquées à $\frac{1}{100}$

Le 16 juin, la malade se plaint de l'augmentation de la fétidité de l'écoulement sanguin ; on prescrit des lavages vaginaux phéniqués au 100°, plus fréquemment répétés et du sulfate de quinine à l'intérieur. L'indication complémentaire devenait urgente en présence de la persistance de la fièvre et de la douleur, c'était de débarrasser mécaniquement la poche par des lavages internes antiseptiques, pour éviter l'infection septicémique.

Le 20 juin, la fétidité avait augmenté et la douleur n'était pas diminuée ; l'état général et l'état local n'étaient pas améliorés ; il ne fallait en accuser que l'insuffisance du traitement antiseptique négligé par la malade. Une irrigation phéniquée est pratiquée soigneusement dans la cavité de la poche, avec une solution au 100°, à travers la fistule artificielle, toujours béante ; la malade se trouve presque immédiatement soulagée après ce lavage détersif ; elle peut marcher plus facilement ; la fièvre décroît et l'appétit, qui était éteint, est réveillé le soir même.

Le lendemain, 21 juin, on constate que l'hématocèle, quoique diminuée, présente encore un volume assez considérable ; l'utérus est moins refoulé en haut, mais le col reste encore derrière la symphyse. Il était urgent de parer au plus pressé et d'instituer une médication antiseptique vigoureuse, car jusqu'ici la malade, mal soignée, mal surveillée, était pour ainsi dire restée privée d'un traitement convenable. On pratique immédiatement le curage de la cavité, avec un écouvillon trempé dans une solution de glycérine créosotée au 10° et on expulse ainsi une grande masse de caillots noirs, fétides, au milieu desquels se trouve une fausse membrane putride d'un volume assez considérable. Plusieurs irrigations sont ensuite faites dans la poche avec une solution phéniquée au 50°; on constate, immédiatement après, un affaissement considérable de la tumeur. Dès le soir même, une amélioration des plus manifestes se produit; la malade peut manger de bon appétit, elle dort mieux que les nuits précédentes et souffre beaucoup moins. Température, le soir, 38°,5.

22 juin. — Irrigation de la poche, à plusieurs reprises, avec une solution phéniquée au 30°; nouvelle issue de petits débris de caillots noirs et encore fétides, Température, 37°,2, le matin, et 37°,6 le soir. L'amélioration continue,

Le 23. — Température, 36°,8 le matin, et 37°,2, le soir. Retrait considérable de la tumeur et abaissement parallèle de l'utérus, qui descend dans le bassin. Trois irrigations identiques à celles de la veille sont pratiquées dans la journée; l'écoulement sanguin a presque disparu le soir; il ne reste qu'un peu d'écoulement louche. La malade peut marcher et se mouvoir très à son aise; elle se sent transformée.

Le 24. — Deux lavages phéniqués au 30°; température, 37°. L'hématocèle disparaît progressivement; le col a quitté le pubis et se trouve aujourd'hui en abaissement; la guérison de la malade s'est opérée à vue d'œil; l'appétit est normal ainsi que le sommeil; le facies se colore.

Le 25. — Mêmes lavages bi-quotidiens dans la poche, qui de 10 centimètres est arrivée à 5 centimètres de profondeur.

Le 26 — L'orifice de ponction se rétrécit considérablement et peut admettre avec difficulté l'introduction de la canule destinée à faire les lavages.

Le 27. — Suspension des lavages dans la poche et continuation des irrigations antiseptiques vaginales.

Dimanche 28 juin. — Voici la situation exacte de la malade : le col de l'utérus est uniformément hypertrophié, comme dans la métrite chronique; ses deux lèvres sont exulcérées; sa consistance est ferme et résistante au doigt, surtout à la lèvre antérieure; il est en abaissement marqué et l'orifice est dirigé en arrière.

Par le toucher et le palper combinés, on constate que le corps est également hypertrophié; son bord supérieur dépasse la symphyse de près d'un travers de doigt; sa consistance est fibreuse au niveau de la paroi antérieure; il est en antéversion; les culs-de-sacs antérieurs et latéraux sont normaux, et n'ont aucune trace de sensibilité. En arrière, le cul-de-sac postérieur s'est complètement refermé et l'on trouve aujourd'hui (dix-sept jours après la ponction) un infundibulum à la place de l'énorme tumeur molle et rénitente qui s'y trouvait auparavant; toute sensibilité a disparu de ce côté, alors qu'au début, le toucher le plus léger provoquait de grandes douleurs. L'orifice de ponction qui avait été pratiqué au centre de la tumeur est aujourd'hui immédiatement situé en arrière du col et paraît correspondre au niveau de l'isthme, il a perdu sa béance et il s'est progressivement rétréci, au point d'admettre à peine aujourd'hui l'introduction d'une sonde de femme. Le cathétérisme de la poche est encore de 5 centimètres; le grand axe de cette cavité, dont les parois latérales sont accollées l'une à l'autre, reste toujours dirigé comme au début dans le sens de l'axe de l'utérus et parallèlement à lui, en longeant sa face postérieure. Par l'application du spéculum, on voit encore sourdre, en très petite quantité, de l'orifice de ponction un liquide roussâtre, très légèrement sanguinolent, qui a perdu toute odeur caractéristique; du reste, l'odeur à disparu depuis le 23 juin.

L'hystérométrie utérine reste encore de 9 centimètres;

l'utérus est toujours en antéversion. En résumé, l'utérus qui, avant tout traitement, s'élevait à près de trois travers de doigt au-dessus du publis est aujourd'hui considérablement descendu, au point que le col, qui primitivement, était presque inaccessible, est aujourd'hui en léger abaissement ; par le toucher rectal, on ne constate plus guère la présence de la tumeur qui, au début, comprimait et effaçait le rectum ; il faut remonter très haut pour trouver les vestiges de la poche et pour sentir de nombreuses brides qui font encore adhérer l'utérus au sacrum au milieu d'un empâtement modéré des ligaments de Douglas.

Huit jours après le curage de la poche sanguine et sa désinfection soigneuse, on peut considérer la malade comme symptomatiquement guérie ; la marche est facile, l'appétit normal, et elle n'éprouve plus aucun malaise.

Le mardi 30 juin, elle commence à s'occuper progressivement des soins du ménage et de ses nombreux enfants.

Le jeudi 2 juillet, elle revient se faire examiner : depuis la veille, il y avait eu suppression totale et absolue de toute espèce d'écoulement.

Le mardi 7 juillet, il est impossible de faire le cathétérisme de la poche, la fistule est cicatrisée.

La malade a repris intégralement toutes ses occupations auxquelles elle peut vaquer sans difficulté. Les relations conjugales sont devenues faciles et indolores. Le 22 juillet elle a été menstruée à nouveau pendant six jours et (chose intéressante à noter) sans aucune douleur, et avec plus d'abondance que d'habitude ; elle n'a pas été interrompue un seul instant dans son travail et tout s'est passé normalement.

Vendredi 7 août, elle a été examinée par le Dr Engelmann, de Saint-Louis (Etats-Unis), qui constate avec nous la guérison totale de l'hématocèle et la restauration complète de sa santé.

29 septembre. — Depuis sa dernière visite, Mme C... s'est parfaitement portée et a joui de la meilleure santé. Le teint est frais et très coloré, les forces sont totales. Elle

affirme qu'elle se trouve aussi bien qu'avant son accident du mois d'avril dernier. Elle a vu ses règles trois fois : 1º du 7 au 12 août; 2º à la fin du mois d'août; 3º le 20 septembre. Chacune des périodes ayant une durée moyenne de six jours, sans aucune douleur, facilement et sans qu'elle ait un instant éprouvé le besoin d'interrompre son travail du ménage. Elle n'a pas plus de leucorrhée qu'antérieurement. Les garde-robes sont régulières et la miction facile; elle peut faire à pied, sans se fatiguer, une course de plusieurs kilomètres. En somme, elle n'éprouve aucun malaise.

A l'examen local, on constate que l'utérus est en latéro-version gauche et un peu en antéversion. Il est légèrement abaissé : il se laisse déplacer sans difficulté ni douleur. Il y a seulement en arrière, au niveau du point où se trouve la cicatrice de la ponction, un peu de sensibilité au toucher. L'hystérométrie reste toujours à 9 centimètres.

La malade est guérie dix-sept jours après la ponction. Si le curage et l'écouvillonnage eussent été pratiqués dès la fistulation voltaïque de la tumeur, la guérison aurait eu lieu une semaine plus tôt. (Doléris et Apostoli.)

RÉFLEXIONS SUR L'ACTION DE LA VOLTA-PONCTURE

L'action du courant de pile est double et simultanée. La première est en partie contemporaine du passage du courant; elle consiste à utiliser l'eschare négative, molle, diffluente, non rétractile; limitée au niveau du point de contact du trocart qui a fait une ponction préalable; elle permet, par la chute de l'eschare, d'ouvrir sans danger une collection morbide plus ou moins profonde, et de la mettre en communication avec l'extérieur; car l'eschare, en tombant, crée une fistule plus ou moins durable, tout en maintenant des adhérences entre la cavité pathologique et l'extérieur (peau ou muqueuse). C'est la méthode de Récamier appliquée sous une autre forme au traitement de l'hématocèle, Récamier se servait de caustiques pour créer des adhérences, ici le caustique est le courant de pile qui forme à volonté une eschare *acide* ou *basique*. Cette première action que l'on peut limiter et localiser à une profondeur voulue, variera dans des proportions identiques avec l'intensité et la durée du courant dépensé. La genèse artificielle d'une fistule aura le double avantage de permettre d'abord l'élimination du contenu de la poche et d'ouvrir en toute sécurité une porte plus ou moins grande qui permettra d'instituer un traitement topique ou antiseptique additionnel; il convient d'ajouter que les cicatrices que laissent ultérieurement ces eschares négatives, ont le double avantage d'être peu visibles et non rétractiles. Les Drs Doleris et Apostoli considèrent qu'à côté de cette première action polaire, « *action chirurgicale*, s'en place une deuxième, cette fois *médicale*, en grande partie posthume au passag du courant, et qui lui survit longtemps après sa cessation ; cette action est toute *dynamique* ou *trophique* (*électrolytique* pour dire le mot généralement employé). Cette action *interpolaire* est destinée à modifier la nutrition des collections pathologiques et à provoquer un processus de régression plus ou moins rapide. » Le courant continu est en outre absolument antiseptique et il modifie d'une façon considérable le contenu des poches infectieuses en tuant les microbes pathogènes qu'elles contiennent. Pour nous résumer nous dirons avec Apostoli et Doleris que « l'HÉMATO-

CÈLE a trouvé dans la *volta-poncture*, une ressource précieuse et un moyen thérapeutique excellent pour la conduire à la guérison et diminuer la gravité ordinaire du pronostic ».

RÉSUMÉ DU TRAITEMENT ÉLECTRIQUE DE L'HÉMATOCÈLE

OPÉRATION. — Volta-poncture suffisamment profonde.

ELECTRODE. — Trocart acier (grosseur proportionnelle à l'eschare).

POLE { *négatif*, — règle.
      { *positif*, — exception.

INTENSITÉ. — Haute, 50 à 150 milliampères.

DURÉE. — Cinq à huit minutes.

ANESTHÉSIE. — Nécessaire avec haute intensité.

ANTISEPSIE. — Très rigoureuse pendant l'opération et surtout après.

APPENDICE

SUR LE TRAITEMENT DES TUMEURS UTÉRINES
PAR L'ÉLECTRICITÉ

Par le Dr Thomas Keith[1].

Je suis malheureusement assez vieux pour avoir pris part moi-même aux tentatives d'application de l'électricité, qui furent faites par Sir James Simpson dans le traitement des tumeurs ovariennes et utérines.

J'étais alors étudiant en médecine à Edimbourg, et j'avais pour mission de chloroformer les malades dont on faisait traverser les tumeurs par le courant électrique.

Deux grandes aiguilles en acier du diamètre d'un cathéter n° 6, ayant une longueur de 8 pouces (20 centimètres) étaient plongées résolument dans la tumeur. On faisait alors passer le courant pendant une demi-heure environ. Cela fait, un morceau d'emplâtre était mis sur chaque ouverture de ponction, puis la malade se levait, s'habillait, et rentrait chez elle. Je crains fort maintenant, en y réfléchissant, que la tumeur ne fut nullement électrisée parce qu'on employait le courant interrompu.

[1] Extrait du *British medical Journal* du 8 juin 1889.

La première malade que je vis ainsi traiter fit sur moi une impression profonde : elle avait une excellente santé, et portait une large tumeur qu'on lui supposait ovarienne ; on se contenta de faire une seule application, et le soir même, elle rentra chez elle ; quelques semaines après, le Dr Duncan en fit l'autopsie. On trouva une tumeur adhérente partout, et c'était un fibrome mou, ce que l'on considérait à cette époque comme une forme rare et curieuse de tumeur.

Je ne vis pas un seul cas qui bénéficiât de ce traitement électrique, et les désastres qu'il entraîna furent si nombreux, qu'on ne tarda pas à l'abandonner. Pourrait-on avoir la prétention aujourd'hui de faire une assimilation à une telle pratique quand on parle de la méthode du Dr Apostoli, et que l'on prétend que c'est une vieille histoire qui ne vaut pas mieux que les anciens procédés? Depuis cette époque, j'ai suivi avec beaucoup d'attention les diverses tentatives qu'on a faites de temps à autre pour réintroduire l'électricité dans le traitement des corps fibreux utérins. Aucune d'elles n'était de nature à m'encourager à l'essayer, et était faite au contraire pour m'éloigner de cette pratique.

Les Drs Kimball et Cutter ont guéri certainement quelques cas, mais j'ai gardé l'impression trop vive du danger qu'il y a à plonger de grosses aiguilles, à travers la paroi abdominale, dans la tumeur, pour penser à adopter cette méthode dont la mortalité est très élevée.

J'ai passé ma vie à examiner tous les jours des tumeurs utérines ; j'ai tout essayé pour elles, et je n'ai rencontré que désappointement. Il est rare de voir un cas de fibrome utérin bien marqué disparaitre pendant la période active de son existence, et je ne suis vraiment pas sûr d'avoir jamais constaté un seul cas semblable.

La tendance des fibromes est de croitre, et cette tendance quelquefois augmente durant toute la vie de la malade.

Le curage de la cavité intra-utérine, qui est une opération bénigne quand elle est faite avec soin, donne les meilleurs résultats, mais ils sont bien rarement permanents, et ne se prolongent guère au delà de quelques périodes menstruelles.

Quoique je n'aie pas constaté dans ma pratique un seul cas de mort par hémorrhagie, plusieurs auteurs l'ont signalée et j'ai pu arriver jusqu'ici à la conjurer par des tamponnements vaginaux, ou mieux le tamponnement cervical, ou quelquefois même par la simple injection d'eau chaude. Il est très difficile d'expliquer ces pertes subites auxquelles sont exposées à un moment ou à un autre presque toutes les femmes qui ont une tumeur fibreuse de l'utérus.

J'en ai observé une tout récemment, où, après une absence des règles depuis cinq ans, et quand on supposait que tout danger avait disparu, il y a eu une telle hémorrhagie subite, que la patiente a failli mourir, et qu'elle n'a été probablement sauvée que par le tamponnement.

Je n'ai jamais constaté aucun bénéfice permanent des cures répétées aux stations minérales qu'on a l'habitude de recommander aux malades ; s'il y a amélioration, on peut la mettre avec autant de raison sur le compte du changement de milieu, surtout quand on les envoie sur les montagnes.

La grande difficulté est d'aider ces malades à passer les trois ou quatre dernières années, avant la fin de la menstruation, qui sont les plus pénibles, dans le cas de fibrome hémorrhagique, car la menstruation a une tendance à se prolonger et les malades dépassent généralement cinquante ans dans la majorité des cas, avant que les troubles provoqués par les tumeurs utérines aient disparu.

Le seul traitement, non chirurgical, dont il vaille la peine de parler, qui fasse du bien, et qui, en même temps, est exempt de tout danger, si on le manie avec prudence, est celui qui a été préconisé par le D\u02b3 Apostoli.

Si quelqu'un avait dû continuer à pratiquer des hystérectomies, c'était bien moi, car mes résultats ont été meilleurs que ceux de tout autre opérateur. Je n'ai pas hésité toutefois à abandonner toute opération chirurgicale pour ce nouveau traitement, et plus je vais, plus je m'en trouve satisfait. Il y a deux ans environ, trouvant que la mortalité après l'hystérectomie, pratiquée à l'*Infirmerie royale d'Edimbourg*, augmentait continuellement au fur et à mesure que cet hôpital devenait vieux et plus encombré, je me trouvais dans l'obligation de n'y plus opérer de tumeurs utérines à cause des éruptions fréquentes dans mes salles ; je dois toutefois faire une grande distinction entre ces opérations faites dans ma clientèle privée, et celles faites dans le plus grand hôpital du pays ; tandis que les opérations privées avaient lieu dans les logements ordinaires (hôtels particuliers

ou petits hôpitaux privés) la mortalité n'excédait pas
1 sur 28 (3,8 p. 100) : la mortalité au contraire du
grand hôpital était quatre fois plus grande. Pour
faire disparaître cette différence, je devais donc changer les conditions extérieures de milieu parmi lesquelles j'opérais ; aussi m'étais-je mis à l'œuvre, afin
d'établir une place spéciale où l'hystérectomie faite
chez les pauvres s'effectuerait dans les mêmes conditions avantageuse que chez les malades de la ville ;
une grande maison privée avait été donnée dans ce
but où j'aurais pu traiter de 35 à 40 patientes à la
fois, et pratiquer l'hystérectomie sur une large
échelle. J'avais aussi l'intention d'étudier la valeur
comparative des méthodes intra et extra-péritonéales,
car j'avais récemment abandonné la méthode extra-
péritonéale, mais je doute fort que j'aurais ainsi pu
diminuer la mortalité.

C'est sur ces entrefaites que le traitement du
Dr Apostoli fut amplement exposé par le Dr Webb
dans le *British medical Journal*. J'ai alors cru de
mon devoir d'essayer cette méthode qui se recom-
mandait à moi par sa simplicité ; mon fils se rendit
à Paris pendant quelques semaines, et reçut du
Dr Apostoli tous les éclaircissements désirables. Je
suis allé le voir à mon tour, et le jour que j'ai passé
à sa clinique a été une sorte de *révélation* pour moi.
Il m'était désormais facile d'expérimenter moi-même,
parce que mon fils, qui a fait une partie de ce travail,
est un bon électricien.

Les deux premiers cas que nous avons ainsi traités
appartenaient à ma clientèle privée, et étaient des
fibromes hémorrhagiques pour lesquels nous avions

déjà décidé d'enlever les ovaires dans les deux cas.

Le traitement électrique, dans ces deux premiers essais, m'a convaincu de toute sa valeur, et à partir de cette époque, j'ai cessé de faire l'hystérectomie, ou même d'enlever les ovaires pour des fibromes hémorrhagiques ; toutes les dispositions que nous avions prises pour l'édification de notre hôpital spécial furent abandonnées.

Pour le chirurgien, l'hystérectomie reste sans doute une méthode simple et avantageuse ; il aura peut-être son mauvais quart d'heure pendant l'opération, mais une fois celle-ci terminée, il en connaît vite les résultats, quelquefois même plus vite qu'il ne le désire ; si la patiente est guérie, ce n'est que joie partout ; si les choses vont mal, et si elle meurt au contraire, il déplore sa mauvaise fortune, comme il veut bien l'appeler, plus ou moins suivant son tempérament ; il attend un peu, puis bientôt, quoique à contre-cœur, il recommence une autre opération. Avec le traitement du Dr Apostoli, la scène change au contraire ; ici le résultat est long à venir ; le traitement est de longue durée, réclame une grande patience, une grande douceur de manipulation et beaucoup de réflexion ; il est essentiel aussi d'avoir une connaissance profonde de l'électricité, car sans elle, on ne peut compter raisonnablement atteindre aucun progrès, ni amélioration.

Deux ou trois mois, si les intervalles entre les époques sont courts, passent souvent vite, sans qu'il y ait de grands signes d'amélioration ; aussi la malade et ses amis sont disposés à se décourager ; ou bien la malade, sous l'influence des effets toniques de l'électricité, se trouve mieux et est disposée à trop faire, à se surmener, ce qui l'expose à avoir un frisson avec un retour offensif possible de la douleur dans la tumeur, et une élévation temporaire de la température ; mais avec un peu de patience, tout se calme, et les résultats deviennent certains. La malade devient capable de marcher et de jouir de la vie ; elle n'a plus la crainte de l'époque constamment devant elle ; elle ne garde plus le lit plusieurs jours avant ses règles ; elle n'a plus besoin de morphine pour calmer la douleur avant ou pendant la menstruation qui apparaît souvent sans qu'elle s'en aperçoive, et sans la condamner au repos au lit, sauf pendant un jour ou deux; dans les cas les plus graves, où elle y reste plutôt par précaution que par nécessité.

Cette femme de plus n'est pas mutilée, ce que les femmes ont si grandement en horreur pour la plupart.

Voilà ce qu'on obtient par le traitement d'Apostoli, presque toujours, quand il est appliqué avec soin et intelligence ; il met une femme porteur d'un fibrome dont elle souffre dans les mêmes conditions que celle qui a un fibrome indolent, ou dont elle ignore même l'existence. *Ce traitement ne provoque pas la disparition de la tumeur, ou il le fait très rarement ; mais le volume de la tumeur diminue plus ou moins de la moitié, du tiers ou des deux tiers.*

Il fait disparaître les phénomènes de tension et d'irritation vésicale, qui sont une cause si fréquente de souffrances. En un mot, la femme est rendue à la santé, et toute sa vie est changée. Tout cela peut être obtenu sans danger pour la vie, et s'il y a de la douleur pendant le temps du passage du courant, c'est la faute de l'opérateur.

Que peut désirer de plus une femme raisonnable et qui a beaucoup souffert ?

Ceux qui sont si obstinément opposés à ce traitement, que peuvent-ils offrir pour le remplacer ? Ils restent dans l'inactivité, ils ne prennent même pas la peine de l'étudier par eux-mêmes, mais ils attendent le moment où quelqu'un le pratiquera à leur place pour pousser des clameurs si, par hasard, ils entendent parler d'accident survenu pendant le traitement.

Furieux, si le bruit circule d'une mort, ou, ce qui est pire, répandant le bruit de plusieurs morts qui n'ont jamais existé. Ces gens-là n'ont rien absolument à offrir dans les mauvais cas en dehors de l'hystérectomie dans les tumeurs qui doivent être enlevées avec plus ou moins de facilité et qui sont susceptibles d'être opérées par la méthode extra-péritonéale.

J'ai vu depuis mon arrivée à Londres plusieurs cas de fibromes graves hémorrhagiques qui, presque tous, avaient consulté une ou l'autre autorité chirurgicale, qui avait invariablement répondu qu'il n'y avait rien de mieux à faire que d'enlever la tumeur. Seulement, dans leur cas particulier, les difficultés locales étaient trop grandes, ou elles étaient trop faibles en santé pour tenter cette opération. En effet, les mauvais cas appartiennent à des masses fibroïdes qui remplissent le bassin, chez lesquels il n'y a plus de col, et chez lesquels les ligaments larges ne sauraient être ouverts sans danger ; l'hystérectomie apparait alors comme un remède des plus douteux, et d'un autre côte les plus mauvais de ces cas ceux que l'on rencontre chez les femmes les plus faibles, chez celles qui perdent le plus de sang, sont ceux qui sont le plus favorablement amendés par le traitement électrique : Donnez-moi, en effet, une grande tumeur saignante chez une femme que des hémorrhagies profuses ont anémiée profondément, et, après quelques mois de traitement électrique, vous aurez de la peine à la reconnaitre tant sera grande son amélioration.

Quelle est au surplus la vraie mortalité après l'hystérectomie entre les mains des chirurgiens qui condamnent le traitement d'Apostoli?

Je suis le seul, jusqu'à présent, qui ait donné le relevé complet de chaque opération de ce genre.

L'année dernière, j'ai estimé la mortalité générale des autres opérateurs à 25 p. 100 ; si je voulais aujourd'hui comprendre dans cette statistique les morts résultant des opérations incomplètes des incisions exploratrices, j'élèverais cette mortalité à un taux beaucoup plus grand.

Il est facile d'oublier qu'il n'y a relativement qu'un petit nombre de corps fibreux qui exigent un traitement ; plusieurs femmes passent en effet leur vie ignorant l'existence de leur tumeur jusqu'à ce qu'une circonstance fortuite la leur révèle. De pareils cas n'ont besoin d'aucun traitement, ni électrique, ni autre ; il est mieux de s'abstenir... Quant à moi, je ne ferai jamais d'hystérectomie dans de pareilles conditions, et j'affirme que quiconque pousse une femme à une pareille opération, et lui dit qu'elle n'est pas plus dangereuse qu'un accouchement, *doit comparaître sur le banc des prévenus...*

L'électricité, sous toutes ses formes, quand elle est appliquée à la guérison des maladies, passe aux yeux de beaucoup de médecins pour être entachée de charlatanisme, tout simplement parce qu'ils ne la connaissent nullement et ne veulent pas prendre la peine de l'étudier par eux-mêmes, ce qui peut paraître pour beaucoup un peu aride.

Nous sommes à la veille d'assister à un grand changement dans le traitement de beaucoup de maladies, grâce à l'électricité. Je continue à croire de plus en plus à son pouvoir, et à la faculté qu'elle a de soulager les symptômes inquiétants des fibromes aussi bien que pour guérir beaucoup d'états chroniques inflammatoires du bassin.

J'ose prédire que le sac thérapeutique de la gynécologie, tel qu'il existe maintenant, sera obligé de se reconstituer, et jettera en grande partie par-dessus bord son contenu. Je suis sans crainte dans l'avenir de l'électricité, et il serait vraiment bizarre que cette force, qui nous a donné le téléphone et le phonographe, ne puisse nous rendre des services dans la guérison de beaucoup de maladies. Je ne prétends pas que cette entreprise soit facile ; j'en ai vu déjà assez au contraire pour savoir qu'elle exige un soin excessif et beaucoup de patience...

Ce que je désire maintenant, c'est que pour quelque temps on cesse toute opération sanglante sur les fibromes utérins, et qu'on fasse un essai loyal du traitement d'Apostoli, tel qu'il le pratique lui-même...

Souvenons-nous que l'hystérectomie, que l'on pratique tous les jours pour une maladie qui tue rarement par elle-même, provoque au contraire de son côté la mort d'une femme sur quatre ou cinq opérées. Or, cette mortalité doit disparaître ; *ce n'est pas une question de chirurgie, mais bien une question d'humanité ;* chaque fois, en effet, qu'on trouve le moyen de guérir une maladie sans une opération sanglante et dangereuse comme l'est l'hystérectomie, on réalise un progrès de notre art, et l'humanité y gagne à son tour.

FIN

BIBLIOGRAPHIE

Althauss. Applications pratiques de l'électricité (1876).

Apostoli. Emploi de l'électricité après l'accouchement (1881) (in *Union médicale*).

— Synthèse électro-thérapeutique (in *Médico-pratique*, oct. 1881).

— Des applications thérapeutiques de l'électricité.

— *Revue de Thérapeutique médico-chirurgicale*, 15 décembre 1881).

— Sur un nouveau traitement électrique de la douleur épigastrique et des troubles gastriques de l'hystérie (*Bull. gén. thérapeutique*, 15 nov. 1882).

— Sur l'emploi nouveau de la terre glaise en thérapeutique, Acad. de méd. (10 octobre 1882).

— Sur un nouvel excitateur bipolaire. Acad. de méd. (20 fév. 1883)

— Sur la faradisation utérine bipolaire. Soc. de méd. (avril 1883).

— Sur un nouveau traitement électrique de la douleur ovarienne chez les hystériques, Congrès de Rouen (1883).

— Sur un nouveau traitement des tumeurs fibreuses de l'utérus. O. Doin, édit., 1884.

— Sur l'application de l'électricité aux affections de l'estomac.

— Sur un nouveau traitement électrique des périmétrites. Congrès médical de Copenhague.

— Note sur le traitement électrique des fibromes utérins par la galvanocaustique-chimique. Réponse à M. V. Zweifel (d'Erlanger).

Apostoli. Sur un nouveau traitement électrique de l'hématocèle périutérine. Congrès de Grenoble, août 1885.

— Sur un nouveau traitement de la métrite chronique et en particulier de l'endométrite, par la galvanocaustique chimique intra-utérine. Paris, O. Doin, édit., 1887.

— De la galvano-poncture chimique, vaginale, négative en gynécologie.

— Sur les applications nouvelles du courant continu à la gynécologie.

— Sur le nouveau traitement électrique des phlegmasies péri-utérines. Périmétrite, paramétrite, phlegmon, cellulite. Congrès de Dublin, août 1887.

— Sur quelques applications nouvelles du courant induit ou faradique à la gynécologie. *British medical Journal*, 14 janvier 1888.

— Note sur un cas d'hydro-salpingite, avec présentation de la malade. Son nouveau traitement électrique. *British medical Journal*, du 12 mai 1888.

— Note sur la galvanisation en gynécologie. De l'utilité et de l'innocuité des hautes intensités. Acad. de méd., 3 avril 1888.

— Note sur le traitement électrique des fibromes utérins. *British medical Journal* du 12 mai 1888.

— L'électricité en gynécologie. Réponse à M. Lawson Tait (de Birmingham). *Medical Register*, du 19 janvier 1889.

— Traitement électrique des ovaro-salpingites. 27 juin 1889. *Journal of the american medical Association*.

Apostoli et Laquerrière. Communication à l'Académie des sciences, 28 avril 1890.

Apostoli. Traitement électrique des fibromes. Mémoire à la Société de médecine pratique, avril 1890.

Bardet. Traité d'électricité médicale. O. Doin, 1884.

Benedickt. Nervenpathologie und Elecktrothérapie, 2 vol. in-8, Vienne 1868.

Becquerel. Traité des applications de l'électricité à la thérapeutique, in-8, 1860.

BLARIER. Des grandeurs électriques. 1 vol in-8, 1881.

BOUDET (de Paris). Electricité médicale. O. Doin, édit., 1889.

BRIVOIS. Outillage électrique gynécologique. *Arch. de Tocologie*. Octobre 1889.

— Technique opératoire de la faradisation et de la voltaïsation en gynécologie. *Archives de Tocologie*, janvier 1890.

— Traitement électrique des vomissements incoercibles. Mémoire à la Société de médecine pratique, février 1890.

CARLET. Traitement électrique des tumeurs fibreuses par la méthode d'Apostoli. Th. 1884.

E. CYON. Principes d'électrothérapie. Vol. in-8, 1873.

DELESTANG. Fibromes utérins. Traitement électrique. O. Doin, édit. 1889.

DUCHENNE (de Boulogne). Traité de l'électrisation localisée, Dernière édition, 1 vol. in-8, 1872.

— Physiologie du mouvement, 1 vol. in-8, 1867.

DUMONT. Articles dans *Dictionnaire d'Électricité*.

DUTER. Cours d'électricité. 1 vol. in-12, 1882.

ERB. Electrothérapie. 2 vol. in-8, Leipzig, 1882.

— Traduction française, Lecrosnier et Babé, édit. 1884.

GARIEL. Traité pratique d'électricité. 2 vol. in-8, 1882.

GAVARRET. Traité d'électricité. 2 vol. in-12, 1858.

JACCOUD. Art. d'électricité in *Dictionnaire de Médecine et de Chirurgie*.

DE LA TORRE. Fibromes utérins, leur traitement par l'électricité. O. Doin, éditeur 1889.

LARAT. Précis d'électrothérapie. Lecrosnier, édit., 1890.

LEFÈVRE. Manuel de physique médicale.

MASCART. Traité d'électricité statique. 2 vol. in-8, 1876.

MASCART et JOUBERT. Traité d'électricité et magnétisme. 2 vol. in-8, 1882.

MATTEUCI. Leçons d'électrophysiologie, 1 vol. in-8, 1858.

— Leçons sur les phénomènes physiques des corps vivants, 1 vol. in-12, 1847.

MATTEUCI et SAVI. Phénomènes électrophysiologiques chez les animaux, 1 vol. in-8, 1844.

Du Moncel. Applications de l'électricité, 5 vol. in-8, 1874 à 1878.

Moritz Meyer. Electricitaet ihrer Anwendung auf pratisch Medicin, 1 vol. in-8, Berlin 1883.

Mundé. Traduit par Ménière.

Neftel. Traitement galvanique de la dysménorrhée 1873.

Onimus et Legros. Electricité médicale, 1 vol. in-8, 1888.

De Parville. L'électricité, 1 vol. in-12, 1882.

Pellat. Cours d'électricité 1888-1889, Georges Carré, éditeur.

G. Planté. Recherches sur l'électricité, 1 vol. in-8, 1879.

Remack. Galvanothérapie, 1 vol. in-8 1860.

de Sinety. Manuel de gynécologie. Doin, 1879.

A. Tripier. Cautérisation tubulaire. Doin, édit. 1881.
— Manuel d'électrothérapie, 1 vol. in-12, 1861.
— Leçons cliniques sur les maladies des femmes applications de l'électricité à ces maladies, 1 vol. in-8, 1883.
— Galvano-caustique et électrolyse, Doin, édit.
— De l'électricité en chirurgie 1882. Doin, édit.

J. Tyndall. Leçons sur l'électricité, 1 vol. in-18, 1878.

Vigouroux. L'année médicale, 1888.

Wundt. Physique médicale. 1 vol. in-8, 1872.

BIBLIOGRAPHIE ÉTRANGÈRE

Aveling. Brit. med. j., 1889. N°. 1482, S. 1162-67.

Baldy. Ann. of gynæc., 1889, Octb. S. 9-12.

Benedikt. Berl. kl. Wochensch. N° 30, S. 597-99.

Bigelow. Gynæcological Electro-Therapeutcis. New-York, 1889. (En tysk Oversœtelise af Asch er under Trykken.)

Brose. Z. f. Geburtsh. u. Gynæk. Bd. 15, S. 208.
— Deutsche med. Wochenschr. 1889. N° 24, S. 570-82.
— Deutsche med. Wochenschr. N° 51, S. 1041-45.

Cholmogoroff. Z. f. Geb. u. Gyn. Bd. 17, S. 187-231.

F. Engelmann. Ctrbl. f. Gyn., 1889. N° 25, S. 427-30.

Geo. Engelmann. Amer. Gynæcol. trans. Vol. 11., 1886.
— St. Louis Courier of Med., Marsh and April 1887.
— Z. f. Geb. u. Gyn. Bd. 15, S. 068-211.

Fischel. Ctrbl. f. Cyn. 1889. N° 26, S. 454-56.

Gibbons. Brit. med. j. 1889. N° 1485, S. 1380.

Gœlet. N.-Y. med. j., 1889. N° 549, S. 617-23.

Hulbert. St. Louis Courier of med. Septb. 1888.

Hewson Bradfort. Annals of gynecology. E. W. Custing, edit., January 1882.

Mary Jacobi. Amer. j. of obstetr., Aug. 1888, S. 803-15.

H. Mac-Clure. On static electricity in medicine and Apostoil's method in the treatment of uterine and periuterine disease.

Mary Jones. N.-Y. med. j., 1888. 25. VIII, S. 198-205 og. 1. IX., S. 226-32.

Skene Keith. Edinb. med. j., Febr. 1888; Ref. Ann. de gyn., mars 1888, S. 228-31.

Th. Keith. Brit. med. j., 1889. N° 1484, S. 1281-84.

Th. Keith et Skene Keith. Traitement électrique des tumeurs utérines.

Franklin H. Martin. N.-Y. med. rec. 17. XII. 87. S. 753-57,
— Amer j. of obst., June 1888. S. 643-49.

Betton Massey. Electricity in the diseases of women,
Philad., 1889.

Nœggerath. Berl. kl. W. 1889. No 8, S. 151-53; No 9,
S. 185-87; No 24, S. 542-43 ; No 25, S. 568-70;
Nr 26, S. 594-96.

Orthmann. Ibid. No 21, S. 464-66; Nr 22. S. 498-501.

Inglis Parsons. Brit. med. j., 1889. No 1476, S. 824.

Rockwell. N.-Y. med, j., 12. XI. 87. S. 542-46.

Rutherford. Brit. med. j., 14. VII. 88, S. 79-80.

Schæffer. Therap. Monatsch. Oktb. 1889. S. 447-52.

J. Schutz. Technik der faradisation und der Galvanisation
in der Gynäkologie. — Traduit de l'ouvrage du
Dr Brivois, in Paris — Wiener Medizinischen
Blätter. No 12 et 13. Jahrgang 1890.

Lapthorn Smith. N.-Y. med. rec., 22. IX. 88. S. 373-74.
— Amer. j. of obst., Aug. 1889, S. 794-809.

Steavenson. Brit. med. j., 1. X. 87. S. 702-04.
— The treatment of uterine fibroids by electrolysis.
Churchill. London, 1887.
— Brit. med. j., 12. V. 88. S. 997-98.

Lawson Taït. Ibid. 29. X. 87. S. 964-65.
— Ibid. 1889. No 1493, S. 299-301.

Spencer Wells. Ibid. 12. V. 88. S. 995-97.

TABLE ANALYTIQUE

PARTIE THÉORIQUE

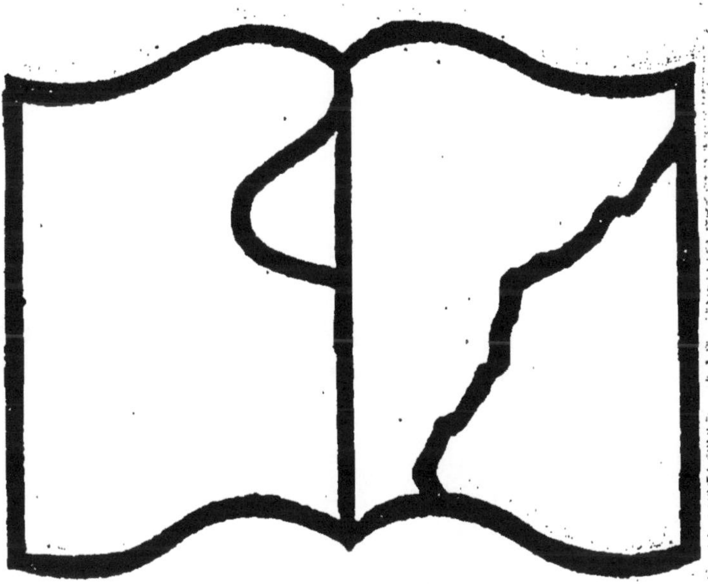

Texte détérioré — reliure défectueuse

NF Z 43-120-11

www.ingramcontent.com/pod-product-compliance
Ingram Content Group UK Ltd.
Pitfield, Milton Keynes, MK11 3LW, UK
UKHW021004140726
13695UKWH00001B/81